· 全国高等职业教育口腔医学 / 口腔医学技术专业“十三五”规划教材 ·

U0786241

# 口腔预防医学

（供口腔医学、口腔医学技术专业使用）


主　编　丁继芬

副主编　赵树娟　张　谦　高月华

编　委　（以姓氏笔画为序）

丁继芬（山东医学高等专科学校）

许　青（枣庄职业学院）

李　娜（河南护理职业学院）

李文军（四川中医药高等专科学校）

李聚慧（漯河医学高等专科学校）

张　谦（重庆医药高等专科学校）

张慧敏（菏泽医学专科学校）

赵树娟（漯河医学高等专科学校）

郝艳娜（邢台医学高等专科学校）

徐　晶（山东医学高等专科学校）

高月华（滨州医学院）

曹丽华（山东医学高等专科学校）

常爱增（菏泽医学专科学校）

梁艳玲（枣庄职业学院）

编写秘书　曹丽华　梁艳玲



中国健康传媒集团

中国医药科技出版社

## 内 容 提 要

本教材是“全国高等职业教育口腔医学/口腔医学技术专业‘十三五’规划教材”之一，分为理论知识和实训指导。主要介绍了口腔流行病学、营养与口腔健康、口腔保健实践中的感染与控制、龋病预防、牙周病预防、其他口腔疾病预防、口腔健康教育与促进、特定人群的口腔保健、社区口腔卫生服务等。

本教材为书网融合教材，即纸质教材有机融合电子教材、教学配套资源（PPT）、题库系统、数字化教学服务（在线教学、在线作业、在线考试），使教学资源更加多样化、立体化。

本教材主要供全国高职高专层次口腔医学、口腔医学技术专业使用，也可供口腔医师及相关人员参考。

**图书在版编目（CIP）数据**

口腔预防医学 / 丁继芬主编. —北京：中国医药科技出版社, 2019.12

全国高等职业教育口腔医学 / 口腔医学技术专业“十三五”规划教材

ISBN 978-7-5214-1448-6

Ⅰ. ①口… Ⅱ. ①丁… Ⅲ. ①口腔科学－预防医学－高等职业教育－教材 Ⅳ. ①R780.1

中国版本图书馆CIP数据核字（2019）第266847号

**美术编辑** 陈君杞
**版式设计** 古今方圆

出版 **中国健康传媒集团** | 中国医药科技出版社
地址 北京市海淀区文慧园北路甲 22 号
邮编 100082
电话 发行：010-62227427 邮购：010-62236938
网址 www.cmstp.com
规格 889 × 1194 mm $^{1}/_{16}$
印张 13 $^{1}/_{4}$
字数 289 千字
版次 2019 年 12 月第 1 版
印次 2019 年 12 月第 1 次印刷
印刷 北京市密东印刷有限公司
经销 全国各地新华书店
书号 ISBN 978-7-5214-1448-6
**定价 38.00 元**



获取新书信息、投稿、为图书纠错，请扫码联系我们。

# 数字化教材编委会


**主　编**　丁继芬

**副主编**　赵树娟　张　谦　高月华

**编　委**　（以姓氏笔画为序）

丁继芬（山东医学高等专科学校）
许　青（枣庄职业学院）
李　娜（河南护理职业学院）
李文军（四川中医药高等专科学校）
李聚慧（漯河医学高等专科学校）
张　谦（重庆医药高等专科学校）
张慧敏（菏泽医学专科学校）
赵树娟（漯河医学高等专科学校）
郝艳娜（邢台医学高等专科学校）
徐　晶（山东医学高等专科学校）
高月华（滨州医学院）
曹丽华（山东医学高等专科学校）
常爱增（菏泽医学专科学校）
梁艳玲（枣庄职业学院）

**编写秘书**　曹丽华　梁艳玲

# 出版说明

为深入贯彻《现代职业教育体系建设规划（2014—2020年）》以及《医药卫生中长期人才发展规划（2011—2020年）》文件的精神，满足高等职业教育口腔医学/口腔医学技术专业培养目标和其主要职业能力的要求，不断提升人才培养水平和教育教学质量，在教育部及国家药品监督管理局的领导和指导下，在本套教材建设指导委员会主任委员王斌教授等专家的指导和顶层设计下，中国医药科技出版社组织全国60余所高职高专院校及附属医疗机构近130余名专家、教师历时1年多精心编撰了“全国高等职业教育口腔医学/口腔医学技术专业‘十三五’规划教材”。本套教材包括高等职业教育口腔医学/口腔医学技术专业理论课程主干教材共计10门，主要供全国高等职业教育口腔医学/口腔医学技术专业教学使用。

本套教材定位清晰、特色鲜明，主要体现在以下方面。

**一、紧扣培养目标，满足职业标准和岗位要求**

口腔医学专业高等职业教育的培养目标是培养能够面向口腔医疗机构的助理医师或医师助手等高素质、实用型医学专门人才，即掌握口腔医学、基础医学和临床医学的基本理论知识，具备口腔临床工作的主要技术技能，能够从事口腔常见病、多发病的基本诊疗和预防工作；口腔医学技术专业高等职业教育的培养目标是培养能适应口腔修复制作行业需要的高素质、技能型专门人才，即具有与专业相适应的基础理论与专业技能，能运用现代技术和手段进行各种口腔修复体制作。本套教材的编写以高等职业教育口腔医学/口腔医学技术专业培养目标为导向，对接职业标准和岗位要求，为培养口腔医学/口腔医学技术专业高素质、技能型专门人才提供教学蓝本。

**二、体现口腔医学/口腔医学技术专业特色**

本套教材在专业思想、专业知识、专业工作方法和技能上体现口腔医学/口腔医学技术专业特色。基础课、专业基础课教材的内容注重与专业课教材内容对接；口腔医学专业课教材内容与口腔临床岗位对接，着重强调符合基层口腔临床岗位需求及全科医生口腔助理医师培养需求；口腔医学技术专业课教材内容与行业及企业标准、职业资格标准衔接，着重强调符合行业需要及职业能力培养需要。

**三、对接口腔执业助理医师和口腔医学技术初级（士）卫生专业技术资格考试**

本套教材中，涉及口腔执业助理医师和口腔医学技术初级（士）卫生专业技术资格考试的课程内容紧密对接《口腔执业助理医师资格考试大纲》《口腔医学技术初级(士)考试大纲》，并在教材中插入相关“考点提示”，有助于学生复习考试，提升考试通过率。

**四、书网融合，使教与学更便捷更轻松**

全套教材为书网融合教材，即纸质教材与数字教材、配套教学资源、题库系统、数字化教学服务有机融合。通过“一书一码”的强关联，为读者提供全免费增值服务。按教材封底的提示激活教材后，读者可通过PC、手机阅读电子教材和配套课程资源（PPT、微课、视频等），并可在线进行同步练习，实时反馈答案和解析。同时，读者也可以直接扫描书中二维码，阅读与教材内容关联的课程资源，从而丰富学习体验，使学习更便捷。教师可通过 PC 在线创建课程，与学生互动，开展在线课程内容定制、布置和批改作业、在线组织考试、讨论与答疑等教学活动，学生通过 PC、手机均可实现在线作业、在线考试，提升学习效率，使教与学更轻松。此外，平台尚有数据分析、教学诊断等功能，可为教学研究与管理提供技术和数据支撑。

编写出版本套高质量教材，得到了全国知名专家的精心指导和各有关院校领导与编者的大力支持，在此一并表示衷心感谢。出版发行本套教材，希望受到广大师生欢迎，并在教学中积极使用本套教材和提出宝贵意见，以便修订完善，共同打造精品教材，为促进我国高等职业教育口腔医学 / 口腔医学技术专业教育教学改革和人才培养做出积极贡献。

中国医药科技出版社<br>2019 年 11 月

全国高等职业教育口腔医学/口腔医学技术专业“十三五”规划教材

# 建设指导委员会

**主任委员** 王　斌（厦门医学院）

**副主任委员** （以姓氏笔画为序）

何　坪（重庆医药高等专科学校）

沈　力（重庆三峡医药高等专科学校）

陈国忠（江苏医药职业学院）

陈鸣鸣（江苏护理职业学院）

周郦楠（辽宁医药职业学院）

赵志军（漯河医学高等专科学校）

葛淑兰（山东医学高等专科学校）

**委　　员** （以姓氏笔画为序）

丁继芬（山东医学高等专科学校）

王新萍（安阳职业技术学院）

刘　洪（江苏医药职业学院）

杜英慧（辽宁医药职业学院）

杨　旭（漯河医学高等专科学校）

李宪孟（山东医学高等专科学校）

肖水清（山东医学高等专科学校）

肖智勇（重庆三峡医药高等专科学校）

胡　江（吉林医药学院）

郭　泾（山东大学口腔医学院）

黄呈森（承德护理职业学院）

梁　源（漯河医学高等专科学校）

蒋沂峰（山东医学高等专科学校）

熊均平（漯河医学高等专科学校）

# 前　言

Foreword

《口腔预防医学》是“全国高等职业教育口腔医学/口腔医学技术专业‘十三五’规划教材”之一。口腔预防医学是口腔医学的一门分支学科，为口腔科学三大支柱（口腔基础医学、口腔临床医学、口腔预防医学）之一，又是公共卫生、预防医学不可分割的重要组成部分。为了进一步贯彻落实国务院办公厅《关于深化医教协同进一步推进医学教育改革与发展的意见》《教育部关于全面提高高等职业教育教学质量的若干意见》等有关文件精神，适应高等口腔职业教育教学改革的新形势，满足社会对口腔医学人才的需求，在广泛调研的基础上组织编写了本教材。

本教材的编写按照高职高专口腔医学专业人才培养目标的要求，参照口腔医学执业助理医师《口腔预防医学》考试大纲，基于职业工作岗位需要，力求反映现代口腔预防医学发展的现状和趋势，充分体现“三基”，突出“五性”，便于教师好教，学生好学。

本教材共分三篇九章和实训指导，注重实用性和应用性，重点介绍了流行病学在口腔预防医学中的应用，龋病、牙周病及其他疾病的预防知识，不同人群口腔预防保健的特点，口腔健康教育与促进、社区口腔卫生服务、口腔医疗保健中的感染与控制、营养与口腔健康，口腔预防医学的历史、现状、研究发展方向；适当增加目前国内外本学科最新进展情况；突出口腔预防的策略途径及常见病的预防，精减临床少用的口腔预防内容，以突出理论知识“够”用为主。章前有“学习目标、案例讨论”，章中有“知识拓展、考点提示、知识链接、课堂互动”，章后有“本章小结和习题”。层次清楚，概念明确，理论简明，操作规范，既可培养学生从事口腔预防工作的能力，又为学生今后进一步学习奠定良好的基础。

本教材为书网融合教材，即纸质教材与数字教材、配套教学资源（PPT、微课）、题库系统、数字化教学服务有机融合，教材内容生动、易教易学。

本教材主要供高职高专类院校口腔医学专业师生使用，也可作为从事口腔医学相关工作的医务管理工作者自学、培训、进修的参考教材。在编写过程中得到了各参编学校的大力支持，在此一并表示敬意和感谢!

由于编者水平和能力有限，本书在内容、文字、结构上不可避免会存在缺点和不足，望广大师生提出宝贵意见，以便我们以后不断对教材加以完善。

编　者

2019年11月

# 目　录

Contents

## 第三篇 社区口腔健康

## 实训指导

# 绪 论

**学习目标**

1. **掌握** 口腔预防医学的定义、研究内容、研究对象。
2. **熟悉** 社区口腔医学的职能和目标、三级预防策略。
3. **了解** 口腔预防医学的发展简史、发展前景。

**案例分析**

**【案例】**

某地区因地处偏僻，经济发展水平及医疗资源有限，导致该地区儿童的患龋率居高不下。

**【讨论】**

请从三级预防策略的角度分析提出可以改善该地区儿童患龋率的举措。

人类在生存发展的过程中，为了不断适应环境变化，与各种危害生命健康的危险因素做斗争，逐步形成了保护人类、防治疾病的科学知识体系——医学。为人类提供卫生保健是医学的社会功能，现代医学已把它拓展为促进健康、预防疾病、医疗和康复四大领域。

各国的传统医学中都包含着预防和医疗两个部分。随着社会进步与科学技术的迅速发展，人类对医学的需求与期望不断提高，推进了医学发展的进程，从个人到群体以至全人类。现代医学发展已经开始抛弃了重点放在医治患病人群的传统，而趋向于以预防人群疾病发生、控制疾病发展、维护人群健康为重点。

作为人体重要组成部分的颌面部、口腔和牙齿的健康与机体的健康密不可分。口腔健康是全身健康的重要组成部分，是反映一个国家或地区居民身心健康、文明水平的重要标志。口腔疾病也是影响我国居民健康的常见病与多发病，不仅影响口腔咀嚼、发音等生理功能，还与脑卒中、心脏病、糖尿病、消化系统疾病等全身疾病有密切关系。随着经济社会的发展，人们饮食习惯的改变，儿童龋病患病率呈上升趋势，成年人牙周健康状况不容乐观。以龋病和牙周病为主的口腔疾病常见、多发，虽然归属于慢性非传染病的范畴，但又都是感染性疾病，其病因、发病机制受到多种因素影响，属多因素疾病，口腔疾病引起的病理改变，口腔的不健康、不卫生状况对人类整个健康造成的伤害与影响很大。“病从口入”的古人警言，如今有了更多的内涵与更新。

扫码“学一学”

# 第一节 概 述

## 一、口腔预防医学

**1.口腔预防医学的定义** 口腔预防医学（oral preventive medicine）是通过有组织的社会努力，预防口腔疾病，维护口腔健康及提高生命质量的科学与艺术。口腔预防医学是口腔医学的一门分支学科和重要组成部分，与口腔医学的各领域都有着密切的内在联系。

口腔预防医学波及口腔医学的各个方面。一方面它通过预防或减少口腔疾病的发生和发展，达到促进良好的口腔健康与功能的目的；另一方面还关系到保存健康牙列，维持口腔结构尽可能长期处于一种适当的健康状态。

**2.口腔预防医学的研究内容** 口腔预防医学主要研究口腔流行病学和口腔健康调查方法、龋病和牙周病的预防、口腔其他疾病的预防、口腔保健用品的开发及使用、特定人群的口腔保健、口腔健康教育与健康促进、口腔卫生项目管理和口腔卫生政策以及口腔保健中的感染控制等。

**3.口腔预防医学的研究对象** 口腔预防医学以研究人群的集体预防措施为主要对象，以研究个人预防保健方法为基本要素。通过研究，发现并掌握预防口腔疾病发生与发展的规律，促进整个社会口腔健康水平的提高。除了口腔专业人员与卫生工作者之外，它需要政府的支持、社会的关注以及个人的积极参与，具有很强的社会实践性。一切有关口腔疾病预防策略的确定、措施方法的实施与推广，都必须经过科学实践的验证，不仅要为口腔专业人士所认可，而且还要为社会和个人所能承担和接受。

**考点提示** 口腔预防医学的概念。

## 二、社区口腔医学

**1.社区口腔医学的定义** 社区口腔医学（community dentistry）是确定和解决有关社区人群口腔健康问题的一门科学。

**2.社区口腔医学的职能** 社区口腔医学的职能是进行社会学调查和口腔健康流行病学调查，利用统计学方法对社区人群的健康状况做出社会学诊断，并且制定出预防策略与措施。

**3.社区口腔医学的目标**

（1）促进全民口腔健康，改善生活质量。

（2）发现并消除或控制社区存在的不利于口腔健康、全身健康与生命质量的危险因素。

（3）评估社区口腔医学保健需求，为口腔卫生政策的制定提供依据。

（4）通过实施有效的防御措施，在确定重点的基础上，配置所需资源，评价社区口腔保健服务效果，将口腔保健服务纳入整体卫生保健服务中，促进社区口腔健康。

（5）为社区弱势人群提供口腔医疗服务。

**4.三级预防** 人体疾病的自然发展历程可以分为病理形成前期和病理形成期两个阶段。大多数慢性疾病通常都是由多种致病因素——致病因子、宿主与环境因素的相互作用对机体产生疾病刺激物所引起。疾病的预防措施可以从疾病发展的任何阶段介入，即预防贯穿于疾病发生前至疾病发生后转归的全过程。根据各个阶段的特点与内容，可将其划分为三级预防，通常称为三级预防策略。

扫码“看一看”

（1）一级预防（primary prevention） 又称初级预防或病因预防，是指疾病处于病理形成前期，针对致病因素（生物、物理、化学及社会心理因素）所采取的预防措施。其主要措施是自我保健、健康教育与促进，以及采取社区公共卫生措施，监测危险因素与疾病发展趋势。

（2）二级预防（secondary prevention） 是指疾病处于病理形成期，但处于疾病早期阶段的预防，因而又称临床前期预防。其内容是“三早预防”，即早期发现、早期诊断和早期治疗，以阻止病理过程的发展，尽可能达到完全康复。

**考点提示** “三早预防”属于预防医学二级预防的内容。

（3）三级预防（tertiary prevention） 是疾病发展到严重和晚期阶段的预防措施，又称临床预防。主要目的是做到病而不残（及时治疗、防止恶化、预防并发症），残而不废（丧失劳动能力或生活不能自理的病人通过康复治疗促其早日康复）。尽可能恢复器官的功能，恢复一定的生产和生活能力。

### 三、社区口腔医学与口腔预防医学的关系

社区口腔医学与口腔预防医学两者关系非常密切，许多国家尚不能将两者完全分开，甚至有的国家用它取代了口腔预防医学这个传统的名称。但社区口腔医学与口腔预防医学两者有区别，主要区别在于：口腔预防医学侧重于纵向研究各种致病因素对不同人群口腔健康的影响，以所掌握的预防知识和技能为特定人群提供口腔保健服务，为预防和控制口腔疾病做出贡献，并为社区口腔医学研究提供技术支持；社区口腔医学侧重于横向研究影响人群口腔健康的各种因素，从而为制定口腔卫生保健发展总体规划、目标、策略、措施、方法和更新观念提供理论依据。

## 第二节 口腔预防医学的发展历程与展望

扫码“学一学”

自从地球上出现了人类，就有了口腔疾病。据周大成著《中国口腔医学史考》记述，中国口腔医学始于远古的旧石器时代。在距今10万年以前的山顶洞人颌骨上已发现有龋。约10000年至4000年前的新石器时代的人头颌骨上发现了龋齿和严重牙周病。世界与中国有文字记载的口腔医学史约5000年。

从口腔预防医学发展史看，口腔预防医学的发展大致可以分为以下三个阶段：即原始启蒙阶段、科学基础形成阶段、诞生与发展阶段。

## 一、口腔预防医学的发展历程

### （一）原始启蒙阶段

公元前约1400年殷墟甲骨文就有“疾齿”“疾口”与“龋”的记载。在殷墟甲骨文中有象形文字“齿”和“龋”的记载，并认为龋是由虫蛀造成的。至今民间还有“虫牙”和“蛀牙”之说。由于牙病的痛苦难忍，古人很自然就产生了各种预防牙病发生的口腔保健方法，如漱口、叩齿、咽津、剔牙、洁齿与揩齿等，有些方法延续至今。

**1.漱口**　《礼记》就有“虚口”的记载。“虚口”即吃完饭，喝完酒，荡荡口腔，保持口腔清洁，是一种有益于口腔卫生的礼仪，说明在古代漱口就是最简便的口腔卫生方法。宋代已知道茶可防龋，清代宫内有漱口药方，到现在漱口仍是人们的基本口腔卫生习惯。

**2.咽津**　又称咽唾，中医认为涎液与脾、肾功能和人体健康密切相关，可自洁口腔，辅助咀嚼和吞咽，湿润并保护口腔黏膜。

**3.叩齿**　从晋代就开始推行，认为每天清晨叩齿300下，可固齿、醒脑、健身。它能促进牙周组织的血液循环，增强牙周纤维组织的弹性。

**4.牙签剔牙**　我国使用牙签的历史很久远，三国时代、元代、明代都有使用牙签的记载，到清代牙签的种类已经很多了，贵族多用金、银、象牙等制作牙签，平民百姓则用竹子或木制作牙签。

**5.揩齿**　揩齿是用手指或以嚼木为刷（将菩提树或杨柳枝用牙咬成絮状），揩刷牙面，最早的记载出现在敦煌壁画中。

**6.植毛牙刷**　我国辽代出现了骨柄植毛牙刷，从内蒙古赤峰县辽驸马墓的随葬品中发现两把骨制牙刷柄，与近代牙刷相似，国外17世纪才有植毛牙刷。元代罗元益著的《卫生宝鉴》中提倡早晚刷牙两次。明代帝王的牙颈部发现有楔状缺损，说明刷牙已在宫廷中成为习惯。

**7.牙膏**　我国在唐代时期，常用一些中药研粉擦齿，清洁牙齿和除去口中异味，即早期的牙粉。到了18世纪，英国首先开始工业化生产牙粉，使牙粉成为了一种商品。1840年法国人发明了金属软管，为一些日常用品提供了合适的包装。1893年维也纳人塞格发明了牙膏，并将牙膏装入软管中，从此牙膏开始大量使用并逐渐取代牙粉。

**8.食糖损齿说**　唐初孟诜《食疗本草》中记载“多食砂糖有损牙齿”，说明那时人们就已知道食糖过多对牙齿有害。英国在16世纪有医书记载牙疼与糖有关系。

总之，在相当长的口腔预防启蒙阶段，国内外人们已经开始发明并应用了多种原始的口腔保健用品与口腔卫生方法。但是由于当时科学水平的限制，还不能确切地知道这些口腔保健方法的效果以及防病机制。

### （二）科学基础形成阶段

**1.口腔中细菌的发现**　17世纪荷兰学者列文虎克（Leeuwenhock）发明了显微镜，并从儿童口腔内取出的牙垢上首次发现了细菌。1880~1896年，米勒进行了口腔细菌学研究，证明细菌作用于糖产酸使釉质脱矿而引起龋，于1889年在《人类口腔微生物学》一书中提出了龋病病因的化学细菌学说。1983年提出了牙周病可能是多因素的内源性感染，“人类口腔是个感染灶”。1896~1905年，Plant与Vincent先后发现杆菌和螺旋体与急性牙周炎有关，链球菌与慢性牙周炎有关。

**2.氟化物防龋的发现** 1771年化学家 Scheele发现氟，1805年 Morichini发现人牙釉质中含氟化物，1846年 Wilson在英国发现水中存在氟化物，他相信自己是首次从海水中查出氟化物。1886年 Moisson分离出氟。

1874年 Erhadt在德国月刊《Membrablla》报告氟化物有增强牙釉质防龋的作用。1896年另一位德国人A.Demerger指出氟化物是对抗牙科疾病的制剂，饮食中缺氟是引起牙病的重要因素，倡导儿童、孕妇应补氟化钙防龋。19世纪末20世纪初，英国已应用氟化钙防龋。丹麦则有氟防龋的出版物，把人类认识氟化物与牙健康的关系提前了40年。

在20世纪初的十几年里，美国的H.T.Dean博士通过斑釉流行病学调查发现，随着饮水氟浓度增加，斑釉的严重程度增加；但氟与龋病之间却存在着负相关的关系，随着饮水氟浓度的增加，人群中的龋发生率降低。研究进一步显示，在饮水氟浓度为1mg / L时龋病患病率最低。1944年密执安大学牙学院与州卫生当局决定在Grand Rapids开展饮水氟化试验，并在 Grand Rapids和 Muskegon两个情况相似的地区做基线调查，1945年1月正式开始饮水加氟实践，5年后取得了明显的防龋效果。

20世纪初，中国随着牙科诊所、学校的建立，开始出现口腔卫生的宣传、展览、刊物。1919年中国保牙会成立，《中国卫生月报》创刊；1926年上海生产的三星牌管状牙膏问世；1935年司徒博提出了“发展我国齿科医学事业，推行口腔卫生计划”的报告，同年上海牙医公会举办了第一届口腔卫生展览会；1944年郑麟蕃在北京调查了中小学生的口腔状况。

### （三）诞生与发展阶段

1949~1989年是口腔预防医学的诞生与发展阶段。社会变革逐渐改变了人们对许多食物的态度，其中包括医疗和口腔卫生保健。但由于多种原因，又不能保证共同分享有限的社会资源，因而逐渐增加了政府的干预。政府干预有两种途径：①公共卫生途径，认识到环境是致病的直接原因，因而对环境采取综合治理措施；②个人预防途径，开展健康监测、健康教育，改善与健康有关的物质条件，促进行为习惯改变等。

**1.世界口腔预防医学的诞生与发展** 1948年世界卫生组织成立，在其宪章中明确规定了世界卫生组织的宗旨是“尽可能使全人类达到最高的健康水平”，并明确阐述“健康是每个人的基本权利之一，不分种族、宗教、政治信仰、经济或社会状况”。从20世纪50年代开始，世界卫生组织把重点放在传染病、环境危害与营养缺乏的同时，建立了口腔卫生项目，以保持和促进全球人口达到可以接受的口腔健康水平的目标。在认识到充填治疗、拔牙与外科手术、冠桥与义齿修复并不能从根本上解决全球人口的基本口腔健康问题时，即开始制定总政策，在全球范围内开展预防和控制口腔疾病的项目活动。70年代以来，在1975年与1978年的两次世界卫生大会上，通过了有关饮水氟化预防龋病的两项决议，并把12岁儿童的龋均不超过1作为一项指标纳入2000年人人享有卫生保健的指标体系之中，明确提出2000年人人享有卫生保健的同时，也享有口腔卫生保健。在世界卫生组织提出的人体健康十大标准中，把口腔卫生作为十大标准之一，其具体内容是“牙齿清洁，无龋洞，无痛感，牙龈颜色正常，无出血现象”。1948年，美国国立牙科研究所成立，其主要确认了社区饮水氟化防龋项目的安全、有效与经济。1956年Grand Rapids的调查结果显示，儿童龋发病率下降了60%以上，由此历史上第一次证明龋病是可以预防的，这是牙科保健的一项革命，是继饮水净化、牛奶巴氏消毒、免疫注射之后的第四次公共卫生革命。如今，饮水氟化已经得到了世界上的广泛认可。20世纪80年代以来，世界卫生组织的主要工作是开展社区预防并帮助发展中国家培训人员，建立机构，开展项目，此统称为国际合作口腔卫生发展项目。到20世纪末，世界卫生组织已在全球建立了38个口腔卫生保健合作中心和4个地区合作中心。世界卫生组织把1994年4月7日定为“世界卫生日”，1994年为口腔卫生年，宗旨是健康的生活需要口腔卫生，并提出到80岁时保有20个牙齿的口号。

**2.中国口腔预防医学的诞生与发展** 中国口腔预防医学的发展主要始于20世纪中叶。20世纪50~60年代，中国开展了龋病的社会调查、龋病病因学的研究、氟化物防龋的研究，并在广州开始饮水氟化防龋的试点。1950年上海《大众医学》，设立了口腔卫生宣传教育专栏。1951年在北京设立流动口腔保健站，1957年成立龋病、牙周病全国调查委员会，制定统一调查标准。1958年姜元川著了第一本《牙病预防学》，比较全面地叙述了牙病预防的原理与方法。1975年卫生部等联合下文在全国推广保健牙刷，1979年北京医科大学口腔医学系第一个成立了口腔预防科。

1981~1983年，联合国开发署首先资助中国发展口腔预防项目。1981年举办了首次全国高校教师培训班与研究合作中心，同年，在卫生部领导下，由北京医科大学口腔预防科负责指导开始采用世界卫生组织标准方法，第一次进行了全国学生龋病与牙周病流行病学调查，1984年公布了调查结果。1985年得到了联合国儿童基金会的资助，1985年开始以山西运城为发端，探索中国农村社区口腔保健模式。

1988年12月22日成立了全国牙病防治指导组。1989年九部委联合发文确定每年9月20日为“全国爱牙日”，并以“爱牙健齿强身”为中心主题，开始了全国“爱牙日”活动。同年5月在北京举办了第二届国际预防牙医学大会，使中国与世界开始了口腔预防医学领域的第一次国际交流。

**考点提示** 我国爱牙日为每年9月20日。

1994年经民政部批准成立了中国牙病防治基金会，1996年成立了中华预防医学会第一届口腔卫生保健专业委员会，1997年成立了中华口腔医学会口腔预防医学专业委员会。1995年和2005年分别开展了第二次、第三次全国口腔健康流行病学调查，获得了我国人群口腔疾病罹患的全面资料。2015年，开展了第四次全国口腔健康流行病学调查，对全国31个省（自治区、直辖市）选取了有代表性的年龄组，共17.2万人，进行了口腔健康检查和问卷调查，并于2017年9月20日发布第四次全国口腔健康流行病学调查结果，与十年前相比，居民口腔健康素养水平和健康行为情况均有不同程度的改善。

在教学方面，20世纪50年代初，预防牙医学曾作为一门课程在几所大学的牙医学系讲授，后来并入了《口腔内科学》。1987年刘大维教授主编的高等医学专业教材《口腔预防医学》出版，现在，全国已有多所高校成立了口腔预防医学教研室，口腔预防医学作为一门独立专业课正式纳入教学课程。2007年4月卫生部成立了口腔卫生处，正式将口腔卫生保健工作纳入卫生部的工作范畴，标志着我国口腔卫生保健工作进入了一个新的发展阶段。

**考点提示** 2015年，我国开展了第四次全国口腔健康流行病学调查。

## 二、口腔预防医学的发展展望

21世纪是预防医学的世纪，人们对疾病的预防意识将有较大的增强，健康的生活方式和行为习惯会得到普及，慢性非传染性疾病的发生将出现下降的趋势，传染病与感染性疾病将得到有效控制，人类的口腔健康与全身健康会有普遍提高。这不仅是美好的愿望，也是可以实现的人类共同目标。《"健康中国2030"规划纲要》和《中国防治慢性病中长期规划（2017—2025年）》明确提出："12岁儿童患龋率控制在25%以内"的目标。2017年，国家卫生健康委员会等印发《全民健康生活方式行动方案（2017—2025年）》，在全国范围深入开展"三减三健"（减盐、减油、减糖，健康口腔、健康体重、健康骨骼）专项行动，将"健康口腔"作为重要内容进行深入推广，提升群众口腔健康意识和行为能力。

21世纪人们对口腔健康的需求更高，不仅希望没有口腔疾病，还希望能保持最佳口腔功能状态。因此，人们将更注重口腔疾病的预防与控制，更突出以预防为重点，重视儿童、老年人群的口腔保健，注重对高危人群的管理。口腔保健方面更强调初级保健及预防，全世界今后的趋势将是初级预防和保健技术的普及、发展，被更广泛地使用和推广。口腔预防医学应着重研究的问题包括：评价口腔感染与全身疾病的关系；促进窝沟封闭剂、黏结剂及龋齿充填材料的研发与应用；开发适用于不同人群的口腔疾病危险性的评价方法；明确氟化物防龋的作用机制，评价各种氟化物方法中适当的氟离子水平；评价口腔疾病与全身疾病的关系，研究和开发防治口腔疾病的新技术、新方法。

现代口腔医学与医学的联系将更紧密。今后的口腔医生将成为负责全体人民整个健康保健的专业人员的一部分。科学发展为早期龋和牙周病的治疗提供了更多的全身及局部疗法，分子生物学和遗传基因工程学的突破提供了新一代的诊断实验、预防药物和疗法，这些都会促进口腔保健预防医学的发展，使最终消灭常见的龋病及牙周疾病成为可能。

**知识拓展**

### 居民口腔健康情况

党中央、国务院一直以来高度重视口腔健康工作，1983年开始，每10年左右开展一次全国口腔健康流行病学调查。2015年，我国开展了第四次全国口腔健康流行病学调查，对全国31个省（自治区、直辖市）选取有代表性的年龄组，共17.2万人，进行口腔健康检查和问卷调查。结果分析显示：①居民口腔健康素养水平逐渐提高；②我国儿童龋病流行处于低水平，儿童家长对口腔卫生服务的利用水平有所提升；③老年人口腔健康状况向好，中年人牙周健康状况仍有待提升。

## 本章小结

本章主要介绍了口腔预防医学的理论基础，从人体疾病的自然发展史延伸到三级预防的概念，叙述了口腔预防医学的诞生和发展，展望了口腔预防医学的深远发展前景。

## 习　题

扫码“练一练”

**一、单项选择题**

1. 我国爱牙日

A. 3月5日　　B. 4月7日　　C. 7月10日

D. 9月20日　　E. 12月26日

2. 我国成立全国牙病防治指导组是

A. 1984年　　B. 1986年　　C. 1988年

D. 1990年　　E. 1992年

3. 关于口腔预防医学描述哪项是正确的

A. 以研究人群的集体预防措施为主要对象

B. 以研究个人预防保健方法为基本要素

C. 通过研究，发现并掌握口腔疾病的发生和发展的规律

D. 促进整个社会口腔健康水平的提高

E. 以上均正确

4. 二级预防内容是指

A. 自我保健、健康教育与促进，以及采取社区公共卫生措施，监测危险因素与疾病发展趋势

B. 早期发现、早期诊断和早期治疗，以阻止病理过程的发展，尽可能达到完全康复

C. 做到病而不残，残而不废

D. 可以从疾病发展的任何阶段介入，进行疾病的预防

E. 以预防人群疾病发生、控制疾病发展、维护人群健康为重点

5. 口腔预防医学应着重研究的问题不正确的是

A. 开发适用于不同人群的口腔疾病危险性的评价方法

B. 促进窝沟封闭剂、粘接剂及龋齿充填材料的研发与应用

C. 明确氟化物防龋的作用机制，评价各种氟化物方法中适当的氟离子水平

D. 充填治疗、拔牙与外科手术、冠桥与义齿修复

E. 评价口腔感染与全身疾病的关系，研究和开发防治口腔疾病的新技术、新方法

6. 第四次全国口腔健康流行病学调查是哪一年开始的

A. 2013年　　B. 2014年　　C. 2015年

D. 2016年　　E. 2017年

7. 1997年中国成立了

A. 中国保牙会

B. 口腔卫生保健合作中心

C. 中华医学会口腔预防专业委员会

D. 中国牙病防治基金会

E. 全国牙病防治指导组

8. 以山西运城为发端，探索中国农村社区口腔保健模式是

A. 1975年　B. 1980年　C. 1985年

D. 1990年　E. 1995年

9. 我国口腔预防医学的发展主要始于

A. 20世纪中叶　B. 20世纪初期　C. 20世纪末期

D. 19世纪中叶　E. 19世纪末期

10. 将杨柳枝用牙咬成絮状揩齿的最早记录出现在

A.《礼记》　B. 我国辽代　C. 殷墟甲骨文中

D. 敦煌壁画　E.《食疗本草》

**二、思考题**

三级预防的划分依据是什么？为什么说一级预防是口腔预防医学的最终奋斗目标？

（丁继芬）

# 第一篇

# 口腔预防医学基础

# 第一章

[illegible]

# 第一章

# 口腔流行病学

**学习目标**

**1.掌握** 口腔流行病学的定义、作用及研究方法；口腔健康状况调查的方法及数据的整理和统计分析。

**2.熟悉** 口腔健康状况调查的指数和标准；口腔健康状况调查样本含量的估计及调查表的设计。

**3.了解** 口腔健康状况调查偏倚产生的原因及控制方法。

**案例分析**

**【案例】**

为了观察饮水氟化对预防龋齿的作用，1945年研究者在美国的两个镇进行了为期十年的流行病学研究，在Newburgh镇采取饮水氟化措施，使水中氟的浓度达到1mg/L，而在Kingston镇不采取饮水氟化措施，水氟浓度仍保持0.1mg/L的水平。十年后调查显示，Newburgh镇儿童龋病患病率明显下降，而Kingston镇儿童的龋病患病率有所上升。

**【讨论】**

1. 流行病学调查有何作用？
2. 此项调查为流行病学的何种调查方法？

## 第一节　概　述

### 一、口腔流行病学的定义

扫码“学一学”

流行病学（epidemiology）是研究疾病与健康状况在人群中的分布及其影响因素，并研究防止疾病及促进健康的策略与措施的科学。研究的内容包括揭示现象、找出原因、提供措施、评价效果，目的是防止疾病、促进健康。口腔流行病学（oral epidemiology）是用流行病学的原理、方法研究人群中口腔健康与疾病的分布规律及影响因素，为探索口腔疾病的病因及影响因素，制定口腔健康规划和目标，确定口腔疾病防止策略和措施，以及评价服务效果提供依据的科学。口腔流行病学是流行病学的一个重要组成部分，是流行病学在口腔医学中的应用，与预防医学、临床医学、基础医学都有着非常密切的联系。

## 二、口腔流行病学的作用

**1.描述人群中口腔健康与疾病的分布状况** 所谓疾病或健康的分布状况是指疾病或健康在不同人群、时间、地区出现的频率。分布论是流行病学最基本的理论，不仅在疾病分布的描述中具有指导意义，而且对疾病病因分析和预防控制措施效果的评价也具有重要的指导价值。如通过对某一地区、某一人群在一定时间内某些或某种口腔疾病进行调查，可以获得该地区特定人群某些或某种口腔疾病的患病情况及分布特点，在此基础上可进一步寻找影响分布的原因，为口腔疾病病因研究提供线索。我国开展了四次全国口腔健康流行病学调查，这些调查有助于对我国人群的龋齿、牙周病、斑釉齿等口腔疾病的患病情况和特点，口腔卫生状况，龋病的治疗和义齿的修复等情况进行了解。

**2.研究口腔疾病的病因和影响因素** 在人群口腔健康或疾病分布状况描述性研究的基础上，形成病因假设，然后采用分析性研究方法对病因假设进行检验和验证，以确定该疾病可能的病因和影响因素。只有了解和掌握了疾病的病因及影响因素，才能有针对性地制定出防治策略和措施。在疾病病因和影响因素的研究中流行病学具有不可替代的作用。如1962年Keyes将龋病的病因归纳为三因素，即细菌、宿主和食物，就是以流行病学研究的结果为依据提出的。

**3.研究口腔疾病的防治措施并评价其效果** 通过流行病学调查分析，在了解和掌握了疾病的病因、影响因素及分布状况的基础上，制定具体的卫生策略和防治措施，并对这些策略和措施的效果进行评价，这是流行病学研究的重要内容。例如，为了观察饮水氟化对预防龋齿的作用，1945年研究者在美国的Newburgh和Kingston镇进行了为期十年的流行病学社区干预试验研究，在Newburgh镇通过在水中加氟的措施使水中氟的浓度达到1mg/L，而相邻的Kingston镇水氟浓度仍保持0.1mg/L的水平。研究发现，十年后，Newburgh镇儿童龋病患病率明显下降，而Kingston镇儿童的龋病患病率有所上升，说明饮水氟化能有效降低患龋率。

流行病学研究还能对已经应用的预防策略和措施的效果进行评估。例如，某研究人员对学龄儿童用含氟漱口液漱口来预防龋齿这一措施的效果进行评价，将学龄儿童分为试验组和对照组，连续观察30个月，发现用含氟漱口液的试验组患龋率下降了22%，证明含氟漱口液对龋病有预防作用。

**4.监测口腔疾病的流行趋势** 口腔疾病的流行常受多种因素的影响，如人们日常的行为和生活方式、环境条件、卫生保健服务状况等。口腔流行病学可通过监测这些因素的变化来了解口腔疾病的发展趋势。如世界卫生组织在1969年建立了全球口腔数据库，每年发布全球龋病的流行趋势报告。美国从20世纪60年代开始，定期组织全民口腔健康流行病学调查，用于分析龋病和牙周病的发展趋势，评价预防保健措施的效果以及人们口腔自我保健意识增强的程度。我国从1983年开始，已连续进行了四次全国性的口腔流行病学调查，这些调查对了解我国居民口腔健康及相关状况提供了大量资料和信息。

**5.为制定口腔健康目标和规划提供依据** 口腔流行病学调查的结果是各级卫生行政部门制定口腔健康目标和规划的主要依据。卫生行政部门在制定口腔健康的目标和规划时，必须以大量确切的调查资料为依据。在这些调查资料的基础上，卫生行政部门可制定一定时期的口腔健康目标和规划。同时，通过调查对这些目标和规划的实施情况及效果进行评价，在评价的基础上再对目标和规划进行调整，使其更切合实际。

## 三、口腔流行病学的研究方法

流行病学研究方法是流行病学的核心，根据研究设计类型，其方法可分为观察法、实验法和理论法三大类。流行病学是研究人群中疾病和健康状态的分布规律的，因而流行病学首先需要到人群现场去进行实际观察，因此观察法就成为流行病学的主要研究方法。观察法包括描述性研究和分析性研究两大类，描述性研究是描述疾病或健康状态在人群中的分布，并通过比较来发现病因线索，提出假设。在病因假设的基础上再采用分析性研究方法来检验假设，最后通过实验性研究证实假设。在对疾病的发生规律了解清楚以后，还可以上升到理论层次，用数学模型预测疾病。

### （一）观察性研究

观察性研究又称流行病学观察，它是在疾病自然发生过程中，通过现场调查和资料分析来认识疾病的自然发生发展过程。观察性研究方法是对应于实验性研究方法而言，其特点是在观察时不施加人为因素，不改变体内外环境的任何条件。根据观察的时间与目的，观察性研究又分为描述性研究和分析性研究两大类。

**1.描述性研究（descriptive study）** 又称描述流行病学（descriptive epidemiology），是利用已有的或专题调查的资料，通过分组及指标的计算、对比来观察疾病或健康状态在不同时间、地区及人群中的分布特征，借以发现病因线索并提出初步的病因假设，是流行病学研究的基础步骤和起始步骤。同时为进一步的分析性研究和实验性研究提供线索。描述性研究是研究的开始阶段，一般均未设立对照组，只是对确定的研究对象的某些特征（因素）进行描绘、叙述。这些研究在时间上一般反映的是研究时刻（横断面）上的状况，但也可以是纵向性的研究。描述性研究又可分为以下类型。

（1）现况研究（prevalence study） 又称横断面研究（cross-sectional study），是在某一时点或短时期内对某人群中的疾病或健康状况的分布及与分布有关情况进行的调查。由于现况研究主要使用患病率指标，故又称现患研究。现况研究是一种较常用的流行病学研究方法，是其他流行病学研究的基础和出发点。现况研究有普查和抽样调查两种类型。

（2）生态学研究 是在群体水平上研究各种因素与疾病之间关系的方法，即以群体为观察和分析单位，通过描述不同人群中某因素的暴露情况与疾病的频率，分析两者之间的关系。生态学研究的方法有生态比较研究和生态趋势研究两种类型。

（3）纵向研究 又称“疾病监测”，即研究疾病或某种状况在一个人群中随着时间推移的动态变化情况。通过对一组人群的定期随访，对两次或若干次横断面调查结果进行分析，动态地观察疾病或某种现象的演变情况并分析其原因。如对一小学某个班级学生的龋病患病情况进行连续监测，以观察龋病在这个班级学生中的变化情况并分析其原因，就属于这种研究。

**2.分析性研究（analytical study）** 是在描述性研究的基础上，在特定人群中对病因假设进行检验或验证的研究过程。分析性研究是纵向的研究方法，并在研究中设立了严格的对照。分析性研究有两种主要方法。

（1）病例对照研究（case-control study） 是通过病例与对照的对比，探讨某病与某暴露因素是否有关联及关联程度的一种方法。其基本原理是选择现在确诊的、患有拟研究疾病的患者组成病例组，选择不患有该病但与病例具有可比性的个体组成对照组，通过询问、实验室检查等方式收集既往各种危险因素的暴露史。比较两组人群过去暴露于某种危险因素的比例，判断暴露因素是否与疾病有关联及其关联程度大小。如果病例组有暴露史的比例或暴露程度显著高于对照组，且经统计学检验差异有意义，则可认为这种暴露因素与疾病之间存在着统计学上的关联。该研究是由果索因的一种研究方法，从时间上看是由现在回忆过去的情况，故又称回顾性研究（retrospective study）。

该方法的优点是调查样本数相对较小，省时省力，易组织实施；一次调查可同时涉及多个因素，可广泛探索原因不明疾病的病因；特别适用于罕见疾病的研究，有时成为唯一可行的研究方法；也适于研究一些新出现的或原因不明的疾病，能有效地识别其危险因素，有助于迅速进行公共卫生干预。其缺点是所得信息易受记忆的影响，易产生回忆偏倚；研究的时间顺序是由果及因的，故不能判断因果联系。

（2）队列研究（cohort study） 是选定暴露及未暴露于某因素的两种人群，追踪其各自的发病结局，比较两者发病结局的差异，从而判断暴露因素与发病有无因果关联及关联程度的一种观察性研究方法。其基本原理是按照研究开始时人群是否暴露于某因素，将人群分为暴露组和非暴露组，然后随访观察一定的时间，收集两组所研究疾病的发病（或死亡）情况，计算和比较暴露组和非暴露组的发病率（或死亡率）。如果暴露组的发病率（或死亡率）显著高于非暴露组，则认为该暴露因素与该疾病存在联系，并在符合一些条件时有可能是因果联系。在队列研究中，所选研究对象必须是在研究开始时没有出现研究结局，但有可能出现该结局的人群。暴露组与非暴露组应有可比性。

该方法的优点是能直接估计暴露因素与发病的联系强度，且先因后果，时间关系明确，符合因果关系的逻辑顺序，所得联系比较可靠；一次可观察多种结果，并能了解疾病的自然史；在疾病发生前按是否暴露于某因素分组，所获资料完整，无回忆偏倚；暴露因素的测量可分等级，便于观察“剂量-反应关系”。缺点是费时、费力，不能在较短时间内得到结果，实施难度较大；每次只能研究一个或一组因素，不适用于多病因的疾病。所以常在病例对照研究获得较明确的危险因素的基础上用队列研究进一步验证病因假设。

### （二）实验性研究

流行病学的实验性研究又称实验流行病学，是将来自同一总体的研究对象随机分为实验组和对照组，按设计要求各组给予不同的处理方法和措施，然后观察、比较不同处理的效果。与观察性研究不同之处在于研究者可人为掌握研究因素的变化条件，因而结果更为真实可靠，这是实验性研究优于观察性研究之处。

实验性研究根据研究目的与研究对象可分为临床试验、现场试验和社区干预试验三大类。临床试验是以临床病人为对象，考核疾病治疗措施的效果。现场试验是在某特定现场环境下进行的试验，如研究噪声对机体的影响，可选择噪声生产车间的工人作为研究对象进行研究。社区干预试验是以社区普通人群为对象，考核疾病预防措施的效果或验证病因假设，如一种新疫苗的预防效果的评价或饮水加氟预防龋齿、食盐加碘预防地方性甲状腺肿等。

实验流行病学的用途有：①评价某预防措施或保健设施的效果；②评价某种新的治疗药物、疗法、制剂的效果；③验证病因假设。

该方法的优点是随机化分组，提高了两组的可比性，减少了偏倚；为前瞻性研究，可以观察到实验结局，因此能得出肯定的结论；可以获得一种干预和多种结局的关系。缺点是条件要求高，研究人群数量较大，要求严格，随访时间长，实施难度大；有时还会涉及医学伦理方面的问题。

### （三）理论性研究

理论性研究又称数学流行病学，是将流行病学调查所得的数据，用不同的数字符号代表有关病因、机体与环境的各种因素，建立有关数学公式和模型来研究疾病流行的规律，反映病因、宿主、环境之间的关系，阐明其流行规律，并对疾病发展趋势进行预测，为制定防治对策和措施提供依据。

## 第二节 口腔健康状况调查

扫码“学一学”

### 案例分析

**【案例】**

1933～1934年，Dean为探索氟化物与斑釉齿和龋齿的关系，在斑釉齿流行程度不等的6个市（镇）从事现况研究。研究对象是出生在当地并且持续饮用共同水源的儿童。研究者同时检查了这6个市（镇）中9岁儿童的患龋情况，并对斑釉齿与龋齿以及饮用水含氟量与龋齿的关系做了初步分析。结果表明，斑釉齿流行区与非流行区比较，居民斑釉齿现患率与儿童患龋率成反比关系；饮水中含氟浓度与儿童患龋率成反比关系。

**【讨论】**

1.什么是现况研究？

2.该方法的特点及用途有哪些？

口腔健康状况调查又称为口腔健康的现况调查或横断面调查，是在某一时点或短时期内对某人群中口腔疾病或健康状况的分布及与分布有关情况进行的调查。是口腔流行病学研究中最常用的一种方法，是其他流行病学研究的基础和出发点。

### 一、调查特点与目的

**1.调查特点**

（1）现况调查是最常用的流行病学调查方法，其调查结果可以弥补常规报告资料的不足。

（2）该方法属于横断面调查，是在一个时点上收集相关资料，描述研究对象在这一时点上的状况，或者探讨这一时点上不同变量之间的关系。

（3）由于所调查的疾病或健康状况与某些特征或因素同时存在，即在调查时因与果并存，无法判断孰先孰后，故该方法不能得出有关因果关系的结论，只能为病因研究提供线索。

（4）因为现况调查是在一个较短时间内完成的，故一般不适用于病程短暂的疾病。

**2.调查目的**

（1）描述口腔疾病在特定时间内的分布特征及流行规律。

（2）可以确定口腔疾病的高危人群，实现早发现、早诊断、早治疗的目的。

（3）描述某些特征或变量与口腔疾病的关系，形成病因假设，为进一步的分析流行病学研究提供线索。

（4）选择预防保健措施，并评价这些措施的效果。

（5）用于口腔疾病的监测，便于了解疾病的分布规律和长期变化趋势。

## 二、调查项目

**1.一般项目** 包括受检者的一般情况，如姓名、性别、年龄、职业、民族、籍贯、文化程度、经济状况、宗教信仰、出生地区、居住年限等信息。一般项目常常放在口腔健康状况调查表的第一部分，可通过询问或从户口本上获得。

把一般项目与健康状况项目结合起来进行分析，可以发现口腔疾病和健康状况的流行病学特征。

**2.健康状况项目** 是口腔健康状况调查的主要内容，具体项目根据调查目的而定。要求有严格、统一的诊断及分类标准。最常用的调查项目如龋病、牙周病、牙列状况等，其他如斑釉齿、釉质发育不全、口腔黏膜状况、颞颌关节状况等。

**3.暴露因素项目** 这里的“暴露”是指与疾病有关的各种因素。流行病学中的“暴露”可以是外环境中的理化因素和生物因子，也可以是社会心理方面的因素或机体内部因素；“暴露”可以是有害的，也可以是有益的。在这里是指与口腔疾病有关的各种因素，主要包括口腔卫生知识、态度与信念、行为与实践等方面的具体内容，如个人口腔卫生、刷牙、牙刷和牙膏、龋病与牙周病、预防意识与就医行为等。对暴露因素应有明确的定义，并尽量采用客观、定量的方式进行收集。

选择调查项目时必须慎重，应选择那些与调查目的有关的项目，保证把时间和精力集中于必要的调查，但也不能遗漏任何有关的项目。开展一次口腔流行病学调查，尤其是大规模的调查，常会涉及许多省市，花费大量人力、物力、财力，这种调查常常难以在短期内重复，因此，一旦在设计时遗漏某些重要项目，将会失去有价值的信息，带来难以弥补的损失，因此在设计时须考虑周全。

**知识拓展**

### 世界卫生组织口腔健康调查项目

根据世界卫生组织出版的口腔健康调查基本方法（第4版）中列出的调查项目，有一般情况、临床评价、口腔黏膜、釉质发育不全、氟牙症、社区牙周指数、附着丧失、牙列状况和治疗需要、戴义齿情况、需义齿情况、牙颌异常、口腔保健需要等项目。

## 三、调查工具——调查表的设计

调查表又称为问卷，是流行病学调查获得原始资料的重要工具，是调查工作的纲目。通过调查表收集到的资料的质量将直接影响到整个调查研究工作的质量，因此，设计出一个高质量的调查表是调查成功的基本条件。

### （一）调查表的内容与结构

**1.调查表的内容**　调查表内容一般可分为三部分。

（1）一般项目　包括姓名、性别、职业、文化程度、家庭住址等。

（2）专题项目　是根据调查目的拟定的、调查研究的实质部分。

（3）调查员记事项目　如调查员签名、调查日期、调查质量评价等。

**2.调查表的结构**　一般来说，一份调查表通常包括封面信、指导语、问题与答案、编码和其他资料。

（1）封面信　即致被调查者的短信，其作用在于向被调查者介绍和说明调查者的身份、调查目的、调查内容和范围、调查对象的选取方法和调查结果保密的措施等，在信的结尾处还要向被调查者表示感谢。封面信的文笔要简明、亲切、诚恳。

（2）指导语　用来指导调查者和被调查者如何正确填答的一组陈述；一般以“填表说明”的形式出现在封面信之后。

（3）问题与答案　问题和答案是问卷的主体，应根据调查的具体内容来确定。调查表提出问题的数量要适当，不必要的问题不要列入。问题通常按逻辑分类排列，一般先易后难、先封闭式后开放式、先一般后特殊（如敏感问题）。设置问题时要尽量避免使用模糊词语或意义不明确、容易引起歧义的提问。

（4）编码和其他资料　编码就是给每个问题的答案赋予一个数字，作为该答案的代码，便于计算机处理，常在每项数据后留出编码用的方框，以便于编码输入。此外，有些问卷还需要填写调查员姓名、问卷发放及回收日期、审核员姓名等。

### （二）调查表的分类

**1.按提问方式划分**　调查表可分为结构式、开放式、半结构式三种基本类型。

（1）结构式　通常也称为封闭式，即在问题后面附有备选答案供调查对象选择，调查对象只需要根据实际情况选择一个或多个答案画上圈或打上勾就可以了。优点是被调查者填写问卷十分方便，对文字表达能力也无特殊的要求；资料便于进行统计处理和定量分析。缺点是限制了被调查者回答的范围和回答的方式，难以发现其中的偏误，从而影响到调查结果的准确性和真实性。

（2）开放式　即在问题后面没有备选答案，由调查对象自由回答问题。优点是它能够使被调查者充分按照自己的想法回答问题，所得到的资料往往比封闭式问题更丰富；缺点是它要求被调查者要有较高的知识水平和文字表达能力，而且所获得的资料难于处理和进行定量分析。

（3）半结构式　这种类型介于结构式和开放式两者之间，问题的答案既有固定的、标准的，也有让被调查者自由发挥的，吸取了两者的长处。这类调查表在实际调查中运用比较广泛。

**2.按调查方式划分**　调查表可分为自填式调查表和访问式调查表。

（1）自填式调查表　由被调查者自己填答的调查表。

（2）访问式调查表　是调查员通过采访被调查者，由调查员填答的调查表。

自填式调查表根据调查表发送的方式又分为现场填写和邮寄两类。前者是由调查员直接将调查表送到被调查者手中，并由调查员直接回收的调查形式。后者是由调查单位将调查表邮寄到被调查者，被调查者自己填答后再邮寄回调查单位的调查形式。

这几种调查形式的特点是，访问式调查的回收率最高，填答的结果也最可靠，但是成本高，费时长；邮寄式调查，回收率低，调查过程不易控制，调查结果的可信性与有效性都较低；而且由于回收率低，会导致样本出现偏差，影响样本对总体的推断。现场自填问卷的优缺点介于上述两者之间。

**（三）调查表设计时的注意事项**

**1.切题**　即调查项目应围绕调查目的，与本次调查有关的项目一项也不能缺，而与本次调查无关的项目一项也不应有。

**2.准确**　即定义准确，不使人产生误解。

**3.可分析**　指标应尽量采用可供统计分析的客观和定量的指标。

**4.通俗易懂**　即要考虑被调查对象的理解接受能力。

**5.内容适量**　对一个调查对象的访问时间一般不宜超过20分钟。

**6.问题设置顺序**　问题应按逻辑顺序排列，先易后难，不能遗漏可能的答案。

一般来说，一个完善的调查表不是一次就可以拟就的。如有可能，最好做几次包括设计人员参加的预调查，需几经试用和修改方可完善。

## 四、指数和调查标准

根据调查目的确定使用的指数和调查标准。常用的龋病指数有DMFT、DMFS等，牙周健康状况用CPI指数，氟牙症用Dean指数。

确定调查标准非常重要，因为标准不一致可导致收集到的资料缺乏可比性，所以在调查设计中首先要根据调查目的，确定调查标准。

冠龋的诊断标准是：用CPI探针探到牙的点隙窝沟或光滑面有明显龋洞、釉质下破坏，或可探到软化洞底或壁部。对于釉质上的白斑、着色的不平坦区、探针可插入的着色窝沟但底部不发软及中到重度氟牙症所造成的釉质上硬的凹陷，均不诊断为龋。

根龋的诊断标准是：用CPI探针在牙根面探及软的或皮革样的损害即为根龋。

牙周病流行病学诊断标准，世界卫生组织推荐使用CPI指数，判断牙龈出血、牙石积聚和牙周袋深度。

氟牙症表现为牙列中对称出现、分布于牙面的水平纹理斑块，世界卫生组织推荐的氟牙症诊断标准为Dean指数，以釉质表面光泽度、颜色改变程度、缺损程度和侵犯面积作依据。

## 五、调查方法

口腔健康状况常用的调查方法有普查和抽样调查。

**（一）普查**

**1.概念**　普查（overall survey）是指为了解某人群健康状况或某病的患病率，在一定时间内对一定范围（某一地区或具有某种特征）的人群中每一名成员所做的调查或检查。

“一定时间”应该较短，一般小规模普查可在几天或几周内完成，大规模普查应在

2～3个月内完成。“一定范围”，可以是某个单位或某个居民点，也可以指某个地区，甚至全国。

**2.适用条件** 适用于调查目的明确，调查项目简单，所调查的疾病患病率较高，有足够的人力、物力和设备。

**3.优缺点** 优点是：①可早期发现病例，有利于早期诊断和治疗；②所获得的资料能够较全面地描述疾病或健康状况的分布特征，为病因及流行因素研究提供线索；③可以普及医学卫生知识。缺点是：①工作量大，耗费人力、物力、财力；②不适用于患病率很低和现场诊断技术比较复杂的疾病；③由于普查对象多，调查时间短，难免重复和遗漏，质量不易控制。调查员多，技术熟练程度不一，影响调查的准确性。

### （二）抽样调查

**1.概念** 抽样调查（sampling survey）是指在特定时点、特定范围内从某人群总体中随机抽取一部分有代表性的个体作为样本，通过对样本的调查来推论总体特征的一种调查方法。随机抽样是指总体中每个个体均有同等被抽取到的机会。

**2.调查原则** 在抽样调查中样本必须对总体有较好的代表性。为确保样本的代表性，抽样时必须遵循随机化原则，同时样本含量必须足够大。

**3.优缺点** 优点是：①节省人力、物力和时间；②调查范围小，调查工作易做得细致，调查精度较高。缺点是：①设计、实施及数据的处理较复杂；②重复和遗漏不易被发现；③不适用于患病率较低的疾病和变异程度较大的现象。

**4.抽样方法** 常用的随机抽样方法如下。

（1）单纯随机抽样（simple random sampling） 这是最简单的随机抽样，是理解和实施其他抽样方法的基础。抽签、抓阄的方法因其简单、实用，适用调查单位不多的总体。另一种方法是利用随机数字表，在抽样前首先要有一份所有研究对象排列成序的编号名单，然后根据样本大小利用随机数字表选出进入样本的号码，重复者舍弃，直至达到预定的样本含量为止。

单纯随机抽样的优点是简便易行。其缺点是当抽样范围较大时，工作量太大而难以采用；另外就是当抽样比例较小而样本含量较小时，所得样本代表性差。

（2）系统抽样（systematic sampling） 此法是按照一定顺序，机械地每隔若干个观察单位抽取一个观察单位组成样本。每次抽样的起点必须是随机的，例如，总体有1000个单位，要抽取100个，比例为10%，可先从1～10随机选出一个数，假设为2，这就是选出的起点，其后每间隔10个抽取1个，即抽取2，12，22，32、42……，依次类推。

此法较简单，可以均匀地从总体中抽取到所需的样本，抽样误差比单纯随机抽样要小，代表性较好，但抽样前必须对总体有一定的了解。

（3）分层抽样（stratified sampling） 这是从分布不均匀的研究人群中抽取有代表性样本的方法。先将研究人群按照某种特征或标志（如年龄、性别、住址、职业、教育程度、民族等）分为若干组（统计学上称为层），然后在每层再做随机抽样。

例如，要了解某省儿童斑釉齿的患病率，需调查10万人口的样本，则先将全省分为山区、平原、沿海3层，然后按比例在各层中随机抽取，如山区、平原、沿海的人口各占全省的50%、30%和20%，则分别按比例抽取5万、3万和2万。

分层抽样要求层内变异越小越好，层间变异越大越好。一般情况下，分层抽样比前两种方法的抽样误差小。

（4）整群抽样（cluster sampling） 是从总体中随机抽取若干个群（如居民区、班级、连队、乡村、机关、工厂、学校等），然后对被抽中的每一个群内的所有个体进行调查的方法。此方法的抽样单位不是个体，而是群体。

这种方法的优点是在实际工作中易为群众接受，抽样和调查均较方便，可节约人力、物力和时间，适用于大规模调查。但整群抽样要求群间的变异越小越好，否则抽样误差较大。

（5）两级或多级抽样（two-stage or multi-stage sampling） 这是大型调查时常用的一种抽样方法。从总体中先抽取范围较大的单元，称为一级抽样单元（例如县、市），再从抽中的一级单元中抽取范围较小的二级单元（如区、街），这就是两级抽样；还可依次再抽取范围更小的单元，即为多级抽样。多级抽样常与上述各种基本抽样方法结合使用。

例如，要了解某省医务人员对医院感染的认知水平，先按医院的等级分层，在每个等级中抽取若干家医院，然后在抽取的医院中再按专业分层抽取若干科室，抽到的科室的全体医务人员均作为调查对象。

**（三）捷径调查**

为了在较短时间内了解某群体的口腔健康状况，只检查有代表性的指数年龄组的人群（5、12、15、35~44、65~74岁），因为这种方法经济实用，方便快捷，节省时间和人力，故称为捷径调查。这是世界卫生组织推荐的调查方法，可了解某人群口腔健康状况，并能够估计在人群中开展口腔保健工作所需的人力和物力。

**考点提示** 抽样调查常用的随机抽样方法。

## 六、样本含量

样本含量是指样本所包含的研究对象的数量。在抽样调查时为使样本有较好的代表性，样本含量要足够大。样本太小则代表性差，但是样本太大又会造成不必要的浪费。

样本含量主要取决于以下几个因素。①预期患病率或阳性率：预期患病率高，则样本含量小，反之，则样本含量大。②容许误差：容许误差愈小即精确性要求愈高，则样本含量愈大。③显著性水平：显著性水平愈小，则样本含量愈大。④观察单位间的变异程度：观察单位间的变异程度愈大，则样本量愈大。

**考点提示** 影响样本含量大小的因素。

**（一）计量资料的样本含量估计**

$$n = t_{\alpha}^{2}s^{2} / d^{2}$$

式中，$s$为样本标准差；$\alpha$ 为显著性水平，一般取0.05或0.01，当 $\alpha$ =0.05时，$t_{\alpha} \approx u_{\alpha}$ =1.96≈2；$d$为允许误差，是调查设计者根据实际情况规定的。

【例1-1】欲调查某地某人群血红蛋白含量，据以往的经验，已知一般人群血红蛋白含量的标准差约为3.0g/dl，要求误差不超过0.3g/dl，并定 $\alpha$ =0.05，则该调查样本含量为多少？

$$n = t_{\alpha}^{2}s^{2} / d^{2} = (2 \times 3/0.3)^{2} = 400（人）$$

**（二）计数资料的样本含量估计**

$$n = t_{\alpha}^{2}pq / d^{2}$$

式中，$p$为某病患病率或阳性率的估计值，$q=1-p$，$d$为允许误差，$t_{\alpha} \approx u_{\alpha} = 1.96 \approx 2$。

【例1-2】欲调查某社区儿童患龋率，根据以往的调查资料估计患龋率为40%，若调查的允许误差为4%，则样本大小应为

$$n = t_{\alpha}^{2}pq / d^{2} = 2^{2} \times 0.4 \times (1-0.4) / 0.04^{2} = 600（人）$$

## 七、偏倚及其控制措施

偏倚（bias）是指在研究的设计、实施和分析阶段，由于设计失误、资料失真、分析方法不正确或推断不符合逻辑而引起的调查研究结果与真实情况之间出现的差别。偏倚是影响研究结果真实性的重要问题，必须认真分析偏倚的来源及其产生原因，最大限度防止偏倚的发生，以获得有价值的研究结果。

**（一）偏倚的种类**

现况调查中的偏倚主要有选择偏倚和信息偏倚。

**1.选择偏倚**　选择偏倚（selection bias）是指研究者在选择研究对象时由于选择条件受限或设计失误所导致的偏倚，最终导致研究样本缺乏代表性而使研究结果不能外推。现况调查中可能发生的选择偏倚如下。

（1）无应答偏倚　无应答者是指调查对象中因各种原因不能对调查研究所提出的问题做出回答的人。无应答者可能在某些重要特征（如身体素质、暴露情况等）上与应答者有所区别，当无应答者超过一定比例时，会使研究结果产生偏倚，即无应答偏倚。

（2）选择性偏倚　在调查过程中，任意变换抽样方法，如根据出院号来随机抽样时，改用入院号等其他方法来抽样；被抽中的调查对象没有找到，而随便找了其他人代替，从而可能破坏了调查对象的同质性。

（3）存活者偏倚　在现况调查中，被调查者均为幸存者，因而不能全面反映实际情况，带有一定的局限性和片面性。

**2.信息偏倚**　信息偏倚（information bias）是指在资料的收集和整理过程中出现的系统误差，主要发生在观察、收集资料及测量等实施阶段。现况调查中的信息偏倚如下。

（1）报告偏倚　询问调查对象有关问题时，由于种种原因回答不准确从而引起的偏倚。

（2）回忆偏倚　调查对象对过去的暴露史回忆不清，特别是健康的调查对象容易将过去的暴露情况等遗忘而导致的偏倚。

（3）调查员偏倚　调查员有意识地调查具有某些特征的对象，而不重视或马虎调查其他不具备某些特征的对象，而导致调查偏倚。

（4）测量偏倚　在资料收集与测量中由于测量工具、调查方法不准确、检测条件不统一、操作不规范等，或工作粗枝大叶而导致的偏倚。

**（二）偏倚的控制措施**

为了保证现况调查的质量，必须在调查实施过程中进行质量控制，消除或防止产生偏倚，主要的控制措施如下。

**1.设计阶段** 尽量随机选择研究对象。在采用分层抽样、整群抽样或多级抽样时应周密考虑有关因素对样本代表性的影响。

**2.实施阶段** 调查前做好组织宣传工作；精心设计好调查表，使每个问题的答案标准化；事先对调查员进行统一培训，开展预调查，调查方法规范化，调查员对调查对象的询问方式、提问的深度和广度均应相近或相同；尽可能采用客观方法、客观指标获取信息；尽量说服动员研究对象合作，争取最好的配合；使用的测量仪器要精良，用前要校准；使用规范试剂，制定正确的操作规程。应答率一般应高于85%，未能查到或无应答者，不得随意以其他对象代替，应事先规定补救的方法；

**3.资料分析阶段** 在患病率等比较时，采用直接或间接标准化法对年龄、性别等因素进行标准化；采用多元回归模型分析现患暴露与疾病的联系强度，强调混杂因素的作用，以便控制混杂偏倚。

**考点提示** 偏倚的分类及其控制措施。

## 八、数据整理和统计分析

### （一）数据整理

数据整理（data sorting）是指对收集到的原始资料去伪存真、归类整理、汇总的过程，即对原始数据进行检查、核对、纠错、改正，然后根据研究目的科学的分组和归纳，使原始资料系统化、条理化，便于进一步计算统计指标和分析。

**1.核对** 首先是对所有数据进行认真核对。资料收集以后，对调查表中的每一个项目都要仔细检查。一般项目中的性别、年龄、职业是否相符，口腔健康状况项目中是否有缺漏，有无不符合逻辑的错误，如在龋病检查中，明明在牙列状况一栏中某一个记录为“已填充牙有龋”，但在下面的治疗需要栏中却记录为“不需治疗”。这些差错在流行病学调查的资料中常会看到，一经发现，需要及时纠正，以保证分析结果不致发生偏差。

**2.分组** 资料核对无误后，接下来的工作就是分组。分组就是把调查资料按照一定的特性或程度进行归类。常按不同地区及不同人群的特征，如性别、年龄、城乡、种族等分组；也可按照某种疾病的患病严重程度进行分组，常见的如按患龋牙数或牙周袋深浅分组。分组是口腔流行病学调查中进行统计分析的关键一步。在“同质”条件下进行恰当的分组可以正确反映疾病的流行特征，提示各种影响流行的因素，并能建立病因假设，而不恰当的分组可能会掩盖许多有用的信息。例如口腔疾病常与年龄有很密切的关系，随着年龄的变化，患病率也会随之而改变，如果我们在对调查资料进行分组时没有按年龄分组，就难以看出年龄可能对疾病的影响。另外，在对连续性变量进行分组时还必须考虑到变量分界点的选择，应按照习惯的分界点或国际上普遍使用的分界点作为分组标志，这样可以对统计的数据进行相互比较。例如，当我们对某一调查资料按年龄分组时，如果国际上普遍以每10岁为一组，而我们却以每5岁为一组，结果相互之间就难以比较。

**3.汇总** 资料分组后，就可以清点每组中的频数。人工整理时，可用计数法；将每一组中的频数相加。人工整理费时且误差大，尤其是在进行大规模的口腔流行病学调查时，变量多达几千万或更多，资料整理十分困难，因此，在有条件的地方可以使用计算机进行汇总。计算机整理可以借助各种数据库软件，如Epiinfo等软件对于口腔流行病学研究非常有用。

**（二）资料的统计分析**

分析资料的目的是通过计算有关指标，反映数据的综合特征，阐明事物的内在联系和规律。资料的统计分析包括统计描述（statistical description）与统计推断（statistical inference）两方面的内容。前者指用恰当的统计指标、统计表与统计图等描述与刻画资料的数量特征及其分布规律。后者又包括两个方面：一是参数估计（parameter estimation），即用样本统计量估计总体参数；二是假设检验（hypothesis testing），即用样本统计量对总体参数或分布的特定假设进行检验，进而对该假设的成立与否做出推断，总之统计推断指如何用样本信息推断总体特征，阐明总体的内在联系及规律。

现况调查在资料统计分析中常用的指标如下。

**1.平均数**　平均数是描述一组观察值集中位置或平均水平的统计指标，它常作为一组数据的代表值用于分析和进行组间的比较。平均数有多种，最常用的是算术均数。

算术均数又简称为均数，当一组观察值呈正态分布或近似正态分布时，可计算均数。总体均数用希腊字母 $\mu$ 表示，样本均数用 $\bar{x}$ 表示。

（1）小样本直接计算法　用于观察值较少的资料，是将所有变量值求和之后再除以变量值的个数所得的商。其计算公式为

$$\bar{x}=\frac{x_1+x_2+\cdots+x_n}{n}=\frac{\Sigma x}{n}$$

式中，$x_1$，$x_2$，…，$x_n$为各变量值；Σ是希腊字母，读作sigma，为求和符号；$n$为观察值的个数。

【例1-3】随机抽取10名健康成年男子，体重为60kg、58kg、55kg、62kg、65kg、57kg、58kg、61kg、69kg、63kg，求平均体重？

$$\bar{x}=\frac{\Sigma x}{n}=\frac{60+58+55+62+65+57+58+61+69+63}{10}=60.8(\text{kg})$$

（2）大样本加权法　当观察值个数较多时，将观察值分组归纳编制成频数表，用加权法求其平均数。公式为

$$\bar{x}=\frac{f_1x_1+f_2x_2+\cdots f_kx_k}{f_1+f_2+\cdots+f_k}=\frac{\Sigma fx}{\Sigma f}$$

式中，$k$为组段；$f_1$，$f_2$，…，$f_k$分别为各组段的频数；$x_1$，$x_1$，…，$x_k$分别为各组段的组中值。$\Sigma fx$为各组段的组中值与频数乘积之和；$\Sigma f$为总频数，组中值=（本组段下限+本组段上限）/2。

【例1-4】用加权法计算某地140名正常男子红细胞数的均数。首先列出均数加权法计算表，并计算各列相应数值，见表1-1的（2）~（4）列。

将$\Sigma fx$，$\Sigma f$代入公式，得

$$\bar{x}=\frac{\Sigma fx}{\Sigma f}=\frac{669.8}{140}=4.78(\times10^{12}/\text{L})$$

表1-1　某地140名正常男性红细胞数（$\times10^{12}/L$）的加权法计算表

| 组段 | 频数（$f$） | 组中值（$x$） | $fx$ | $fx^2$ |
|---|---|---|---|---|
| （1） | （2） | （3） | （4） | （5） |
| 3.80 ~ | 2 | 3.90 | 7.80 | 30.42 |
| 4.00 ~ | 6 | 4.10 | 24.60 | 100.86 |
| 4.20 ~ | 11 | 4.30 | 47.30 | 203.39 |
| 4.40 ~ | 25 | 4.50 | 112.50 | 506.25 |
| 4.60 ~ | 32 | 4.70 | 150.40 | 706.88 |
| 4.80 ~ | 27 | 4.90 | 132.30 | 648.27 |
| 5.00 ~ | 17 | 5.10 | 86.70 | 442.17 |
| 5.20 ~ | 13 | 5.30 | 68.90 | 365.17 |
| 5.40 ~ | 4 | 5.50 | 22.00 | 121.00 |
| 5.60 ~ | 2 | 5.70 | 11.40 | 64.98 |
| 5.80 ~ 6.00 | 1 | 5.90 | 5.90 | 34.81 |
| 合计 | 140<br>$\sum f$ | | 669.80<br>$\sum fx$ | 3224.20<br>$\sum fx^2$ |

**2.标准差**　离散趋势指标又称变异程度指标，它反映各观察值之间的参差不齐程度。离散趋势指标有极差、四分位数间距、方差、标准差和变异系数，其中最常用的是标准差。

总体标准差：$\sigma=\sqrt{\dfrac{\Sigma(x-\mu)^2}{N}}$

样本标准差：$s=\sqrt{\dfrac{\Sigma(x-\bar{x})^2}{n-1}}$

离均差平方和$\Sigma(x-\mu)^2$的展开式为$\Sigma x^2-\dfrac{(\Sigma x)^2}{n}$，可以利用这个公式直接由原始数据求标准差，这样标准差的计算公式可写为

直接法：$s=\sqrt{\dfrac{\Sigma x^2-\dfrac{(\Sigma x)^2}{n}}{n-1}}$

加权法：$s=\sqrt{\dfrac{\Sigma fx^2-\dfrac{(\Sigma fx)^2}{\Sigma f}}{\Sigma f-1}}$

【例1-5】现有三组4岁男孩身高（cm）值如下，试计算标准差。甲组：90，95，100，105，110；乙组：96，98，100，102，104；丙组：96，99，100，101，104。

甲组　$n$=5，$\Sigma x=500,\Sigma x^2=50250$，代入公式

$$S_{甲}=\sqrt{\frac{\Sigma x^2-\frac{(\Sigma x)^2}{n}}{n-1}}=\sqrt{\frac{50250-\frac{(500)^2}{5}}{4}}=7.91(\text{cm})$$

同理，得$S_{乙}=3.16$（cm），$S_{丙}=2.92$（cm），故丙组的变异程度较小，均数的代表性较好。

【例1–6】试对例2–4资料计算标准差。

根据表2–1中的（2）（4）（5）列可得

$$s=\sqrt{\frac{\Sigma fx^2-\frac{(\Sigma fx)^2}{\Sigma f}}{\Sigma f-1}}=\sqrt{\frac{3224.20-\frac{669.80^2}{140}}{140-1}}=0.38\ (\times10^{12}/\text{L})$$

即所求的标准差为$0.38\times10^{12}$/L。

由此可知标准差的意义：标准差小，表示资料分布较集中，变异程度小，均数代表性好。反之，标准差大，表示资料分布较分散，变异程度大，均数代表性差。

**3.率**　又称频率指标，它表示在一定条件下，某现象实际发生的观察单位数与可能发生该现象的观察单位总数之比，用以说明某现象发生的频率或强度，常用百分率（100%）、千分率（1 000‰）、万分率（10 000/万）、十万分率（100 000/10万）等表示。计算公式：

$$率=\frac{某现象实际发生的观察单位数}{可能发生该现象的观察单位总数}\times K$$

式中，$K$为比例基数（100%、1000‰……），其选择主要根据习惯用法或使计算结果至少保留1～2位整数。

**4.构成比**　又称构成指标或结构指标，它说明某一事物内部各组成部分的比重或分布。因构成比常以100%作为比例基数，所以又称为百分比。

$$构成比=\frac{事物内部某一组成部分的数值}{事物内部各组成部分数值的总和}\times100\%$$

构成比有两个特点：①各构成部分的构成比总和为100%。在计算时，若受到尾数取舍影响，其和不恰好等于100%，可将尾数取舍做适当的调整，使其和等于100%；②某一部分所占的比重增大，其他部分的比重会相应减少，故各构成比之间是相互制约的。

**5.标准误**　在医学研究中，通常将从总体中随机抽取一定数量的观察单位作为样本，对样本进行调查、测量，然后由样本信息推断总体特征，这一方法称为抽样研究。由于同质个体间存在差异，由各样本算得的样本指标并不一定等于相应的总体指标，且各样本指标也不完全相同。这种由于随机抽样而造成的来自同一总体的样本指标之间及样本指标与相应的总体指标之间的差异，称之为抽样误差。标准误是衡量抽样误差大小的指标。

（1）均数的标准误

$$s_{\bar{X}}=\frac{s}{\sqrt{n}}$$

式中，$s$为标准差，$n$为样本含量。

【例1–7】求例1–4中140名正常成年男子的红细胞数标准误。

已知：$\bar{x}=4.78(\times10^{12}/\text{L})$，$s=0.38(\times10^{12}/\text{L})$，$n=140$代入公式得

$$s_{\bar{X}}=\frac{s}{\sqrt{n}}=\frac{0.38}{\sqrt{140}}=0.032(\times10^{12}/\text{L})$$

（2）率的标准误

$$s_p = \sqrt{\frac{p(1-p)}{n}}$$

式中，$p$为样本率，$n$为样本含量。

【例1-8】某地随机抽取800名中小学生，做龋齿检查，得出患龋率为43.75%，求患龋率的标准误。

已知：$n$=800，$p$=43.75%=0.4375

$$s_p = \sqrt{\frac{p(1-p)}{n}} = \sqrt{\frac{0.4375(1-0.4375)}{800}} = 0.0175 = 1.75\%$$

标准误是描述抽样误差大小的指标。标准误小，说明抽样误差小，表示样本均数（或率）与总体均数（或率）较接近，用样本均数（或率）代表总体均数（或率）的可靠性大；反之，标准误大，说明抽样误差大，表示样本均数（或率）与总体均数（或率）相距较远，用样本均数（或率）代表总体均数（或率）的可靠性小。

**6.可信区间** 在抽样调查中虽然存在着抽样误差，但只要是随机抽样的，样本均数（或率）围绕总体均数（或率）呈正态分布或近似正态分布，因此可以通过样本均数（或率）对总体均数（或率）进行估计。区间估计是按一定的概率（1-$\alpha$）估计包含总体均数（或率）可能的范围，该范围称为总体均数（或率）的可信区间。1-$\alpha$称为可信度，常取为0.95或0.99，即总体均数（或率）95%或99%的可信区间。

（1）总体均数的可信区间

$$\bar{x} \pm u_\alpha s_{\bar{x}}$$

95%的可信区间$u_\alpha$=1.96，99%的可信区间$u_\alpha$=2.58。

【例1-9】某地抽样调查了150名正常成人，脉搏均数$\bar{x}$=73.53次/分，标准差$s$=11.30次/分，试估计该地正常成人脉搏总体均数95%可信区间。

已知：$n = 150$，双侧$u_{0.05} = 1.96$，$\bar{x} = 73.53$次/分，$s = 11.30$次/分

代入公式得$\left(73.53 \pm 1.96 \times \frac{11.30}{\sqrt{150}}\right) = (71.72,\ 75.34)$

该地正常成人脉搏均数95%可信区间为（71.72 ~ 75.34）次/分。

（2）总体率的可信区间

95%可信区间为：$p \pm 1.96 s_p$

99%可信区间为：$p \pm 2.58 s_p$

例如，前述中小学生患龋率的95%可信区间为

$$43.75\% \pm 1.96 \times 1.75\% = 40.32\% \sim 47.18\%$$

中小学生患龋率的99%可信区间为

$$43.75\% \pm 2.58 \times 1.75\% = 39.24\% \sim 48.27\%$$

现况调查常用的分析方法如下。①描述分布：将资料按照不同的人口学特征、时间、地点进行分类及汇总，计算患病率等指标，观察和描述疾病的“三间”分布。②相关分析：适用于双变量正态分布资料或等级资料，描述一个变量随另一个变量变化而发生线性变化的关系。③单因素对比分析和多因素分析：其中，单因素对比分析用于分析比较患病组与未患病组之间某因素阳性率的差异或有无某因素的两组间某病患病率的差异，分析某因素与疾病间是否存在关联。

**考点提示** 资料分析常用的指标及其计算方法。

## 本章小结

本章主要介绍了口腔流行病学的定义、作用和研究方法。重点介绍了口腔健康的现况调查，包括调查目的、项目、调查表的设计、相关指数和标准、调查方法、样本含量估计、偏倚的产生和控制，以及资料的整理和分析方法等。

## 习　题

扫码“练一练”

### 一、单项选择题

1. 根据有无某暴露因素史分组的研究是

A. 现况研究　　B. 病例对照研究　　C. 队列研究

D. 实验流行病学研究　　E. 临床试验

2. 在流行病学调查中系统抽样的方法是

A. 将对象编号，再用随机数字表抽样

B. 先将对象主要特征分层，再随机抽样

C. 将总体分为若干群，然后随机抽样

D. 按一定顺序等距离抽样

E. 以上都不对

3. 下面属于分析性研究的方法有

A. 普查和抽样调查　　B. 抽样调查和筛检　　C. 社区实验和临床试验

D. 队列研究和病例对照研究　　E. 普查和筛检

4. 普查的主要优点是

A. 普治　　B. 省时间　　C. 省物力

D. 省人力　　E. 工作细致

5. 抽样调查的方法不包括

A. 单纯随机抽样　　B. 系统抽样　　C. 分层抽样

D. 普查和筛检　　E. 整群抽样

6. 病例对照研究中选择性偏倚不包括

A. 入院率偏倚　　B. 回忆偏倚　　C. 无应答偏倚

D. 时间效应偏倚　　E. 检出症候偏倚

7. 队列研究资料主要分析的频率指标是

A. 暴露率　　B. 发病率　　C. 罹患率

D. 患病率　　E. 病死率

8. 在某些情况下病例对照调查与队列调查相比，研究者更乐于使用前者，是因为

A. 病例对照调查是从果到因的研究

B. 队列研究更易出现混杂偏倚

C. 病例对照调查更适合于研究罕见病

D. 队列研究常适用于研究慢性病

E. 队列研究更适合于研究罕见因素

9. 关于病例对照研究的优点，错误的说法是

A. 调查方便　　B. 可较快得出结果

C. 适用于罕见病　　D. 可同时调查多个因素

E. 可描述疾病的自然史

10. 在临床试验中，避免主观偏倚的最主要方法是

A. 统一检测标准　　B. 由一个人完成所有的结果观察

C. 盲法　　D. 只使用客观指标

E. 随机抽样

11. 某高新企业有大批职工发生不明原因的腹泻，为了寻找病因及流行的线索，首先进行的研究是

A. 病例对照研究　　B. 队列研究　　C. 临床试验

D. 建立数学模型　　E. 现况研究

12. 通过第一步的研究，如果提示腹泻与饮用某厂生产的饮料有关，下一步最好采取

A. 病例对照研究　　B. 现况研究　　C. 临床试验

D. 建立数学模型　　E. 队列研究

**二、思考题**

什么是口腔健康状况调查？其调查目的及意义是什么？

（张　谦）

# 第二章

# 营养与口腔健康

**学习目标**

1.**掌握** 营养与龋病的关系（牙齿萌出前后的影响）、牙侵蚀症的概念。

2.**熟悉** 营养状况与健康口腔疾病的关系。

3.**了解** 口腔疾病防治中的合理营养的理念。

**案例分析**

**【案例】**

某口腔医院在对某地区18~24岁的大学生进行口腔健康检查时发现，牙侵蚀症患病率较高，以切缘或殆面最常见，唇颊面次之。通过问卷调查其社会经济状况、饮食习惯、口腔卫生习惯及其他相关情况。

**【讨论】**

1.请问该校大学生存在的发生率较高的牙侵蚀症，有可能是哪些原因导致的？

2.针对该校大学生存在的口腔保健方面的问题如何提出合理的预防性建议？

营养（nutrition）是人体从外界获取适当有益物质以谋求养生的行为，是人类摄取、消化、吸收和利用食物中营养素维持生命活动的全过程。食物中含有的能维持生命、促进机体生长、发育和健康的化学物质称为营养素（nutrients）。人类从环境中摄取的营养素约有50余种，人体所需要的营养素概括为蛋白质、脂肪、糖类、矿物质、维生素和水。它们以不同形式存在于各种食物中。

口腔组织是机体的重要组成部分，其生长发育和健康的维持受到遗传、行为和环境因素（包括营养与感染、创伤等因素）的影响，不仅营养素缺乏能影响人体的正常发育，造成某些器官功能障碍，而且过量和不平衡也会对生长发育产生不利影响。人体吸收食物中的营养物质可以增强口腔的防病能力，营养素缺乏或失衡会影响和促进口腔疾病的发生。认真做好口腔营养保健可以干预疾病的发生、发展，缩短病程，减少组织破坏，促进愈合。

2000年在第三届亚洲食品安全与营养会议指出，21世纪人类营养方面的主要难题是微量营养素缺乏与肥胖，即营养素摄入不足、过剩与不平衡的问题。膳食是营养素的主要来源，由于年龄、生活习惯、民族特点、经济状况、个人嗜好各有不同，要规定一个口腔保健食谱很困难，但合理营养与平衡膳食可以增进全身及口腔健康。

扫码“学一学”

# 第一节　营养与口腔生长发育

包括营养在内的环境因素对口腔生长发育起着决定性的作用。蛋白质、脂肪、糖类，钙、磷、维生素等是口腔生长发育不可缺少的物质，如摄入不足可能会引起牙齿、颌骨及口腔软组织的发育不足。

## 一、蛋白质与口腔健康

口腔的生长发育以蛋白质合成为基础，蛋白质是生命运动的的物质基础，与人体的生长发育和健康有着密切的关系。牙齿和骨组织矿化以前的有机质含有蛋白质，在釉质中含有成釉蛋白和釉蛋白，牙本质、牙骨质和骨组织中则是胶原蛋白。其中胶原蛋白更容易受到营养因素的影响。

在牙齿硬组织的发育过程中，从胎儿第2个月延续到16岁，蛋白质合成和矿化是口腔组织发育过程的两个重要阶段。如成釉细胞不断合成釉基质中的各种蛋白质（成釉蛋白和釉蛋白），每天分泌约0.023mm厚的釉基质；当釉质达到成熟阶段时，釉质内的矿物质必须达到96%以上。骨组织的发育与牙齿一样，也是经过蛋白质基质的形成和钙化两个阶段。在骨组织发育期间，缺乏蛋白质会造成骨组织的有机基质发育异常。为了维持口腔上皮结构和功能的完整性，上皮需要不断更新细胞来维持其厚度，也就需要不断地补充蛋白质才能满足其口腔新陈代谢。

在口腔组织生长发育时期，机体内蛋白质缺乏可以改变氨基酸库的调控，直接影响蛋白质合成或钙化，造成口腔软、硬组织发育不良；乳牙迟萌，釉质发育不全，牙本质钙化不良，牙骨质沉积缓慢，牙列拥挤与牙齿错位；还可能对唾液腺的生长发育产生影响。因此，在孕妇妊娠与儿童生长发育时期，都需持续不断地供给足够的蛋白质。

## 二、脂肪与口腔健康

脂肪是人体很重要的供能物质，在维持细胞正常结构和功能中起重要作用。在早期的组织学研究中已证实，牙釉质与牙本质也存有脂质成分，总脂量分别为0.51%与0.33%。

在前期牙本质与牙釉质，还有釉质之间的邻界区，这些积极钙化的部位存在着嗜苏丹反应（线），其中的包涵物是存在于成釉细胞与成牙本质细胞中的脂肪颗粒。在长骨骨骺软骨细胞钙化区也有类似反应，表明为酸性磷脂和脂质、蛋白质为细胞膜的主要成分，其中脂质主要为磷脂，是膜结构分子。双层磷脂为膜结构的基本特征，这种结构与钙化开始有关，无定型磷酸钙或磷灰石开始矿物沉积期间，钙和磷酸盐通过此膜进行钙化运动。

脂质能促进脂溶性维生素的吸收。维生素K是一种防龋因子，脂溶性维生素E缺乏可破坏成釉器的完整。维生素A的作用是引导破骨细胞与成骨细胞的活动，维护上皮细胞的正常结构和功能，同时促进牙齿成釉细胞的发育，维生素A缺乏能导致上皮结构变性，扰乱骨吸收与骨形成的方式，使骨异常变厚，引起成釉细胞萎缩和成牙本质细胞异常，牙齿表现出牙本质畸形，髓石形成以及釉质发育不全；当维生素A过多时，则可引起骨吸收增加。因此适量的维生素A有助于稳定细胞膜的功能。

## 三、糖类与口腔健康

糖类又称碳水化合物，是机体热能的最主要来源，占总热能的50%～55%。它是构成机体组织的重要成分。

人牙胚中存在着蛋白聚糖（又称氨基葡糖GAG）、糖原和其他含糖类的大分子。在开始钙化之前，GAG与糖原等在成骨细胞、成牙骨质细胞、成牙本质细胞与成釉细胞的细胞质及其周围的基质之中存在。当牙本质与釉牙本质界出现GAG之后，釉原（形成釉质）开始发生。

葡糖蛋白存在于牙乳头、前期牙本质、牙本质以及新形成的釉质中。在形成的釉质中已没有GAG，但在牙乳头、前期牙本质、牙本质中还可以看到。牙髓中有葡糖蛋白、GAG和相当量的胶原蛋白存在。在钙化过程中，蛋白聚糖起钙化抑制剂的作用，GAG等消失，钙化即会开始。

因此，在钙化过程中，蛋白聚糖起最重要的作用。由于它能有效地结合钙，可履行以下几种功能：①与弹性蛋白和胶原蛋白争夺钙，减少异常钙化的可能；②暂时贮藏钙，在适当时释放，利于基质泡有效利用；③防止亚稳态磷酸钙沉淀。

## 四、矿物质、维生素与口腔健康

**1.钙和磷**　钙和磷是牙齿和骨骼的重要组成成分。钙在骨质和牙齿中占人体钙总量的99%，在机体快速生长期间，钙与磷在体内沉积很快。70%~80%的磷与钙结合，以磷酸三钙和羟基磷灰石的形式存在于骨质和牙齿中，钙、磷的比例约为2∶1。如果钙磷比例不合适，不仅破坏钙的吸收，而且还影响牙齿的形成和抗龋性能。

钙和磷的主要功能是增强骨质和牙齿的硬度和强度，为了维护有利于骨和牙形成的环境，钙的平衡取决于骨、肾与小肠行使的功能，平衡的基础是至少有一种激素（甲状旁腺激素）和一种维生素（维生素D），同时肾脏对磷的稳定有重要作用。

**2.维生素D**　维生素D与钙、磷的吸收和利用，与牙和骨组织的钙化、改建和修复均有密切关系。维生素D为固醇类，只有维生素$D_2$和维生素$D_3$两种有营养价值。维生素$D_3$主要从皮肤中的7-脱氢胆固醇被阳光照射激活后得到，还可来自动物性食物，如肝脏，尤其是由海鱼类的鱼肝中提炼的鱼肝油含量最丰富。维生素$D_2$可从酵母、蘑菇、植物油等天然食品中获得。维生素D在体内肝、肾处转化为活性形式，并被运输至肠、骨和肾脏，与甲状旁腺素共同作用，可刺激肠道吸收钙，维持血钙水平，促使骨、软骨及牙齿的矿化，并不断更新，以维持其正常生长。维生素D在正常骨形成或钙化、病骨修复时是必需的物质，也是防龋的重要物质。

钙、磷和维生素D多与口腔内硬组织即骨组织和牙齿的形成、改建和修复有关。如果在牙齿发育期间缺乏钙、磷和维生素D，牙釉质和牙本质的基质不能正常钙化，导致成釉细胞萎缩，基质凹陷，可造成牙齿不可逆转的结构缺陷，如牙釉质与牙本质发育不全、牙釉质钙化不良等，萌出后易患龋。如果在出生后第1年牙釉质形成受到干扰，则恒中切牙、下侧切牙与第一恒磨牙出现沟纹：第2年出现干扰，波及上侧切牙；第3或第4年受干扰，则影响前磨牙与第二磨牙。

**3.矿物质** 口腔作为人体的一部分，人体所需的其他矿物质对口腔颌面的发育、代谢、预防疾病等方面也同样起到重要作用，尤其是与口腔黏膜关系尤为密切。

扫码"学一学"

# 第二节 营养与口腔疾病

口腔组织器官的营养必须以全身的营养充足和平衡为基础。全身营养不良会影响口腔组织的正常代谢，造成组织细胞的某些活动障碍，不利于口腔颌面生长发育。各种原因的畏食、饮食成分的不协调、食物消化或吸收不良、营养素消耗或丢失过多等因素都可引起营养不良。

## 一、营养与龋病

由于饮食所涉及的范围很广，饮食与龋病的关系也较复杂。可以把饮食营养与龋病的关系概括为两个方面：一是饮食（主要指糖类）经过口腔时的局部作用；二是饮食经消化道吸收后的全身营养作用，主要是蛋白质、矿物质、维生素、脂肪等的营养作用。如果营养缺乏，可影响人体的健康，使牙齿组织结构发生改变，牙齿龋坏。营养对龋病的影响有两个时期：一个是牙齿萌出之前，另一个是牙齿萌出之后。下面从这两个阶段说明营养与龋病的关系。

### （一）营养对牙萌出前的影响

牙萌出前的胚胎时期和婴幼儿时期是牙釉质和牙本质的形成时期，牙齿如牙内葡糖蛋白含量增加，结果使牙齿结构异常，有利于有害微生物利用和黏附，容易发生早期龋坏。在牙齿形成或矿化阶段如胎儿、孕妇、儿童期因营养不良、感染或出生时缺氧使成釉细胞变得敏感，影响釉质的形成和矿化，导致釉质发育或矿化的缺陷，增加了对龋的易感性。

据研究发现，乳牙釉质发育缺陷或釉质发育不全与营养不足和低出生体重儿、早产婴儿有显著关系（表2–1、表2–2）；早产儿与低出生体重儿的乳牙釉质发育缺陷的患病率为20%~79.4%，这就增加了受损釉质对龋病的易感性。

**表2–1 某些国家学龄前儿童乳牙釉质发育不全（EHP）患病率**

| 年龄（岁） | 患病率 | 饮水氟浓度（mg/L） | 指数 | 研究国家 |
|---|---|---|---|---|
| 2~3 | 31~73 | 未知 | 专用 | 危地马拉 |
| 0.5~4 | 21 | 未知 | 专用 | 尼日利亚 |
| 2~3 | 15~43 | 未知 | 专用 | 瑞典 |
| 1~5 | 4~21 | 未知 | 专用 | 美国 |
| 1~4 | 9 | 0.4 | 专用 | 南非 |
| 2~6 | 12.5 | 0.3~0.4 | 专用 | 中国 |

表2-2 低出生体重儿与早产儿乳牙釉质发育缺陷（DDE）、釉质发育不全（EHP）患病状况

| 低出生体重 | | 很低出生体重 | | 正常 | | 缺陷 |
|---|---|---|---|---|---|---|
| % | N | % | N | % | N | |
| 42 | 12 | — | — | — | — | EHP |
| 50 | 16 | — | — | — | — | EHP |
| 20 | 34 | — | — | — | — | EHP |
| 77 | 35 | — | — | — | — | DDE |
| 21 | 68 | — | — | 2 | 60 | EHP |
| 43 | 82 | — | — | 15 | 39 | DDE |
| 27 | 52 | — | — | — | — | EHP |
| 37 | 91 | — | — | 40 | 48 | DDE |
| — | — | 52 | 67 | 26 | 46 | DDE |
| 27 | 33 | 62 | 77 | 13 | 47 | DDE |
| 30 | 50 | 83 | 60 | 27 | 93 | DDE |

另外，如果在牙齿发育矿化期间生活在高氟区，会使骨组织和牙齿吸收过量的氟而致慢性氟中毒，过量的氟会影响釉质的发育和矿化，从而使牙齿的结构或形态发生改变，尽管形成的氟磷灰石不易被细菌产酸脱矿，但很容易被磨耗，且疏松多孔的表面会吸附大量色素而影响美观。

### （二）营养对牙萌出后的影响

**1.糖类与龋病（carbohydrates and dental caries）** 几乎全部的流行病学调查、动物实验和人体试验结果都表明，食物中的糖类与龋病的发生呈明显的正相关，尤其是单糖和双糖，其分子量小，能迅速渗入牙菌斑内，被细菌直接利用，所以单糖和双糖被认为是致龋性强的糖类，特别是蔗糖。世界卫生组织的全球口腔流行病库对47组人群的调查统计结果也证实，糖的消耗量与龋病呈正相关。菌斑内的致龋菌以糖作为能源，通过糖酵解过程（厌氧代谢）形成酸性终末产物，促使牙体硬组织脱矿，有机物崩解，导致龋齿的发生。

**2.蛋白质与龋病（proteins and dental caries）** 在牙齿萌出前的生长发育期，蛋白质发挥着重要的营养作用。如果蛋白质供应不足，可造成牙齿的形态和萌出模式的改变，或使牙齿对龋病的易感性增加；同时也可导致唾液腺发育异常，从而使牙齿失去唾液的保护防御能力而易感龋。牙齿萌出后，酪蛋白可防止釉质脱矿，能降低釉质的溶解度，提高牙对龋病的抵抗力。

**3.脂肪与龋病（fats and dental caries）** 国外学者在牙菌斑的脂肪含量分析中发现，在牙齿萌出后的牙面上脂肪总是随着菌斑的增长而减少，其中邻面牙菌斑脂肪含量是光滑牙面菌斑的2倍。国内学者的动物实验也证明，脂肪酸可以减少牙齿龋坏，如将脂肪加入含糖食品中一起食用，可以减少牙齿龋坏发生。脂肪的防龋机制尚不十分清楚，可能是脂肪在牙釉质表面形成一层脂肪薄膜，明显减少口腔菌丛，防止糖类渗入菌斑内，从而抑制牙釉质脱矿；脂肪酸能干扰致龋菌的生长代谢；食物中脂肪取代了糖而影响有机酸的形成。

**4.矿物质与龋病（minerals and dental caries）** 钙和磷是牙齿和骨骼的主要组成成分。如果在牙齿生长发育期间缺乏钙和磷，牙齿在萌出前则出现釉质钙化不良和结构缺

陷，萌出后容易遭受致龋因素的侵袭。在牙齿萌出前的发育期间，通过饮水或饮食加氟措施，使牙齿吸收足量的氟，形成抗酸能力强的氟磷灰石，从而加强牙齿对酸的抵抗力。在饮水中氟化物浓度为（1~1.5）$\times 10^{-6}$能降低龋病发病率60%。局部用氟不仅可以形成氟磷灰石，还可促进早期釉质龋的再矿化和干扰致龋菌的代谢，从而抑制致龋菌的生长繁殖。在萌出后的牙面上如果仅发生菌斑，尚未形成肉眼可见的缺损时可去除菌斑，改变了致龋环境，因牙面脱矿所导致的白垩色斑可逐渐恢复正常。研究表明，这种修复是唾液中矿物质沉积到牙面使牙面发生再矿化引起，因此可通过在已经发生白垩色菌斑的牙面上局部使用含有一定比例的钙、磷、氟的再矿化液，使牙面恢复正常。

**5.维生素与龋病（vitamins and dental caries）** 维生素A缺乏时，可引起成釉细胞分化障碍，造成釉质发育不全，使牙齿的抗龋能力降低。维生素D缺乏时，牙釉质和牙本质基质不能正常钙化，造成成釉细胞萎缩，基质塌陷，形成球间间隙，降低牙齿对龋病的抵抗力。当维生素C缺乏时，可引起成牙本质细胞变性，成釉细胞萎缩，牙釉质形成迟缓，导致牙齿的抗龋力降低。

综上所述，营养对龋病的影响是显著的。在某些情况下，营养不足可对萌出前的牙齿产生影响，导致牙齿结构的缺陷，从而更容易罹患龋病。另外，牙齿萌出后除了糖类与龋齿有密切关系之外，其他营养素同样影响牙齿。因此营养和龋病的关系并不仅是饮食中蔗糖和龋病之间的因果关系，而且涉及各种营养物质对龋病发生的作用或营养物质之间的协同作用。

## 二、营养与牙周疾病

20世纪50年代，有些学者根据无龋牙列周围支持组织的破坏记录，提出了营养缺乏的问题。60年代有维生素C缺乏引起牙周病，采用维生素C治愈的报道。在世界卫生组织指导下，美国进行了一项重要的流行病学调查，发现牙周病与口腔卫生水平（菌斑程度）密切相关：炎症的范围和严重程度与菌斑细菌的数目和毒力有关；同时也受到牙周组织对感染抵抗力强弱的影响。目前已公认，宿主的易感性在牙周病的发病中有重要意义。很多流行病学调查和实验结果表明，营养与牙周病之间存在着密切关系。当营养缺乏时可损害宿主的防御机制，牙龈上皮屏障的完整性受到破坏，使牙周组织对细菌抗原的免疫反应降低。另外，牙菌斑、牙石等不良因素可使牙周组织受到刺激，引起炎症，造成组织破坏，营养可辅助局部结缔组织的修复。

### （一）蛋白质与牙周病

蛋白质是维持牙周支持组织健康的重要营养物质，其缺乏可引起胶原变性，而胶原蛋白对于牙周组织形成和钙化有重要的作用。实验表明，蛋白质缺乏对成纤维细胞、成骨细胞和成牙骨质细胞的活性产生不利影响，补充蛋白质对牙龈健康有较好的作用，虽然蛋白质缺乏不是牙周病发生的直接原因，但可以降低受感染组织的抵抗力和修复能力，从而加重病损，扩大病变范围，延长愈合时间。调查表明，膳食中缺乏蛋白质会使患者牙周病病情加重，有较严重营养不良的非洲儿童经常发生急性坏死性龈口炎，甚至导致面部软组织坏死，形成坏疽性口炎。

**知识链接**

### 坏疽性口炎

坏疽性口炎（走马疳）是由于机体抵抗力低，局部组织发生急性坏死，并发腐败菌感染，造成了皮肤黏膜连接处发生坏死、组织缺损、瘢痕畸形。病原菌为奋森螺旋体和梭形杆菌，合并产气荚膜杆菌及化脓菌感染。

**（二）维生素与牙周病**

**1.维生素C** 维生素C有促进胶原蛋白合成的作用，对骨基质的形成与保持血管壁的完整也有重要作用。维生素C缺乏，全身可表现为坏血病首发症状，口腔表现为牙龈肿胀明显、边缘糜烂及形成溃疡，牙龈出血。如果龈沟上皮和其他非角化的口腔上皮的屏障功能受到破坏，在局部病原刺激的前提下，可促发牙龈炎，并加重炎症程度，可用维生素C预防和治疗。

**2.叶酸** 许多临床试验表明，在全身与局部应用叶酸对牙龈健康有显著改善。叶酸缺乏时，龈沟上皮细胞特别脆弱，易受伤害，结果削弱了上皮层屏障功能。

**3.维生素A** 维生素A的主要功能是维持上皮健康，促进骨健康。维生素A缺乏可干扰上皮细胞、骨质和软骨的正常发育。产生牙龈组织角化不全、发育不良，并有形成牙周袋的倾向；也可损害宿主的某些防御机制，包括吞噬作用、溶菌酶的合成，以及维护上皮的屏障功能。

**4.维生素D、钙、磷的平衡** 维生素D、钙、磷缺乏将产生牙槽骨骨质疏松症和牙骨质钙化不良。维生素D可帮助维持骨组织功能，调节血清钙和磷的水平。钙、磷比例不平衡造成牙槽骨有较多痂形成，继发性牙骨质减少。

## 三、营养与口腔黏膜病

口腔黏膜是机体与外界接触的屏障，对外界各种反应十分灵敏，易受到损伤，但又能很快恢复。由于口腔黏膜上皮细胞的生长和更新比机体其他组织的细胞快，因此营养缺乏，尤其是维生素缺乏常使口腔软组织反应敏感，口腔黏膜病的病因复杂，与营养缺乏、代谢障碍、免疫功能减退等关系密切。如果在临床上未能找到全身性或系统性疾病的病因，则应考虑营养不良。营养不良的早期表征，往往有口腔组织的细微改变。

**1.蛋白质** 蛋白质缺乏口腔表现为舌质水肿、舌侧缘有扇形齿压迹、舌乳头萎缩、舌背面发红及平滑；唇炎及唇裂隙、唇周围有色素沉着；可有流涎及口腔干燥；口腔易受创伤及感染。

**2.维生素和矿物质** 许多维生素和矿物质缺乏的最早临床症状出现在口腔，患者常以口腔软组织的质地和颜色改变或出现烧灼感为主诉。例如口腔黏膜的颜色苍白，可能是缺铁性贫血的信号；口角的颜色改变可能是维生素$B_2$缺乏的早期表现。舌部苍白可能是铁、维生素$B_{12}$或叶酸缺乏。维生素A缺乏全身皮肤可表现角化过度及眼干燥症，在后期，口腔黏膜可出现以上皮增生伴过度角化为表现的白斑。维生素$B_2$缺乏可有唇裂隙、口角炎，也可继发感染、舌炎、地图状舌、口腔溃疡及口腔不适感及流涎。维生素$B_6$缺乏，口腔表现为口唇周围皮炎，皮肤充血脱屑。维生素$B_{12}$缺乏可有舌炎及口腔炎，舌开始有水肿及触痛，影响进食，以后可发生进行性线样萎缩；也可有复发性口腔溃疡。若能及时确诊并应用维生素$B_{12}$治疗，病情很快缓解，于48小时内即可恢复。

## 四、营养与口腔感染创伤

### （一）营养与口腔感染

**1.营养不足可增加机体对感染的易感性** 营养缺乏时，机体的防御屏障可不同程度地受到影响，皮肤、黏膜组织抵抗力下降，使口腔感染的机会增加，也可加重口腔感染的程度。

**2.感染可加重营养不良状态** 一方面感染使机体食欲下降、拒食，减少蛋白质和其他营养素摄入，导致机体难以从膳食中获得必需的营养，这就促使营养不良状态加重。其次，在感染状态下，机体对能量的需求量剧增，促进蛋白质代谢与分解，最终导致蛋白质的严重缺乏。故此，当急性期过后，需要补充大量蛋白质，以维持机体所需的水平。

### （二）营养与口腔创伤

**1.营养不良降低口腔黏膜上皮的防御能力** 口腔组织的上皮屏障功能受许多营养物质影响，当营养不良时，口腔黏膜容易遭受物理化学性损伤和其他原因引起的创伤。

**2.口腔创伤可导致营养不良** 口腔颌面部创伤可引起一系列局部和全身的代谢改变，影响患者对满足正常需要的营养素的摄取。

**3.口腔颌面部组织修复与及时补充营养关系密切** 组织损伤需要经历一个修复过程，需要一定的营养供给。营养素对组织修复的影响包括：①在血液凝固阶段，及时补充维生素K和钙十分重要，否则延误血液凝固而导致感染。②在急慢性炎症过程中，如果缺乏蛋白质、维生素$B_6$、叶酸、维生素$B_{12}$，则对吞噬作用、免疫反应、抗体形成有影响。③在组织愈合阶段，容易受维生素C和蛋白质缺乏的影响，而阻碍组织愈合。在骨质损伤的愈合中，必须适当补充钙、磷和维生素D，以保证正常钙化。

## 五、营养与牙侵蚀症

牙侵蚀症是牙齿由于电解或化学作用引起牙体硬组织表面慢性被破坏的过程，是一种慢性、局限性、无疼痛的牙体硬组织被破坏的自然结果。因牙侵蚀症导致的牙体缺损和龋病一样是不可逆转的。侵蚀来源于内源性化学侵蚀和外源性酸的侵蚀，其中外源性的侵蚀有饮食中的柠檬酸、磷酸、抗坏血酸、苹果酸、酒石酸、碳酸。实验性临床研究显示，消耗酸性饮料或酸性含漱液使口腔pH值明显下降。暴露于可乐1小时内即可使釉质软化。但如果仅是脱矿形成白垩色斑块，还是可以通过再矿化过程而逆转；但一旦发生肉眼可见的实质性缺损，则损害不可逆转。动物试验显示，水果与饮料均可引起牙侵蚀症，果汁比全果破坏性更大。

牙侵蚀症的特点：①与细菌的作用无关；②由于酸或螯合作用引起化学性牙面的破坏；③有侵蚀作用的酸来自于膳食、职业性接触、体内来源；④牙侵蚀症与年龄有关，随年龄增加，缺损越严重，酸性饮料摄入量更多的人更为严重。

牙侵蚀症在世界许多国家已成为一个相当严重的口腔健康问题。有许多证据表明，在工业化国家患病率正在增加。在某些地区，约50%的儿童受到影响。英国曾在调查儿童口腔健康时首次评估牙侵蚀指数，发现5岁儿童52%牙腭侧面受到影响，颊侧面仅为18%。11岁儿童的恒牙近25%有牙侵蚀症，其中2%侵蚀到牙本质；另有一项调查显示，经常饮用甜饮料与碳酸饮料的3岁半至4岁半儿童的牙侵蚀症约为32%（腭面）。

## 第三节　合理营养与膳食指导

扫码“学一学”

人体生长发育、新陈代谢、生理功能需要种类繁多的营养素。我国最早的医学巨著《黄帝内经》提出：“五谷为养，五果为益，五菜为冲，气味合而服之，以补精益气”等饮食原则，是现在平衡膳食理论的基础。平衡膳食是指各种食物按一定数量和一定比例彼此组合而成，能够提供人体所需要的所有营养素。合理营养既要求通过膳食调配提供满足人体生理需要的热能和各种营养素，又要求膳食构成的比例平衡；还要考虑合理的膳食制度和烹调方法，以利于各种营养物质的消化、吸收和利用。

### 一、合理营养

通过观察和实验，发现营养对口腔健康的影响和作用是多方面的，合理营养是保障口腔健康的有效措施。很多口腔疾病是由营养不良直接引起的，如某些口腔黏膜疾病。对此类疾病的预防，必然需要依赖营养的改善。人体对营养的摄取，应根据代谢需要量（维持正常生理功能需要的最低基数）< 膳食需要量（由膳食供给满足机体营养的量）<膳食供给量（每天向机体所提供营养素的量）的原则。

**1.糖类**　中国营养学会建议糖类供热以占总热能的55%~65%为宜；纯糖所供热能不超过总热能的10%。主要食物来源有：谷类（70%~75%）和根茎类食品，如面粉类食品、蔬菜（特别是土豆）、豆类、水果，主要成分是淀粉和相当量的维生素与矿物质；另有食糖，主要是蔗糖。

适当控制糖和精制的糖类像糖果、蜜饯、果酱、果汁与饮料的摄入量，可以减少牙菌斑的形成，有益于牙齿与牙周健康。

**2.脂肪**　脂肪是产热量最高的营养素，比糖类和蛋白质的产热量高出2倍多，占正常体重10%~20%；同时脂肪是许多脂溶性维生素的载体，如维生素A、维生素D、维生素E、维生素K和必需脂肪酸。国外学者研究发现，牙菌斑中脂肪含量与龋坏有关；国内学者的动物实验也证明，脂肪酸可减少牙齿龋坏。脂肪主要来源于肉类、乳制品、蛋类、植物油等食物。

但在当今社会，脂肪过剩或堆积是随着生活水平提高而形成的一个重要公共卫生问题。目前全球大约有2.5亿成年人属肥胖者，体重超重者约有10亿人口。在我国，20岁以上的肥胖者达3000万之多，体重超重者约2. 4亿人口。

**3.蛋白质**　蛋白质含量占成人体重的16%~19%。人体蛋白质由22种氨基酸按不同组合构成，并已确定8种氨基酸在体内不能合成或合成速度不能满足机体的需要，必须从膳食补充，称为必需氨基酸。必需氨基酸主要来源于动物食品和豆类食品，前者如肉类、鱼类、禽类、蛋类与乳类，后者主要指大豆，如黄豆、黑豆等。粮谷类蛋白质由于缺乏赖氨酸，可通过与动物性食物和豆类食物混合食用，通过蛋白质的互补作用，提高蛋白质的营养价值，增强酶活性、免疫功能及应激能力，维护人体的生长发育和功能。

**4.维生素** 维生素是机体维持正常生长及生理功能所必需的一类营养素，它不能在体内合成或合成的量不够，主要通过饮食摄取。人体对它的需要量尽管很少，但它们对人体的生长发育和调节生理功能有重要作用。

维生素A主要参与膜的结构与功能，是生长发育、视觉、皮肤健康及抗感染所必需的营养素。其来源于全奶、奶油、奶酪等乳制品；胡萝卜、番茄等蔬菜；鱼、蛋和动物肝脏。

维生素D的需要量较低，一般可以通过阳光作用于皮肤产生。在光照不足、小儿喂养不当时可造成维生素D缺乏。应对生长发育中的儿童给予补充，通常强化牛奶为适当来源。

维生素C是水溶性维生素，为牙龈与血管健康所必需的营养素。每日需要量为75mg，最佳来源为水果、叶类蔬菜、马铃薯、番茄等。

B族维生素为水溶性，不能在体内贮藏。一定要通过平衡膳食每天补充人体所需量。B族维生素由谷物、动物食物、豆类及其制品、蔬菜水果类提供。

维生素K是一种防龋因子，每日需要量为1～2mg。最佳来源为菠菜、卷心菜、鱼肉、猪肝、蛋黄等。

**5.矿物质** 矿物质与其他营养物质不同，不能在体内合成，只能从食物中获取。人体中所必需的矿物质有21种，是调节和维持机体生理活动的重要物质。钙的最佳来源是奶类和豆类等。富含铁的食物是肉类（尤其是肝）、蛋黄、全麦面包、谷物、干果类、干豆类以及绿叶蔬菜。碘化食盐是获得碘的最佳途径。肉、鱼、奶和咖啡中含适量的钾，茶可以补充氟。

不同食物所含矿物质的种类及量不同。要防止矿物质缺乏，就要做到膳食多样化。

**6.水** 水是维持生命的基本物质，占人体体重的50%~70%。水的需求量受年龄、膳食、活动情况、外界温度及机体健康等因素的影响，正常人水的需求量与排出量应保持动态平衡。

**7.膳食纤维** 是第七大营养素，它是不能被消化的食物的一部分，通常作为平衡膳食的一部分，它有多种防治疾病的作用。纤维性食物有助于口腔自洁作用，增强牙周组织的防御能力，同时刺激肠蠕动，因此可作为促进牙齿和牙龈健康的食品。蔬菜、水果、瘦肉类等是食物纤维主要来源，如糠麸、卷心菜、苹果、胡萝卜等。

## 二、膳食指导

膳食指导就是推荐选择食物种类的方式和食用的方法。在制定膳食指导时必须以科学为依据，满足营养充足与适量平衡两方面的要求。针对我国居民的营养需要及膳食中存在的主要问题，中国营养学会理事会于1997年制定了《中国居民膳食指南》，经过19年时间，膳食指南修订专家委员会总结了最新食物与人群健康关系的科学证据，梳理了我国居民主要营养和健康问题，为改善大众营养，引导食物消费，促进全民健康，《中国居民膳食指南（2016）》中提出了六条核心推荐条目，并结合中国居民膳食结构特点设计了中国居民平衡膳食宝塔。它把平衡膳食的原则转化成各类食物的重量，并以直观的形式表现出来。

### （一）中国居民膳食指南（2016）

**1.食物多样，谷类为主** 平衡膳食是最大程度上保障人体营养需要和健康的基础，食物多样是平衡膳食模式的基本原则。人类的食物是多种多样的。除母乳外，任何一种天然食物都不能提供人体所需的全部营养素。因此要提倡人们广泛食用多种食物，才能满足机体各种营养需要。食物可分为以下五大类：①谷类及薯类，主要提供糖类、蛋白质、膳食纤维及B族维生素；②动物性食物，主要提供蛋白质、脂肪、矿物质、维生素A和B族维生素；③豆类及其制品，主要提供蛋白质、脂肪、膳食纤维、矿物质和B族维生素；④蔬菜、水果类，主要提供膳食纤维、矿物质、维生素C和胡萝卜素；⑤纯热能食品，主要提供热能，植物油还可提供维生素E和必需脂肪酸。

**2.动吃平衡，健康体重**　体重是评价人体营养和健康状况的重要指标，吃和动是保持健康体重的关键。食物摄入量和身体活动量是保持能量平衡、维持健康体重的两个主要因素。推荐每周应至少进行5天中等强度身体活动，累计150分钟以上；坚持日常身体活动，平均每天活动6000步；尽量减少久坐时间，每小时起来动一动，动则有益。

**3.多吃蔬果、奶类和大豆**　平衡新鲜蔬菜、水果、奶类和大豆及制品是平衡膳食的重要组成部分，坚果是膳食的有益补充。奶类除了含丰富的优质蛋白质和维生素以外，含钙量较高，利用率也高。我国居民膳食中钙含量普遍偏低，婴幼儿佝偻病患者也较多，这和膳食中钙含量不足有一定关系。研究表明，给儿童、青少年补钙可以提高骨密度和牙的抗龋能力。给老年人补钙也可延缓其发生骨质疏松的年龄和骨质丢失的速度。

豆类含丰富的优质蛋白质、不饱和脂肪酸、钙以及 B族维生素，加工成豆制品后更易消化。应提倡常吃豆类及豆制品。

**4.适量吃鱼、禽、蛋和瘦肉**　鱼、禽、蛋、瘦肉等动物性食物，富含优质蛋白质、脂类、脂溶性维生素、B族维生素和矿物质等，是平衡膳食的重要组成部分。这类食物蛋白质的含量普遍较高，其氨基酸组成更适合人体需要，利用率高，但脂肪含量较多，能量高，有些含有较多的饱和脂肪酸和胆固醇，摄入过多可增加肥胖和心血管疾病等的发病风险，应适量摄入。

**5.少盐少油，控糖限酒**　我国多数居民的食盐摄入量过高，而过多的盐摄入与高血压、胃癌和脑卒中有关，因此要减少食盐摄入，世界卫生组织建议每人每日食盐用量不超过6g。应从小养成吃少盐膳食的习惯。应避免食用含糖食品，减少龋齿发病的危险因素。

**6.杜绝浪费，兴新食尚**　食物是人类获取营养、赖以生存和发展的物质基础。食物资源宝贵，来之不易，应勤俭节约，珍惜食物，杜绝浪费。

### （二）中国居民平衡膳食宝塔

中国居民平衡膳食宝塔共分五层（图2–1），包含我们每天应吃的主要食物种类。宝塔各层面积和位置不同，可以在一定程度上反映出各类食物在膳食中应占有的地位和比重。

扫码“看一看”

**1.第一层**　塔底：谷薯类食物。谷类、薯类和杂豆类是糖类的主要来源，谷类包括小麦、稻米、玉米、高粱等及其制品，如米饭、馒头、面包、饼干等。薯类包括马铃薯、红薯等，可代替部分主食。杂豆包括大豆以外的其他干豆类，如红小豆、绿豆、芸豆等。

**2.第二层**　蔬菜和水果。蔬菜包括嫩茎、叶、花菜类、根菜类、鲜豆类、茄果瓜菜类、葱蒜类及菌藻类。深色蔬菜是指深绿色、深黄色、紫色、红色等有颜色的蔬菜，每类蔬菜提供的营养素略有不同；水果包括仁果、浆果、核果、柑橘类、瓜果、热带水果等。蔬菜水果是膳食纤维、微量营养素和植物化学物的良好来源，虽在一层，但是各有优势，所以不能相互代替。

**3.第三层** 鱼、禽、肉、蛋等动物性食物。常见的水产品是鱼、虾、蟹和贝类；蛋类包括鸡蛋、鸭蛋、鹅蛋、鹌鹑蛋等；肉类包括畜肉，如牛肉、猪肉、羊肉等；禽肉包括鸡肉、鸭肉等。新鲜的动物性食物是优质蛋白质、脂肪和脂溶性维生素的良好来源。

**4.第四层** 乳类、大豆和坚果。乳类、豆类是蛋白质和钙的良好来源，营养素密度高。大豆包括黄豆、黑豆、青豆，常见的制品包括豆腐、豆浆、豆腐干及千张等。坚果包括花生、葵花子、核桃、杏仁、榛子等，部分坚果的蛋白质与大豆相似，富含必需脂肪酸和必需氨基酸，作为菜肴、零食等都是食物多样化的选择。

**5.第五层** 塔尖：烹调油和盐。油、盐作为烹饪调料，是建议尽量少用的食物。烹调油可分为植物油和动物油，烹调油是提供人们所需脂肪的重要来源；盐与高血压关系密切，除了烹饪食盐外，还需注意隐形高盐食品的摄入。

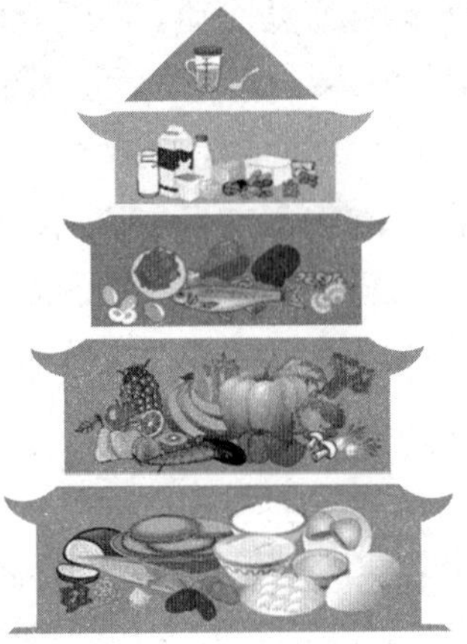


| | |
|---|---|
| 盐 | < 6g |
| 油 | 25~30g |
| 奶及奶制品 | 300g |
| 大豆及坚果类 | 25~35g |
| 畜禽肉 | 40~75g |
| 水产品 | 40~75g |
| 蛋　类 | 40~50g |
| 蔬菜类 | 300~500g |
| 水果类 | 200~350g |
| 谷薯类 | 250~400g |
| 全谷物及杂豆 | 50~150g |
| 薯　类 | 50~100g |
| 水 | 1500~1700ml |

图2-1　中国居民平衡膳食宝塔（2016）

## 课堂互动

在教师的指导下，请同学们相互讨论如何合理地烹调蔬菜？先洗后切还是先切后洗？急火快炒还是慢火炖煮？随汤下菜还是开汤下菜？

## 本章小结

本章主要介绍了营养与口腔生长发育、营养与口腔疾病的关系，以及如何做到合理营养、平衡膳食。通过本章的学习，能够对营养与全身健康及口腔健康的关系有更为全面的认识，通过平衡膳食增进全身及口腔健康。

# 习　题

扫码“练一练”

**一、单项选择题**

1. 下列哪种维生素可帮助维持骨组织功能，调节血清钙和磷的水平

A. 维生素A　　B. B族维生素　　C. 维生素C

D. 维生素D　　E. 维生素E

2.下列哪种不是合理膳食的要求

A. 食物多样，谷类为主　　B. 多吃蔬菜、水果和薯类

C. 常吃乳类、豆类或其制品　　D. 少吃鱼、禽、蛋、瘦肉和荤油

E.吃清淡少盐的膳食

3. 下列有关牙侵蚀症描述不正确的是

A. 是一种牙齿由于电解或化学作用引起牙体硬组织表面慢性破坏的过程，是一种慢性、局限性、无疼痛的牙体硬组织被破坏的自然结果

B. 水果与饮料均可引起牙侵蚀症，全果比果汁破坏性更大

C. 与细菌的作用无关

D. 有侵蚀作用的酸来自于膳食、职业性接触、体内来源

E. 牙侵蚀症与年龄有关，随年龄增加缺损而严重，酸性饮料摄入量最多的人更为严重

4. 下列有关营养与口腔黏膜的关系描述错误的是

A. 蛋白质缺乏口腔表现为舌质水肿、舌侧缘有扇形齿压迹、舌乳头萎缩、舌背面发红及平滑；唇炎及唇裂隙、唇周围有色素沉着；可有流涎及口腔干燥；口腔易受创伤及感染

B. 许多维生素和矿物质缺乏的最早临床症状出现在口腔，患者常以口腔软组织的质地和颜色改变或出现烧灼感为主诉

C. 口腔黏膜的颜色苍白，可能是缺铁性贫血的信号；口角的颜色改变可能是维生素C缺乏的早期表现

D. 舌部苍白可能是铁、维生素$B_{12}$或叶酸缺乏。维生素A缺乏全身皮肤可表现角化过度及眼干燥症，在后期，口腔黏膜可出现以上皮增生伴过度角化为表现白班

E. 维生素$B_6$缺乏可有唇裂隙、口角炎，也可继发感染，舌炎，地图状舌、口腔溃疡及口腔不适感及流涎。维生素$B_{12}$缺乏，口腔表现为口唇周围皮炎，皮肤充血脱屑

5. 营养与口腔健康的关系描述错误的是

A. 虽然蛋白质缺乏不是牙周病发生的直接原因，但可以降低受感染组织的抵抗力和修复能力，从而加重病损，扩大病变范围，延长愈合时间

B. 膳食中缺乏蛋白质患牙周病更严重，有较严重营养不良的非洲儿童经常发生急性坏死性龈口炎，甚至导致面部软组织坏死，形成坏疽性口炎

C. 维生素C缺乏口腔表现为牙龈肿胀明显、边缘糜烂及形成溃疡，牙龈出血。如果龈沟上皮和其他非角化的口腔上皮的屏障功能受到破坏

D. 维生素A缺乏可干扰上皮细胞、骨质和软骨的正常发育。产生牙龈组织角化不全、发育不良，并有形成牙周袋的倾向；也可损害宿主的某些防御机制，包括吞噬作用、溶菌酶的合成以及维护上皮的屏障功能

E. 糖类、蛋白质、钙、磷、维生素对口腔颌面发育起到重要作用，只有脂肪无关紧要

**二、思考题**

为预防口腔疾病的发生，如何合理膳食？

（张慧敏）

# 第三章

# 口腔保健实践中的感染与控制

**学习目标**

1.**掌握** 感染控制的“标准预防”原则；患者健康的检查与评价、医务人员防护。
2.**熟悉** 器械的消毒与灭菌、医疗废物处理。
3.**了解** 口腔医疗保健中常见的感染传播途径及常见感染疾病。

**案例分析**

**【案例】**

据英国《卫报》2015年7月1日报道，澳大利亚新南威尔士州卫生部披露，由于2间悉尼牙科诊所的违规操作，1.1万名来此看病的患者有可能感染了人类获得性免疫缺陷综合征、丙型肝炎和乙型肝炎。据报道，其中一间涉事诊所由华人牙医所有，其中一间位于垦思区，另一间位于中央商务区的萨瑟街（Sussex Street）。这里的工作人员没有按要求进行消毒工作，很可能导致患者在手术时感染病毒。

**【讨论】**

请问患者在手术过程中是如何被感染的，以及该如何正规消毒？

在医疗实践中，感染可通过多种途径传播扩散，而就诊患者抵抗力普遍较一般人群低，医疗环境中病原微生物类型不断变化，抗菌药物的使用，使病菌具有多重耐药性，故患者易被感染，一经感染，治疗难度大，对社会及个人均可带来严重危害。因此在医疗实践中的感染问题已是当前医学发展中面临的突出公共卫生问题，如何预防和控制医院感染，是世界各国临床医学正在积极研究和探讨的重要课题。

在口腔医学的实践中，由于一些感染性疾病本身传染性强，或者危险性大，加之口腔疾病的普遍性和临床工作的特殊性给疾病的传播提供了便利条件，因此通过各种传播途径带来的各种感染问题已日趋明显，已经引起了各国公共卫生部门与口腔医务工作者的重视与关注。

扫码"学一学"

## 第一节　口腔保健中的感染传播

发生在医院的一切感染称为医院感染（hospital infection，HI）或医院内获得性感染（hospital acquired infection，HAI）。医院是患者密集的场所，医院环境最容易被病原微生物污染，从而为疾病的传播提供外部条件，促使医院感染的发生。

口腔中存在着大量的微生物，加之口腔疾病的普遍性和口腔临床工作的特殊性，给疾病的传播提供了便利条件。口腔疾病的诊疗操作大多数是在口腔内，工作的特殊性体现在：医生的手及治疗器械的频繁接触患者，最易传播患者的唾液和血液；频繁使用尖锐器械，易引起意外刺伤；使用高低速手机和超声洁牙机过程中产生大量有致病微生物的喷雾，导致环境污染。目前口腔医院及牙科诊所的环境对所用的医疗器材消毒、灭菌虽然能够满足临床工作的要求，基本上能够保障医疗工作的正常进行，但也存在很多问题，潜在的感染因素值得广大医务工作者予以高度重视。口腔科独特的操作、器械及对患者的护理等则更需要适时地提出明确的指导意见，以避免和减少患者之间、医患之间感染的出现和传播。

### 一、感染的传播方式与途径

临床医疗环境中，感染可在患者与工作人员之间，也可经患者之间的接触或经污染的物品传播。感染的传播需要三个条件：即感染原、传播途径、易感人群。

**1.感染原**　感染原是指病原微生物生存、繁殖并排出的宿主或场所，包括患者、病原携带者、动物传染源和某些带菌（毒）的场所、物品。口腔临床诊疗中的感染原主要包括：①患者与病原体携带者；②污染的环境；③污染的口腔医疗器械。

**2.传播途径**　传播途径是指病原体离开传染源后，到达与侵入新的易感者的过程。疾病通过感染媒介或载体传播致病因子，口腔器械、牙科设备等被污染后可成为感染媒介。在口腔医疗实践中，常见的传播途径如下。

（1）接触传播　在日常工作中，医务人员常常直接接触患者的唾液、血液，一些病原体如HIV、HBV都是经血液、唾液传播的，如不戴手套加以防护，病原微生物可经手部伤口侵入机体，导致机体被感染。因此，不戴手套操作对医生和患者都非常危险。

污染器械刺伤是口腔医务人员被感染的主要危险，在任何时候处理污染的针头及尖锐器械时都应十分谨慎。

**考点提示**　口腔医务人员易被感染的主要危险来自于经污染器械伤害而传播。

口腔医生通过接触被污染的医疗设备、器械和日常生活用品等而造成间接接触传播。最常见的病原微生物从感染原经由医护人员污染的手传给新宿主，污染未消毒的印模、模型等也可造成污染。牙科综合治疗椅的控制开关、灯柄、治疗台拉手、三用枪手柄等使用频率高、污染严重，其消毒灭菌常被忽视和遗忘，也会形成间接传染源。飞溅的食物残屑、飞沫、牙碎片、污染的手和器械、临床废物可以导致诊疗环境的广泛污染，经由污染表面传染也是可能的，其中危害性最大的是消毒与灭菌不当的口腔器械。

（2）空气飞沫传播 结核杆菌和流感病毒经由高速手机、气水枪、超声波洁牙机形成的飞沫在空气中移行或飘浮较长时间，可经上呼吸道进行传播，因此口腔科医生、助手、保洁员进行治疗时应戴口罩，患者治疗前应漱口，诊断室应有良好的通风条件。

**3.易感人群** 易感人群指对某种疾病或传染病缺乏免疫力的人群。很多因素可以影响一个人对病原体的敏感水平，因而增加感染的危险性和严重性，如营养状况、激素水平、免疫状态。口腔医务人员较一般人群对某些感染性疾病有较高的发病率，属于高危的易感人群。

## 二、口腔保健中的感染

在口腔医疗保健中可能经由接触和空气飞沫传播的主要微生物与疾病如下（表3–1、表3–2）。

**1.人类获得性免疫缺陷综合征** 俗称艾滋病（AIDS），是由人类免疫缺陷病毒（HIV）引起的，HIV能攻击人体免疫系统，一旦感染，会大量破坏T淋巴细胞，使人体丧失免疫功能，并伴有多种感染或继发性肿瘤，病死率极高。HIV在人体内的潜伏期平均为8~9年，患AIDS以前，可无任何症状。

AIDS一般通过性接触、血液及母婴等途径传播。在口腔临床的传播途径有：①直接传播（通过接触患者的血液、唾液）；②间接接触（主要通过污染的器械、飞溅到皮肤或黏膜上的血液或唾液以及器物上的微生物）。

在口腔的病损包括：①口腔念珠菌病，是最初且最常见的口腔表征；②口腔毛状白斑；③卡波西肉瘤；④非霍奇金淋巴瘤；⑤HIV牙龈炎、牙周炎。人类获得性免疫缺陷综合征患者大都会先出现口腔病损，并就诊于口腔科，因此易被感染。

**表3–1 经由接触传播的微生物与疾病**

| 微生物 | 疾病 |
|---|---|
| 乙型肝炎病毒（HBV） | 病毒性肝炎 |
| 丙型肝炎病毒（HCV） | 病毒性肝炎 |
| 丁型肝炎病毒（HDV） | 病毒性肝炎 |
| 单纯疱疹病毒Ⅰ型 | 疱疹 |
| 单纯疱疹病毒Ⅱ型 | 疱疹 |
| 人类免疫缺陷病毒（HIV） | 人类获得性免疫缺陷综合征 |
| 淋病双球菌 | 淋病 |
| 梅毒螺旋体 | 梅毒 |
| 铜绿假单胞菌 | 化脓感染 |
| 金色 / 白色葡萄球菌 | 化脓感染 |
| 破伤风杆菌 | 破伤风 |

表3-2 经由空气飞沫传播的微生物及疾病

| 微生物 | 疾病 |
|---|---|
| 水痘病毒 | 水痘 |
| 麻疹病毒 | 麻疹 |
| 风疹病毒 | 风疹 |
| 流行性腮腺炎病毒 | 流行性腮腺炎 |
| 流感病毒 | 流行性感冒 |
| 腺病毒 | 非特异性呼吸道感染 |
| 结核杆菌 | 结核 |
| 化脓性链球菌 | 化脓性感染 |

**2.乙型肝炎** 乙肝病毒（HBV）感染简称乙肝，是一种传播广泛、严重危害人类健康的传染病，是导致急慢性肝炎、肝硬化和肝癌的主要原因。HBV是一种耐热的病毒，在95℃时要5分钟才能将其杀灭，传染性强、传染期长，慢性患者和迁延性带病毒者多，这种病毒在工作台表面可存活几周，在血液和血液制品中可发现HBV，在唾液、母乳、眼泪、伤口分泌的液体、尿、精液及月经中也可发现HBV，仅需极少量的病毒就可导致感染。乙肝病毒在口腔临床中的传播方式，主要是接触传播，通过接触患者的血液、唾液、龈沟液以及接触被污染的环境都可能感染疾病。

**3.结核** 结核病是一种由结核杆菌引起的常见慢性传染病，全身各脏器组织均可累及，以肺部感染结核最为多见。近年来发病有上升的趋势。结核杆菌存在于痰中，主要经空气飞沫传播，医生接触开放型结核患者有患病的危险。

**4.梅毒** 梅毒是由梅毒螺旋体导致的疾病，原发的硬疮和继发的皮肤病损都可成为感染原。可经血液途径传播。在AIDS患者中梅毒很常见。

梅毒螺旋体在体外生存时间短，容易为消毒剂所杀灭，口腔专业人员常因不戴手套接触患者或因创伤、皮肤破损而导致感染。该病常因病损无痛而被忽略。

梅毒分为获得性梅毒与先天性梅毒两类。获得性梅毒有3期：初期的口腔病变为唇部等硬溃疡；二期为“黏膜斑”；晚期常为腭部坏死、溃疡甚至穿孔。先天性梅毒可表现为梅毒牙异常特征。

# 第二节 感染控制的措施及方法

扫码“学一学”

口腔医疗保健实践中存在感染危险，控制感染应遵循标准预防的原则。标准预防认为患者的血液、体液分泌物、排泄物均具有传染性，不论是否有明显的污染，是否接触非完整的皮肤与黏膜，接触上述物质者必须要采取措施、降低传播的危险性。其基本原则为：①既要防止血源性疾病的传播，也要防止非血源性疾病的传播；②强调双向防护，既要防止患者传染给医生，又要防止医生传染给患者；③根据疾病的传播途径，采取相应的措施，包括接触隔离、空气隔离、微粒隔离。针对存在的感染危险和病原载体的性质，控制感染的具体方法包括：①患者健康检查与评价；②患者防护；③医务人员的防护；④环境的防护；⑤口腔器材的消毒与灭菌；⑥医疗废物的处理等。

## 一、患者健康的检查与评价

主要通过对所有患者的详细询问和检查采集病史，来了解和评估口腔患者的健康状态，初步判断患者是否患有或怀疑患有传染性疾病。病史的主要内容包括主诉、现病史、既往病史、家庭病史及社会病史，包括儿童、成年时期患过的主要疾病、过敏史，主要治疗、评阅全身各器官系统的健康状况。有经验的临床医生，通过采集病史可判断出患者是否存在感染疾病史，如乙型肝炎、结核、疱疹、人类获得性免疫缺陷综合征、梅毒等；通过询问社会病史，以鉴别其是否为隐藏感染性微生物的患者或高危易感人群，如同性恋、静脉毒品注射者、感染HIV母亲的子女等。采集病史的方法主要通过问卷调查与口头询问方式，让患者明白问题，并做出适当回答，力求准确可靠。对于敏感的问题，要注意场合、方式以及个人隐私与保密。早期发现，及时上报，对患者要保密，不歧视、不议论。在口腔诊疗过程中，对感染性疾病的早期口腔表征进行识别，并对病毒携带者做出诊断。

## 二、患者防护

口腔医务人员要获得患者的主动配合，指导并协助患者在治疗前、中、后采取防护措施，减少治疗过程中病原体传播。

**1.治疗前**　患者治疗前最好先刷牙，用含抗生素的漱口水漱口，以清除食物残渣、减少菌群数量，有条件的最好先进行全口洁治。

**2.治疗中**　为患者提供眼罩和胸巾，并指导患者正确使用，保护患者，避免飞溅物溅到眼睛或胸前；配戴义齿者，摘下的义齿放置于义齿杯里；患者双手不要触摸任何器械和装置，不可触摸拔除的牙，不可将拔除牙带出诊室；助手利用吸唾器吸出患者口腔内的唾液，血液碎屑，让患者尽量使用橡皮障。

**3.治疗后**　用三用枪冲洗患者口腔，用强弱吸唾器吸走水分，丢弃用过的胸巾。拔牙后的止血纱布应在离开诊室前，由医生取出，如患者自行带出嘱其不可随便丢弃，用纸巾或塑料袋包裹后置于垃圾桶内。

## 三、医务人员防护

### （一）树立职业安全防护意识

口腔医务人员由于长期在医疗保健环境中工作，受到各种感染因子的威胁，维护他们的健康无论是对医务人员本身还是对患者都十分必要，因此对医务人员应该进行全面的感染控制培训，通过学习和培训，口腔医务人员应能做到了解感染控制的方法和措施，遵循职业防护制度，达到能评估感染传播的风险和可能的后果，知道怎样尽量避免患者和自身的感染，知道怎样避免或尽可能减少患者、自身或其他人感染的风险；掌握医院感染“标准预防”的基本原则和具体措施，能根据情况在必要时采取适当的隔离措施；并能当医务人员发生职业暴露时及时进行登记报告、追踪及采取相应的处理措施等。

### （二）接种疫苗

口腔医务人员的手能直接接触患者的唾液、血液及分泌物，很容易感染结核、乙型肝炎、丙型肝炎等疾病，因此没有这些疾病抗体的人员应接种这些疾病的疫苗。女性医务工作者应该特别预防风疹病毒的感染，并接种该疫苗，预防受孕后胎儿致畸和流产。一旦出现医务工作者成为传染病病毒携带者，应停止工作，彻底治疗后才能返回临床工作。

### （三）个人防护用品

个人防护品是医务人员为预防和控制感染所穿戴的自我保护用品，是控制感染的最基本要求。手套、口罩、帽子、保护性眼镜和工作服，对接触血液和污染血的唾液的口腔医务人员能起到屏障保护作用。

**1.手套** 所有接触血液、血污染唾液或口腔黏膜的检查和治疗、所有接触使用过器械的过程、所有接触患者身体组织的过程，都必须带上医用手套且一次性使用。用于牙科的手套主要有：乳胶手套、外科消毒手套、一般公用手套，以及乙烯基手套。

（1）乳胶手套　未经消毒的乳胶手套主要用于检查、常规充填手术、修复及根管治疗、洁牙、照影像片、技工室工作等非外科手术工作。戴双层手套可减少针刺的危险，当术者皮肤有破损，或患者有特殊感染问题时可使用双层手套，以增强安全性。

（2）外科消毒手套　外科消毒手套主要用于外科手术；常规用于牙科的乳胶手套厚，主要在长时间进行复杂的口腔外科和种植手术时使用。

（3）乙烯基手套　乙烯基手套用于对乳胶手套过敏者，或手术期间必须离开患者，如打电话或外出检查其他患者时，戴在原有手套上。

（4）一般公用手套　主要为厚橡皮手套，用于处理临床废物以及一般的清洁工作。使用后应彻底用肥皂和清水冲手套，并用消毒剂消毒。使用手套的人应有自己的专用手套，不应与他人混用。公用手套应每周或损坏时替换。

医用手套是一次性的，应尽可能戴着手套一次完成患者的所有操作，用完后丢弃。完整的手套才能起到防护作用，若出现破损必须立即更换。戴手套并不能取代洗手。戴手套前和脱下手套后必须洗手，使皮肤表面的微生物数量减少至最低水平。

**2.口罩** 口罩能保护面部不受碎片污染和防止吸入污染的飞沫。佩戴时应完全覆盖鼻部与嘴部；整个治疗过程都必须戴口罩；接待每个患者时都应更换新的口罩；在治疗中不要接触或移动口罩；治疗结束后应先脱手套，再摘除口罩。治疗患者时，口罩湿润后应立即退换。研究发现，20分钟后口罩浸渗细菌可成为污染源。

**3.防护眼镜和面罩** 在口腔诊疗操作中，使用高速手机或超声波洁牙器、水气枪产生的尖锐粒子可能导致眼睛损伤；血及唾液滴可能进入术者的眼睛引起感染（少量的含HBV病毒血液进入眼睛可发生乙型肝炎），尖锐器械也可能损伤患者的眼睛，防护眼镜可减少这类损伤的可能性。口腔医务人员及患者均应戴防护眼镜。

在超声波洁牙时或进行外科手术时，常有大量血液或体液溅出，戴上塑料透明的面罩可起到保护作用。

**4.工作服和工作帽** 口腔诊疗操作中必须正确穿戴工作服和工作帽，避免造成污染。工作服应由合成纤维材料制成，需每日更换，推荐穿长袖工作服。此外，帽子也能提供有效的保护屏障。

### （四）采用手卫生措施

医务人员在医疗过程中，手部会沾染各种微生物，如致病菌、条件致病菌、病毒、支原体等，但由于手部生理结构无法进行灭菌处理，而长期使用化学消毒剂对皮肤有损伤，因此只有经常洗手，将手部污染降低到最低水平，才能更好地控制感染的发生。手卫生是医务人员洗手、卫生手消毒和外科手消毒的总称。手卫生是预防和控制医院感染、保障患者和医务人员安全最重要、最简单、最经济的措施。

**1.手卫生方式**　手卫生根据不同的目的有三种方式：①洗手，医务人员用肥皂（皂液）和流动水洗手，去除手部皮肤污垢、碎屑和部分致病菌的过程；②卫生手消毒，医务人员用速干性手消毒剂揉搓双手，以减少手部暂居菌的过程；③外科手消毒，医务人员用肥皂（皂液）和流动水洗手，再用手消毒剂清除或者杀灭手部暂居菌和减少常居菌的过程。

对常规的牙科检查和非手术性操作而言，用一般的肥皂或抗菌肥皂洗手和卫生手消毒都是可以的，在手部有血液或其他体液等肉眼可见的污染时，应用肥皂（皂液）和流动水洗手，在手部没有肉眼可见污染时，可使用速干手消毒剂消毒双手。外科手术术前则必须进行外科手消毒。

**2.洗手方法**　医务人员洗手应遵循以下方法。

（1）打湿　在流动水下，使双手充分淋湿。

（2）涂抹　取适量肥皂（皂液），均匀涂抹至整个手掌、手背、手指和指缝。

（3）揉搓　认真揉搓双手至少15秒钟，应注意清洗双手所有皮肤，包括指背、指尖和指缝，具体揉搓步骤见图3-1。

（4）冲洗　在流动水下彻底冲净双手。

（5）干燥　一次性无菌巾或烘干机干燥双手。

扫码“看一看”

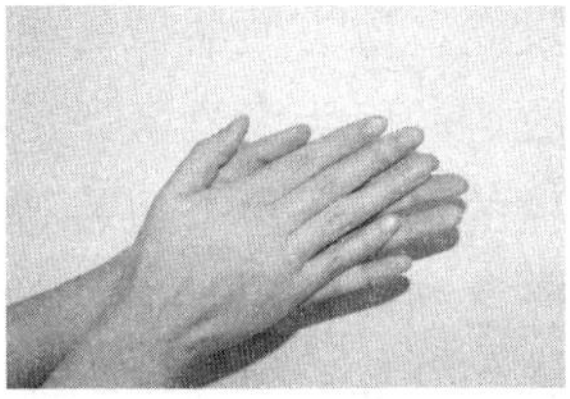
1.掌心相对，手指并拢，相互搓揉，时间20~30秒

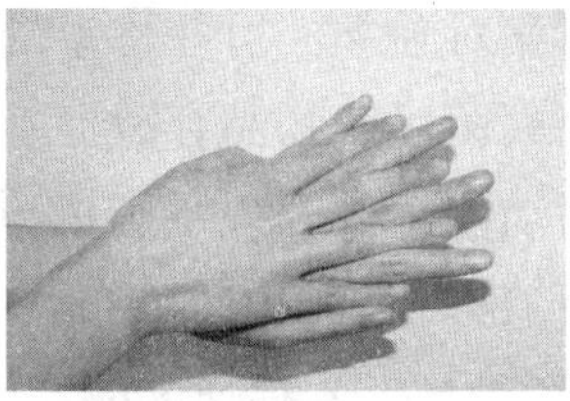
2.手心对手背沿指缝相互搓揉，交换进行，时间20~30秒

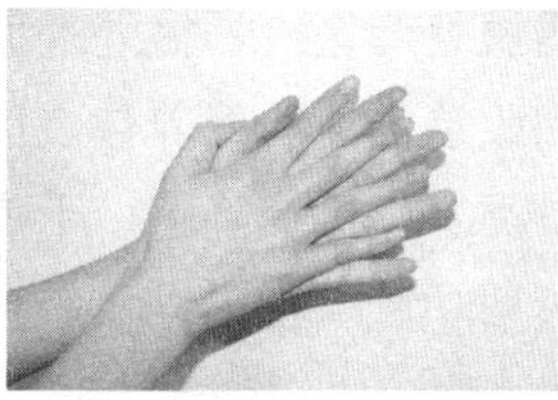
3.掌心相对，双手交叉指缝相互搓揉，时间20~30秒

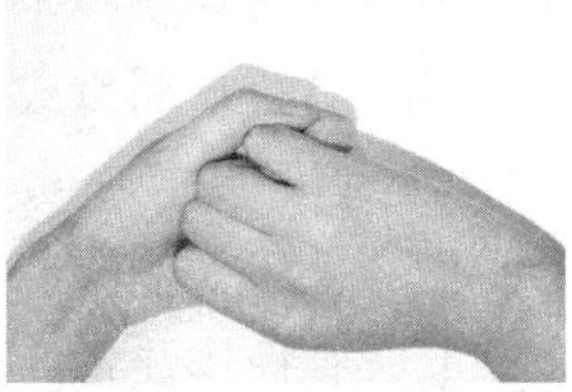
4.弯曲手指使关节在另一手掌心旋转揉搓，交换进行，时间20~30秒

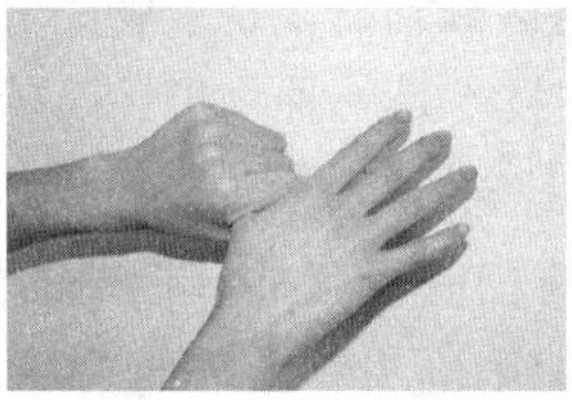
5.左手握住右手大拇旋转揉搓，交换进行，时间20~30秒

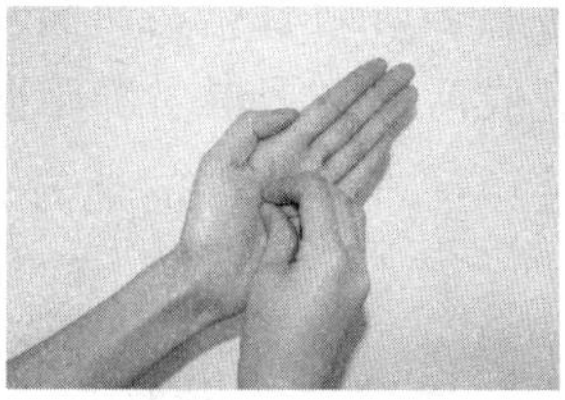
6.将五个手指尖并拢，放在另一掌心旋转揉搓，交换进行，时间20~30秒

**图3-1　洗手揉搓步骤**

注意事项：①洗手之前应先摘除手部饰物，剪短指甲，指甲边缘圆钝；②最好采用非手接触式水龙头，如采用自动感应式、脚踏控制式水管装置；③任何一次洗手后，需擦干或者烘干，洗手后戴手套前，不可再碰触其他物品，将手置于拱手位。

### （五）安全使用锐利器械

尖锐器械如空针等在使用和处理时必须引起高度重视，避免刺伤，如将针头放回针帽时避免对位不准，清洗大量锐器时要戴手套，锐器不能用手折断，应用专门器械进行处理。一旦发生刺伤，应立即采取相应措施处理：用肥皂和流动清水清洗污染的皮肤，用生理盐水冲洗污染的黏膜。受伤部位的伤口冲洗后用消毒剂（75%乙醇、0.5%碘伏）消毒，并包扎伤口；被暴露的黏膜，反复用生理盐水冲洗干净，如为血污染器械，应注意随访观察，酌情进行防疫注射；职业暴露后，立即上报医院感染管理科。

## 四、环境防护

### （一）环境分区

口腔医疗环境分区应当将口腔诊疗区和器械处理区分开，不同区域应布局合理，能够满足诊疗工作和口腔器械清洗、消毒灭菌工作的基本需要。

**1.口腔诊疗区** 可划分为清洁区和污染区，不同区域应进行不同层次的消毒。

（1）清洁区 指的是治疗室内那些仅用干净的手或物品触碰的地方或设备表面及材料等。像容器内的材料、X线片、患者的病历、牙医助手的工作台、材料瓶、医护人员的洗手池等。清洁区必须小心保护，在治疗过程中，避免脏手套、气雾和飞溅物污染清洁区。清洁区每天必须进行清洁和消毒。

（2）污染区 是指治疗过程中一定或可能受到污染的设备、器械以及工作台暴露面。从空间上划分是以治疗中的患者头部为中心，以处于工作位的牙科医生或牙医助手的背部为半径的范围，主要包括综合治疗椅、痰盂、吸唾系统、手机头、灯光手柄、开关等。这些区域表面应该使用一次性用品覆盖，一人一换。使用过的器械应消毒后再使用，进入污染区未使用过的也要消毒，材料必须丢弃。室内应通风。

**2.器械处理区** 器械处理区应相对独立，可在诊室周围设立，以方便器械传递。按要求设立回收清洁区、保养包装区、灭菌区、物品存放区。回收清洁区为污染区，承担器械回收、分类、清洗、除锈、干燥等功能。保养包装区承担器械的保养、检查包装等。灭菌区负责灭菌功能。物品存放区存放消毒和灭菌过的物品。各区之间应标识明确，有实际屏障，人流、物流由污染到清洁，单项循环，不得逆流或穿梭。

### （二）屏障防护

在牙科治疗过程中，所有可能接触到的设备或物品表面必须使用屏障防护技术覆盖或者治疗完成后清洁消毒。屏障防护技术是一种物理性防护技术，用一次性塑料纸或套管覆盖经常接触且难以消毒的地方，以减少工作区的表面污染。每位患者要更换一次。需覆盖的地方主要有治疗台台面、牙椅控制板、抽屉柜子的把手、头灯手柄、综合治疗台的把手、光固化机机身和工作头、三用枪头、牙椅的头靠、牙椅上所有操作装备的连接皮管等。这样做的好处是在治疗完一位患者后，只要丢弃屏障覆盖就可，不需再清洁消毒（除非有破损）。

### （三）环境消毒与消毒剂

消毒（disinfection）是指杀死病原微生物、但不一定能杀死细菌芽孢的方法。通常用化学的方法来达到消毒的目的。用于消毒的化学药物称为消毒剂。

**1.环境消毒**

（1）空气消毒 诊室内应通风通气，较密封的要加装空气过滤器或净化装置。诊室内空气消毒可采取以下方法：①臭氧消毒，臭氧浓度≥20mg/m$^3$，在相对湿度≥70%下，消毒时间≥30分钟；②紫外线消毒，紫外线灯的照射时间应该大于30分钟；③化学消毒，使用化学消毒剂进行熏蒸或喷雾等。常用的消毒剂有0.5%～1.0%过氧乙酸水溶液。注意消毒时室内不能有人。

（2）地面消毒 一般在没有明显污染的情况下，采用湿式清扫，可用清水、2%～5%来苏儿溶液或0.2%漂白粉溶液进行扫除，每日1～2次。有污染时，通常采用含有效氯

500mg/L的消毒液或0.2%过氧乙酸溶液拖地或喷洒地面。

（3）墙面消毒　因污染小，一般情况下不进行常规消毒，当受到污染时可用含有效氯250 ~ 500mg/L、2000 ~ 3000mg/L的消毒剂溶液喷雾和擦洗处理，墙面高度一般为2 ~ 2.5m。

其他容易污染的地方，如病历夹、门把手、水龙头等每天用清水清洁即可。

2.消毒剂

（1）戊二醛　为无色或浅黄色油状液体，性质稳定，杀菌谱广，能杀灭细菌和病毒。刺激性小，对橡胶、塑料、透镜及结合剂、金属器械等多数物品无腐蚀性。戊二醛已成为国际上公认的一种消毒剂，世界卫生组织肝炎小组将2%戊二醛水溶液推荐为HB污染物的消毒剂，一般5 ~ 10分钟使HBV灭活。口腔科常用2%戊二醛水溶液做浸泡消毒，通用于牙钻、砂石、成形片夹、成形片、扩孔钻等物品的消毒。

（2）含氯消毒剂

1）次氯酸钠溶液　为白色或无色液体，属强氧化剂，杀菌作用快，但不稳定；商品含有效氯8% ~ 12%，抗感染溶液有效氯0.5%，应每日制备新液；暴露于空气中不稳定，与有机物质发生反应可使效力减弱，可用于表面消毒；但存在不良反应：对皮肤黏膜有刺激，对金属有腐蚀作用（特别是铝），能使衣物脱色。

2）二氧化氯　由氯化钠与有机酸结合而产生，是高水平消毒剂，一般喷擦表面3分钟即可，长期反复使用可导致一些金属表面氧化。

3）合成酚　对细菌（包括结核杆菌）、病毒等都有杀灭作用，但对芽孢无作用。1∶32稀释液可作消毒剂。作为表面和浸泡消毒，需10分钟接触时间，应每日新鲜配制，无臭，但可能损坏塑料和橡皮，对皮肤眼睛有刺激。

（3）碘伏　碘以表面活性剂为载体的不定型络合物，性质稳定，毒性及腐蚀用小。常用作表面消毒或浸泡，对大多数微生物有效，包括结核杆菌、HBV。碘伏溶液常用于外科手术前的皮肤、黏膜以及医疗器械、玻璃制品的消毒，喷射于物体表面保持10分钟，医疗器械浸泡1 ~ 2小时。

（4）乙醇　乙醇不推荐作为表面和浸泡消毒剂。对细菌芽孢无效，抗病毒活力参差不齐，挥发快，残留作用小，有机物容易使其失去活力。但是，结合低浓度的合成酚可用于表面消毒或预清洁。

## 五、口腔器械设备的清洗、消毒与灭菌

口腔器械使用频繁，被血液、唾液等污染的机会多，必须经过严格的消毒灭菌处理，特别是人工手机结构复杂，内部管腔精细，是细菌、病毒的栖息场所，若消毒不彻底容易造成交叉感染。因此，对不同的器械应注意选择最适合的消毒灭菌方法。国家卫生健康委员会要求口腔诊疗器械的消毒工作必须严格遵循《口腔诊疗器械消毒灭菌技术规范》。

### （一）灭菌前的分类与清洁

口腔器械按在使用时可能造成的危险程度可分为高度危险器械、中度危险器械、低度危险器械三个级别（表3-3）：应指导消毒室对不同器械选择消毒、灭菌和保存应达到的水平，从而既能最大程度地杀灭细菌，控制感染，又避免了人、财、物不必要的浪费。①高危险器械，指接触患者口腔伤口、血液、破损黏膜或进入口腔无菌组织，或穿破口腔软组织进入骨组织或牙齿内部的各类口腔器械。②中度危险器械，指仅接触完整的黏膜或破损的皮肤，而不进入无菌组织、器官的口腔器械。③低度危险器械，指不接触患者口腔或

间接接触患者口腔，参与口腔诊疗服务，虽有微生物污染，但在一般情况下无害，只有受到一定量的病原微生物污染时才造成危害的口腔器械。任何使用过的器械在进行灭菌处理前，应彻底清洗。因为干燥的有机残渣很难去除，器械一经使用应立即清洁。将使用过的器械放在洗涤剂中浸泡有两个优点：一是沾有一定量的血液、唾液的器械，浸泡以后容易清洗；二是溶液有抗感染作用，1∶32稀释的合成酚溶液是理想的浸泡溶液。

**表3–3　口腔器械危险级别、分类与消毒、灭菌、存储要求**

| 危险级别 | 口腔器械分类 | | 消毒灭菌水平 | 存储要求 |
|---|---|---|---|---|
| 高度危险器械 | 拔牙器械 | 拔牙钳、牙挺、牙龈分离器、凿、口腔颌面外科车针等 | 灭菌 | 保持包装及标签完好无损，储存于无菌状态。如有破损或已打开未使用或超过使用期限，须进行重新包装和灭菌处理才能使用 |
| | 牙周治疗器械 | 牙洁治器、刮治器、超声工作尖 | | |
| | 根管治疗器械 | 根管扩大器、各类根管锉、各类根管扩孔钻、根管充填器等 | | |
| | 口腔种植手术器械 | 种植牙用牙科手机、口腔种植骨钻、上颌窦提升器械等 | | |
| | 其他器械 | 牙科手机、牙科车针、钻针、排龈器、加压器、刮匙、电刀头、牙探针（牙周探针）等 | | |
| 中度危险器械 | 检查器械 | 口镜、镊子、器械盘等 | 灭菌或高水平消毒 | 用带盖子的容器盛放于清洁区，并定期对容器消毒 |
| | 正畸器械 | 正畸钳、带环锥子、取带环钳、金冠剪等 | | |
| | 修复器械 | 去冠器、拆冠钳、印模托盘、垂直距离测量尺等 | | |
| | 各类充填器 | 银汞合金输送器 | | |
| | 其他器械 | 高低速手机、卡式注射器、压光器、牵引器、三用枪头、成型器、开口器、金属反光板、拉钩、橡皮障夹、橡皮障夹钳等 | | |
| 低度危险器械 | 雕刀 | 模型雕刻刀、钢雕刀、蜡刀 | 中度水平消毒 | 保持清洁干燥 |
| | 其他 | 曲面体层X线机、橡皮碗、橡皮障架、打孔器、牙锤、卡尺、抛光布轮、技工钳等 | | |

灭菌前清洁可采用以下三方法：①手工清洗；②清洗机清洗；③超声波清洗，超声波清洗效果比一般清洗大18倍，洗刷彻底，危险性小。清洗完成后用清水冲洗，去除表面活性剂或化学试剂，然后烘干或晾干或擦干待包装消毒。清洗器械时应使用厚橡皮手套，戴眼镜和面罩，穿塑料围裙。

**（二）包装器械**

清洁过的器械有不同的包装方法，一般用包装布袋或包装纸袋，这样消毒灭菌后便于无菌储存。目前口腔器械有专用纸塑灭菌袋。

包装器械前应由检查者与包装者共同检查包内物品的种类、数量，确定无误后再打包，所有的物品应宽松包装，允许蒸汽穿透，不吸潮易干燥。封包注意事项：①包外应设有灭菌化学指示物，并标有灭菌器编号、灭菌批次、灭菌日期及失效期：②口腔门诊手术包内应放置包内指示物；③纸塑袋、纸袋等密封包装，其密封宽度≥6m，包内器械距包装袋封口处≥2.5cm；④医用塑封机在每日使用前检查参数的准确性和封闭完好性。

**（三）灭菌**

灭菌是指用物理或化学的方法杀灭全部微生物，包括致病和非致病微生物以及芽孢，使之达到无菌的保障水平。经过灭菌处理后未被污染的物品，称无菌物品。经过灭菌处理后未被污染的区域称为无菌区域。

《医院感染管理办法》这样定义灭菌：杀灭或者消除传播媒介上的一切微生物，包括致病微生物和非致病微生物，也包括细菌芽孢和真菌孢子。高压蒸汽灭菌、化学蒸气压力灭菌、干热灭菌、玻璃球/盐灭菌，这四种灭菌法是牙科常规使用的。其优缺点见表3-4。

**表3-4　各种灭菌法的优缺点**

| | 高压蒸汽灭菌 | 化学蒸气压力灭菌 | 干热灭菌 |
|---|---|---|---|
| 灭菌过程 | 短（3 ~ 30分钟） | 中等（30 ~ 45分钟） | 长（>60分钟） |
| 残余湿度 | 存在 | 存在 | 不存在 |
| 对器械的长期影响 | 可能腐蚀生锈 | 腐蚀生锈的可能性较少 | 影响刀锋锐利及光泽 |
| 过程中断 | 不能 | 不能 | 能 |

**1.高压蒸汽灭菌法**　是可杀灭包括芽孢在内的所有微生物的一种灭菌方法，用于口腔器材灭菌的安全系数最大。高压蒸汽灭菌法分为预真空高压蒸汽灭菌法和普通高压蒸汽灭菌法两种，先抽真空的高压蒸汽灭菌法是口腔领域首选和最有效的灭菌方法。

（1）预真空高压蒸汽灭菌法　利用机械抽真空的方法，使灭菌室内形成负压，蒸汽得以迅速穿透到物品内部灭菌。蒸汽压力达205.8kPa，温度达132 ~ 134℃，一般经3次抽真空，3 ~ 5分钟即可完成灭菌。牙科手机适合此法灭菌（手机灭菌前要清洗，可用自动加热清洗剂或超声波清洗手机内部，并需要注油养护）。

（2）普通高压蒸汽灭菌法　湿热灭菌方法的一种。这种灭菌方法是基于水在煮沸时所形成的蒸汽不能扩散到外面去，而聚集在密封的容器中，在密闭的情况下，随着水的煮沸，蒸汽压力升高，温度也相应增高。高压蒸汽是最有效的灭菌法，能迅速地达到完全彻底灭菌。一般在103.5kPa压力下（121.6℃），经15 ~ 30分钟，所有微生物包括芽孢在内都可杀死。大多数口腔器械都可应用此种方法进行消毒灭菌，如优质不锈钢器械、玻璃制品、布类、耐热塑料器械等，缺点是对碳金属器有腐蚀作用。

**2.化学蒸气压力灭菌法**　是利用低湿蒸气或同时导入化学物气体进行消毒的一种方法，通过加热甲醛、乙基甲基酮等溶液将器械放在一密封内胆中消毒，其优点是消毒时间短，器械不生锈，器械在灭菌后即干燥，可适用于全部牙科手用器械、钻针、正畸钢丝及托槽等的消毒；缺点是甲醛有刺激性。

**3.干热灭菌法** 在无湿度情况下能杀死所有微生物，是一种有效的灭菌方法，通常未包装器械在160～170℃灭菌需1小时，包装的则需要更长时间，适用于那些易生锈或易失去光泽的金属器械，不适用于橡胶与塑料等物品。

**4.玻璃球/盐灭菌法** 其原理是在一个金属杯中加入保温介质，并维持在218～246℃，热盐较玻璃球更好，用于一些小的器械，如根管锉等灭菌。有效的消毒时间最少需浸入15秒，消毒的器械应彻底清洁，否则消毒器械残留的盐可导致根管阻塞。使用时注意中心的温度较周边低，应使温度达到218℃。

（四）灭菌效果的监测

各种因素如包装、灭菌温度和时间等都影响灭菌效果，进行灭菌效果监测是完善消毒灭菌过程不可缺少的步骤。其常用的检测方法如下。

**1.物理检测法** 测试消毒的温度、湿度、压力是否达到规定要求。该方法可较准确地反映消毒状况，是高压蒸汽灭菌法主要的监测方法。

**2.化学指示剂检测法** 是利用某些化学物质在热作用下其色泽、形态发生改变的检测方法，用于物品灭菌效果的辅助鉴别，其种类有化学指示卡、纸型化学指示剂、标签型化学指示剂等。

**3.生物指示剂检测法** 生物指示剂是测定灭菌效果较可靠的一种，美国牙科协会推荐每周使用生物指示剂检测高温灭菌器的效果，其使用方法按照说明书执行。

**4.其他检测法** 对已经过灭菌处理的物品做无菌实验。

## 六、医疗废物处理

关于临床废物处理，我国各级卫生行政部门都做了明文规定，一般要求将废物装进可封闭的无缝口袋内回收，但多数牙科诊所并未严格按此方法处理。因此，应强化口腔科医生的责任感，使每一位医生都懂得牙科临床废物处理的方法并严格按照规章制度进行操作，从而防止交叉感染。

（1）使用过的空针、钻针、正畸钢丝及其他尖锐物品，不应该用手折断，应用专门工具处理后放入规定的容器，并用图案或标签标记。

（2）存放感染废物的容器应根据当地卫生行政部门的规定标记，最后焚烧。

（3）牙科诊所废弃的有毒性的材料，如银汞、砷剂，处理时应注意安全，存放容器应用标签标记。

（4）被血液污染的材料应小心放进废物容器内，注意不要污染容器外层或周围层，容器装满2/3污染物时即应运走，处理废物时要戴厚手套。

（5）牙科诊所临床废物都应安全运送至规定的地点，统一收集，统一无害化处理，以免造成二次污染。

**课堂互动**

在教师的指导下，学生进行外科洗手操作、戴手套操作。

## 本章小结

本章从口腔医疗保健中的感染、感染传播方式与途径方面介绍了口腔医源性感染及传播，从患者检查与评价、个人保护、无菌术与表面消毒、消毒及消毒剂、器械的灭菌、牙科设备消毒、临床废物处理等方面论述了感染控制的目标、策略及方法。

## 习　题

扫码“练一练”

### 一、单项选择题

1. 口腔医疗保健中由空气传播的微生物是

A. HIV　　B. HBV　　C. 梅毒螺旋体

D. 腮腺炎病毒　　E. 破伤风杆菌

2.口腔医务人员可能被感染的途径主要为以下几种，除了

A. 直接接触受感染的血液及分泌物　　B. 直接接触受感染的病损处

C. 接触含有感染病原体的飞沫微滴　　D. 污染器械刺伤

E. 食用被污染的食品

3. 口腔医生被感染的主要危险来自于

A. 直接接触感染的血及分泌物或感染性病损

B. 经污染器械伤害传播

C. 经术者手部伤口传播

D. 经空气飞溅传播

E. 术者手部接触污染器械传播

4. 95℃时杀灭HBV需要的时间是

A. 5分钟　　B. 10分钟　　C. 15分钟

D. 20分钟　　E. 25分钟

5. 口腔器材灭菌方法中，安全系数最大（首选）的是

A. 化学蒸气高压灭菌法　　B. 高压蒸汽灭菌法

C. 煮沸灭菌法　　D. 玻璃球 / 盐灭菌法

E.干热灭菌法

6. 从口腔临床交叉感染的病原学考虑，最危险而又最典型的感染是

A. 细菌感染　　B. 病毒感染　　C. 真菌感染

D. 原虫感染　　E. 以上全都是

7. 口腔科手机最有效的灭菌方法为

A. 压力蒸汽灭菌法　　B. 干热灭菌法

C. 低温蒸汽甲醛气体消毒、灭菌　　D. 浸泡灭菌法

E. 预真空高温高压灭菌法

8. 人类免疫缺陷综合征的口腔常见病损不包括

A. 口腔毛状白斑　　B. 龋齿形成　　C. 卡波西肉瘤

D. 非霍奇金淋巴瘤　　E. 口腔念珠菌病

9. 下列经空气传播的微生物，除外的是

A. 水痘病毒　　B. 麻疹病毒　　C. 风疹病毒

D. 流行性腮腺炎病毒　　E. 破伤风杆菌

10. 在科室预防交叉感染的讨论会上，大家提出了很多好的建议，特别要强调的是

A. 更换所有器械物品　　B. 更换所有消毒液

C. 认真学习消毒常识　　D. 加强感染的控制与检测

E. 查找污染源和设计消毒程序

**二、思考题**

某小学为改善本校学生的口腔健康状况，邀请口腔医师为学校学生进行口腔健康教育，作为一名口腔医生应该如何对小学生进行口腔健康宣教？可采用的方式有哪些？

（许　青）

# 第二篇

# 口腔疾病预防

# 第四章

# 龋病预防

**学习目标**

**1.掌握** 龋病流行病学指数和流行特征；龋病易感人群、早期诊断方法和预防方法；氟化物的防龋机制；窝沟封闭、预防性树脂充填、非创伤性修复治疗的定义、适应证和操作方法。

**2.熟悉** 氟化物的毒性作用、窝沟封闭的临床评价。

**3.了解** 影响龋病流行的因素、人体氟的来源及代谢。

---

**案例分析**

**【案例】**

为提高儿童的口腔健康水平，2018年4月，济南市2018年度适龄儿童免费窝沟封闭项目正式启动。济南市政府自2012年启动儿童龋病预防项目以来，已惠及全市30余万名儿童。随着项目的实施，窝沟封闭家长知情同意率有所提升，大众对儿童口腔健康重视程度越来越高。

**【讨论】**

1.什么是窝沟封闭？

2.作为一名口腔医生，如何对符合适应证的牙齿进行窝沟封闭？

扫码“学一学”

扫码“看一看”

## 第一节 龋病的病因

龋病（dental caries）是在细菌、宿主、食物、时间因素的共同作用下，牙体硬组织发生的慢性细菌感染性疾病。

龋病是一种常见病、多发病，人类对龋病的认识历史悠久，对龋病的病因和发病机制也在进行不断的探讨。随着微生物学、免疫学、生物化学等研究的不断深入，20世纪60年代初期，Keyes提出“三联因素”学说，即细菌（菌斑）、宿主（牙）、食物（糖）三种因素共同存在时，龋病才可能发生，形成了龋的病因学现代理论的基本要素。

### 一、细菌因素

口腔是一个绝对有菌的环境，龋病是由于牙齿萌出于口腔，接触到有细菌的口腔环境才发病的。细菌是龋病发生的关键因素，但并非所有的细菌都可致龋。目前大部分学者认为，龋病的发生是由特异性的细菌引起的，这些细菌称为致龋菌。细菌在牙面上以牙菌斑的形式存在。

### （一）牙菌斑

牙菌斑又称牙菌斑生物膜。生物膜是自然界微生物存在的主要生态形式，广泛存在于海洋、湖泊、土壤等，也可存在于人体和动物的口腔、肠道、皮肤等位置。牙菌斑是口腔中不能被水冲去或漱掉的细菌性斑块，是由基质包裹的相互黏附或黏附于牙面、牙间或修复体表面的软而未矿化的细菌性群体，即牙表面的生物膜，是细菌生长的微生态环境，也是口腔细菌生存、代谢、致病的基础。

牙菌斑生物膜的形成并非细菌随机沉积的，而是历经了获得性薄膜的形成、细菌的黏附和共聚、菌斑生物膜的成熟三个阶段。菌斑成熟过程中，细菌的定植有一定的顺序：先是革兰阳性球菌、链球菌占优势；然后是放线菌、丝状菌或乳杆菌；随着菌斑成熟，革兰阴性厌氧菌、能动菌等增多。牙菌斑在龋病的发生中发挥了重要的作用，牙菌斑贴附于牙面，其中的产酸菌代谢产酸，pH值下降，引发牙釉质表面钙离子解离，而使牙发生脱矿，其频率和持续时间是龋病发展的重要因素。菌斑中的蛋白质溶解菌还可进一步破坏牙本质已脱矿的基质，无机物脱矿，有机物分解，牙体硬组织，从而发生进行性破坏。

### （二）致龋细菌

龋病是一种细菌感染性疾病，大量实验证据表明，细菌对龋病的发生是必不可少的。随着龋病的发生，牙菌斑内细菌比例可不断发生变化。对致龋微生物生物学特性的研究结果提示，变形链球菌的致龋力最强。常见的致龋细菌还包括乳杆菌属和放线菌属。这些细菌的致龋机制是基于其利用蔗糖的产酸能力、耐酸能力及对牙面的附着能力。

**1.黏附**　致龋菌黏附的实质是表面黏附素与获得性膜表面受体结合，定植于牙表面，同时与其他菌体共聚，促进菌斑形成。

**2.产酸**　口腔中存在糖时，糖迅速扩展至菌斑中，菌斑中的致龋菌可将糖代谢转化为酸。酸性产物包括乳酸、乙酸、丙酸、丁酸等，非挥发性乳酸是致龋菌的主要酸性产物，其他多为弱酸。

**3.耐酸**　随着菌斑内酸性产物的堆积，酸使局部pH值明显下降。当pH值低于5.0时，在酸性环境中多数产酸菌不能继续生存，但致龋菌仍能保持生长繁殖和代谢的能力。

**考点提示**　常见的致龋细菌为链球菌属、乳杆菌属和放线菌属。

## 二、宿主因素

**1.牙**　牙齿的结构形态以及牙齿的组织结构在龋病发生中起重要作用。牙齿容易发生龋病的部位，主要在釉质发育不良、钙化不全及容易菌斑滞留的部位。牙齿的点隙裂沟、邻面接触点下方、牙齿排列拥挤错位的部位，都是菌斑及食物容易滞留的区域。牙釉质中氟含量高的部分不容易发生龋病。年轻恒牙矿化程度低，存在许多微孔，易受酸的侵蚀。

**2.唾液**　唾液是牙齿的外环境，唾液中含有99%～99.5%的水，因此唾液的流速、流量、缓冲力、钙磷离子的含量以及抗微生物因子如乳铁蛋白、溶菌酶、免疫球蛋白等均与龋病的发生有关。唾液的流量大、流速快，对口腔的清洁能力强，不易发生龋坏；头颈部肿瘤患者接受放射治疗后唾液腺被破坏，唾液分泌明显减少，易引发猛性龋。唾液对维持口腔正常pH值、物理清洁、抗附着、保持牙面完整性和促进已脱矿牙硬组织的再矿化方面有重要影响。唾液致龋菌数量的变化，可反映龋菌的活性。

**3.机体的全身状况**　牙的发育矿化期易受全身多种因素的影响。良好的营养是口腔及牙齿健康发育的基础，机体营养状况如蛋白质，维生素A、D、C或钙磷等矿物盐缺乏，直接影响着牙齿的生长发育，特别是釉质的形成。或由于内分泌因素、某些传染病及遗传因素，都可影响牙齿的组织结构和钙化，从而使牙釉质发生不可逆转的损害，增加对龋病的易感性，利于龋病的发生。因此，胎儿时期、儿童时期全身营养不足，出现钙、磷、维生素、蛋白质的缺乏及代谢紊乱，可以严重地影响牙齿发育和矿化。全身状况又受到遗传、营养、内分泌和环境等因素的影响。

**4.行为和生活方式**　人的行为因素、生活方式与龋病的发生和发展密切相关。许多研究表明，人类龋病的发病率与消耗的糖量及两餐之间摄入含糖食物的次数有关联，即龋病的发生与饮食习惯存在一定的联系。建立健康的口腔行为、合理的饮食习惯有利于防止和减少龋病的发生；不良的口腔卫生习惯造成牙菌斑控制不良，过量高频率进食糖类及吸烟等不良习惯，可以促进病的发生与发展。同一家族中龋病的流行，可能与相似的口腔卫生习惯、饮食习惯及家长不正确的喂养方式有关。

## 三、食物因素

食物可作为能量和营养素影响宿主和牙的发育，同时也可作为致龋微生物的底物影响龋病过程。流行病学研究及实验室研究均已表明，饮食中的蔗糖是最有致龋性的食物。糖可被代谢产酸，造成无机盐脱矿。除蔗糖外，葡萄糖、麦芽糖、乳糖、果糖、山梨糖醇、木糖醇致龋性依次降低。山梨糖醇、木糖醇等不能被致龋菌利用产生葡聚糖及有机酸，可以作为防龋的糖代用品。

食物的性状与龋病的发生有直接关系。精、细、软、黏的食物在牙面上滞留的时间长，致龋力强；粗糙、富含纤维的食物有利于牙面的自洁，可清除附着于牙间隙的食物残渣，而且本身不宜黏附牙面，可大大减少患龋齿的机会。固体含糖食品比液体含糖食品致龋性更强。糖类食物的食用频率越高，特别是在两餐之间多次食用含糖食品，更易致龋。饮水及食物中氟化物可增强牙齿的抗龋能力。饮食中缺乏维生素A、B、C、D、K，均能降低牙的抗龋能力。

口腔的生长发育是以蛋白质合成为基础的，蛋白质构成牙釉质、牙本质有机质的大部分，蛋白质缺乏会影响成纤维细胞、成骨细胞、成牙本质细胞的活性，造成口腔上皮组织和牙周结缔组织中胶原缺乏；可导致乳牙迟萌、釉质发育不全、牙本质钙化不良以及唾液腺发育异常。钙、磷、维生素的缺乏首先影响的也是牙釉质的发育。因此，在孕妇妊娠及儿童生长发育期间，饮食中必须提供足量的蛋白质、钙、磷、维生素及其他生长发育相关的营养物质。

“三联因素”学说是龋病病因学的基本理论，在此基础之上，20世纪70年代，有学者在三联因素的基础之上加上了时间因素，提出了“四联因素”学说，因龋病是一种慢性细菌感染性疾病，从早期釉质龋发生到临床可见的龋洞形成需要1.5~2年的时间，所以没有时间的积累，龋病不会立即发生。“四联因素”学说认为，细菌、宿主、食物、时间的共同作用，是龋病发生的必要条件（图4-1）。该理论已经被广泛接受。

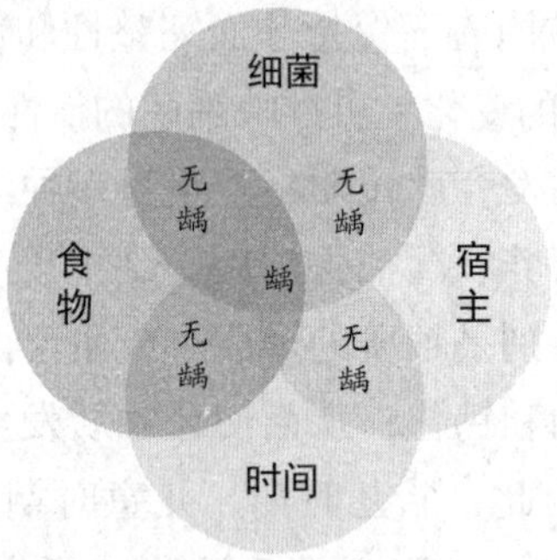


图4-1 龋病发生的四联因素学说

# 第二节 龋病的流行病学

扫码“学一学”

扫码“看一看”

龋病是口腔常见病、多发病，患病率高，危害范围广。研究龋病的流行情况可以了解龋病的分布状态，进一步研究龋病的病因和影响流行的因素，研究龋病的预防措施并评价其效果，用于龋病的监测和制定口腔卫生保健规划。自1983年开始，我国每10年左右开展一次全国口腔健康流行病学调查，于1983年、1995年和2005年分别开展了三次口腔健康流行病学调查。2015年，开展了第四次全国口腔健康流行病学调查，对全国31个省市区17.2万人，选取有代表性的5个年龄组进行了一次流行病学的调查。这四次全国口腔健康流行病学调查对了解、提高国人的口腔健康水平起到了重要作用。

## 一、龋病的流行病学指数

指数（index）是表明某种现象变动的程度。口腔流行病学用指数作为指标或指示作用的标识。指数常用一组序数作为代号，加上某种记述标准来说明口腔疾病在个体或群体中的表现程度，用数值级差做标准，测量和比较疾病的严重程度和扩展范围。

龋病流行病学常用的指数有龋失补指数、患龋率、龋齿发病率、无龋率等，现分述如下。

**1.恒牙龋失补指数（DMF index）** 是检查龋病最常用的指数，1938年由Klein等在研究龋病分布时提出，其依据是认为牙体硬组织的破坏是不可逆的，在牙体组织上会留下永久记录。

恒牙龋失补指数用龋、失、补牙数（DMFT）或龋、失、补牙面数（DMFS）表示。“龋”（D=decay）即已经龋坏尚未充填的牙数或牙面数；“失”（M=miss）指因龋丧失的牙数或牙面数；“补”（F=fill）为因龋已做充填的牙数或牙面数。对个别患者进行统计时，DMF指数是指该患者龋、失、补牙数或牙面数之和，记录某人群中的DMF指数时通常使用人群的平均龋、失、补牙数或牙面数，可称之为龋（牙）均或龋面均。

因牙周病而失牙是成年人牙齿丧失的主要原因之一，统计成年人龋失补牙数时是有可能将牙周病丧失的牙也计算在内。因而按照世界卫生组织的记录要求，检查45岁以上成年人，不再区分是龋病还是牙周病导致的失牙，记录失牙数按照口腔实际失牙数量统计。

**2.乳牙龋失补指数（dmft index）** 指乳牙的龋、失、补牙数（dmft）或龋、失、补牙面数（dmfts），乳牙龋、失、补定义与恒牙相同。注意区分丢失牙是因龋坏还是生理性脱落的乳牙，并且不应以患儿或家长的回忆为依据。世界卫生组织计算乳牙失牙的统一标准：9岁以下的儿童，丧失了不该脱落的乳牙，如乳磨牙或乳尖牙，即为龋失。在记录人群中乳牙的患龋情况时，也可用龋拔补牙数（deft）或龋拔补牙面数（defs）作为乳牙龋指数。“拔”指因重度龋坏，临床无法治疗而拔除的乳牙。也可用龋补牙数（dft）或龋补牙面数（dfs）来表示儿童的患龋情况（表4-1）。

**表4-1　龋失补牙数和牙面数的使用方法**

| 患龋情况 | DMFT /（dmft） | DMFS /（dmfs） |
|---|---|---|
| 一颗牙近中面患龋的牙 | $D(d)=1$ | $D(d)=1$ |
| 一个牙面有填充体另一牙面有原发龋的牙 | $D(d)=1$ | $D(d)=1$<br>$F(f)=1$ |
| 一个牙面上既有原发龋又有充填体的牙 | $D(d)=1$ | $D(d)=1$ |
| 可疑龋的牙 | 不记分 | 不记分 |
| 一颗龋失牙 | $M(m)=1$ | 后牙龋失 $M(m)=5$<br>前牙龋失 $M(m)=4$ |

**3.龋均（mean DMFT）和龋面均（mean DMFS）** 在评价人群的患龋情况时，常用龋均和龋面均来表示。龋均指受检人群平均每个人口腔中的龋、失、补牙数。龋面均指受检人群中平均每个人口腔中的龋、失、补牙面数。计算公式如下。

$$\text{龋均}=\frac{\text{龋、失、补牙数之和}}{\text{受检人数}}$$

$$\text{龋面均}=\frac{\text{龋、失、补牙面数之和}}{\text{受检人数}}$$

龋均和龋面均可反映受检人群龋病的严重程度，但反映人群龋病严重程度的敏感性不同。如3个牙面患龋的牙，用龋均计分则为1，而龋面均计分为3，客观上更敏感。龋面均能更加准确的反映患龋的程度。

**4.患龋率** 患龋率（caries prevalence rate）指在调查期间某一人群患龋病的频率，人口基数以百人计算，故常用百分数表示。龋病的流行病学研究中患龋率是常用的指数，常用来比较和描述龋病的分布，探讨龋病的病因和流行因素等。计算公式如下。

$$\text{患龋率}=\frac{\text{患龋病人数}}{\text{受检人数}}\times 100\%$$

**5.龋病发病率** 龋病发病率（caries incidence rate）通常是指至少在一年时间内，某人群新发生龋病的频率。此指数与患龋率的区别是指在这个特定时期内，新龋发生的频率。计算公式如下。

$$龋病的发病率=\frac{发生新龋的人数}{受检人数}\times 100\%$$

**6.龋面填充构成比** 龋面填充构成比是指受检人群的龋、失、补牙面数之和中已充填的龋面所占的比值，常用百分数表示。如果已充填牙面存在继发龋，此牙面仍算作龋面，不计为已充填的牙面。此指数可用于反映人群的口腔健康意识及口腔保健工作的水平，也可反映出充填这些龋齿所需要的工作量。计算公式如下。

$$龋面充填构成比=\frac{受检人数已充填牙面数}{受检人数龋、失、补牙面数之和}\times 100\%$$

【例4-1】2015年检查某校15岁学生60人，其中患龋病者38人，龋、失、补牙数为$D$=68，$M$=4，$F$=8；龋、失、补牙面数为$D$=212，$M$=18，$F$=18；2年后再对这60名学生进行检查，发现其中15名同学有新的龋损，新龋的牙数$D$=17，牙面数$D$=19。计算该校这60名学生在2015年的龋均、龋面均、患龋率、龋面充填构成比和2年后龋病的发病率。

2015年：龋均=（68+4+8）/60=1.33

龋面均=（212+18+18）/60=4.13

患龋率=（38/60）×100%=63.33%

龋面充填构成比=[18/（212+18+18）]×100%=7.26%

2017年：龋病发病率=（15/60）×100%=25%

**7.无龋率** 无龋率（caries-free rate）指某年龄组全口牙列均无龋的人数占全部受检人数的百分率。无龋是指明确诊断既没有龋坏牙，也没有因为龋坏丧失以及充填的牙齿。无龋率可用来反映一个地区人群中某些年龄组的口腔健康水平和采用预防措施后的效果。计算公式如下。

$$无龋率=\frac{该年龄组全口无龋的人数}{受检年龄组人数}\times 100\%$$

## 二、龋病流行特征

### （一）地区分布

从世界范围看，各国的龋病患病情况差别较大。为了衡量各国或各地区居民患龋情况，世界卫生组织规定将12岁年龄组恒牙龋均作为衡量龋病患病水平的重要标准，将龋病患病水平分为4个等级（表4-2）。我国第四次全国口腔流行病学调查结果显示，我国12岁年龄组恒牙龋均为0.86，在世界尚属于较低水平。

**表4-2 世界卫生组织龋病流行程度的评价标准（12岁）**

| 龋均 | 等级 |
|---|---|
| <1.2 | 很低 |
| 1.2~2.6 | 低 |
| 2.7~4.4 | 中 |
| >4.4 | 高 |

资料来源：《第四次全国口腔健康流行病学调查报告》（2015年）。

世界卫生组织公布的资料表明，全球龋病分布的特点正在发生较大变化，原来多数工业化国家龋病患病率较高，但在广泛实施各种预防措施后，龋病及患龋率进一步下降。根据世界卫生组织标准，这些国家的龋均已普遍处于中等以下水平，平均龋均已低于发展中国家（表4–3）。在发展中国家中，随着经济水平的提高，部分发展中国家对口腔健康的重视程度正在加强，以前一些龋均较高的国家，也出现了下降的趋势。

**表4–3　工业发达国家与龋均排列前10位国家12岁儿童龋均**

| 国家 | 龋均 | 国家 | 龋均 |
|---|---|---|---|
| 美国 | 1.4 | 洪都拉斯 | 6.4~8.3 |
| 英国 | 1.4~1.5 | 秘鲁 | 7.0 |
| 法国 | 1.9 | 智利 | 6.7 |
| 德国 | 2.6 | 马提尼克 | 6.3 |
| 日本 | 3.6 | 菲律宾 | 6.1 |
| 意大利 | 2.2 | 伯利兹 | 6.0 |
| 西班牙 | 1.2 | 多米尼加共和国 | 6.0 |
| 加拿大 | 1.9 | 巴拉圭 | 5.9 |
| 澳大利亚 | 1.1 | 尼加拉瓜 | 5.9 |
| 丹麦 | 1.2 | 拉脱维亚 | 5.7 |

我国是一个幅员辽阔、人口众多的大国。各地区的地理环境、气候条件、饮食习惯以及经济水平都存在着较大差异，因此龋病的患病情况也差距较大。但因为我国近20年来非常重视口腔健康教育活动，口腔健康知识得到广泛推广，更多公共卫生项目的实施，使人们对口腔健康的重视程度加强；且我国含氟牙膏的市场占有率迅速上升，这些都使我国各地区间患龋差异缩小。

### （二）时间分布

从时间上看，20世纪60年代西方发达国家的龋病患病情况达到高峰以后，自70年代起龋病患病情况逐渐下降。近30年来一些发展中国家的经济快速发展，人民生活水平提高，糖的消耗量增加，但对口腔健康还不够重视，预防保健措施并未跟上，因而龋病发病的上升趋势仍在继续。1980~2015年的35年间，全球龋病患病状况呈现前20年显著下降，后15年缓慢上升的趋势。比较而言，我国龋病患病情况一直处于较低的水平，但与10年前相比，平均每个人口腔中增加了0.32颗龋齿，上升了59.3%，上升幅度增大（图4–2）。

1983年开展的全国学生龋病、牙周病流行病学调查统计结果显示，12岁年龄组龋均（加权）最高的五个省市是北京、天津、广西、浙江和上海。1995年第二次全国口腔健康流行病学调查结果显示，虽然总的龋均高于1983年，但北京、上海和天津的患龋情况不再位居前列。比较第二次及第三次全国口腔健康流行病学调查结果显示，我国12岁年龄组儿童龋均呈下降趋势（图4–2）。而比较第三次及第四次全国口腔健康流行病学调查结果显示，在过去的10年间，我国5岁年龄组乳牙和12岁年龄组恒牙的龋病患病情况均呈明显的上升趋势。5岁年龄组的乳牙患龋率从66.0%上升到71.9%，上升了5.9个百分点，龋均从3.50上升到4.24，上升了0.74。12岁年龄组恒牙患龋率从28.9%上升到38.5%，上升了9.6个百分点，龋均从0.54上升到0.86，上升了0.32（表4–4）。因此，我国儿童患龋呈快速增长趋势，预防儿童龋病仍是口腔预防工作的重点。

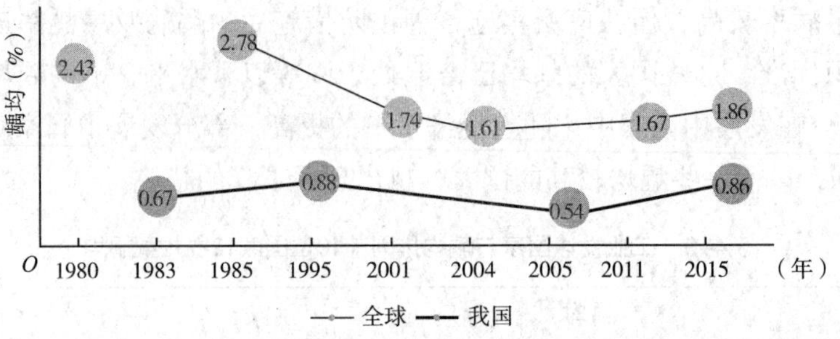


图4-2 全球和我国12岁年龄组龋均变化趋势（1980~2015年）

表4-4 2005~2015年儿童龋病患病情况变化趋势

| 年龄组 | 患龋率（%） | | 龋均（%） | |
|---|---|---|---|---|
| | 2005 | 2015 | 2005 | 2015 |
| 5岁 | 66.0 | 71.9 | 3.50 | 4.24 |
| 12岁 | 28.9 | 38.5 | 0.54 | 0.86 |

资料来源：《第四次全国口腔健康流行病学调查报告》（2015年）

（三）人群分布

**1.年龄** 龋病患病情况随年龄而变化。乳牙、年轻恒牙患龋率高，牙龈退缩后根面暴露易患根面龋。

儿童乳牙萌出后不久即可患龋，由于乳牙及儿童时期的特点，乳牙易患龋且患病率逐渐增高，3岁左右患龋率上升较快，乳牙患龋率在5~8岁达到高峰。在6岁左右恒牙开始萌出，乳牙逐渐被替换，患龋率逐渐下降。新萌出的年轻恒牙易患龋，12~15岁是恒牙龋病的易感时期，患龋率又开始上升，因此，积极预防年轻恒牙龋病在此时期是龋病预防的关键。25岁以后由于牙釉质的再矿化增强了牙对龋的抵抗力，患龋情况趋于稳定。

**知识链接**

## 乳牙易患龋的原因

乳牙较恒牙易患龋，这与乳牙的解剖形态、组织结构、矿化程度及其所处环境等因素有关。

（1）乳牙解剖形态的特点 乳牙牙颈部明显缩窄，牙冠近颈部之1/3处隆起，邻牙之间为面的接触、殆面的点隙裂沟以及牙列中的生理间隙等均易致食物滞留，且易成为不洁区。

（2）乳牙组织结构的特点 乳牙的釉质、牙本质薄，矿化程度低，抗酸力弱。

（3）儿童的饮食特点 多为软质食物，黏稠性强，含糖量高，易发酵产酸。

（4）口腔自洁和清洁作用差 由于儿童的睡眠时间长，口腔处于静止状态，唾液分泌减少，故自洁作用差，有利于细菌增殖，增加患龋机会。又因年龄幼小，不能很好地刷牙，食物、软垢易滞留在牙面上。

由于乳牙易患龋，且进展较快，因此应重视儿童时期的龋病防治工作，定期检查，及早发现，及时治疗，采取防龋措施。

进入中老年时期，牙周炎的患病率上升，导致牙龈退缩，根面暴露，加之口腔卫生状况较差，根面上常有牙菌斑堆积，易引起根面龋，患龋率再次快速上升。因此根面龋成为50岁以上中老年人继牙周炎之后失牙的又一个重要原因（图4-3）。

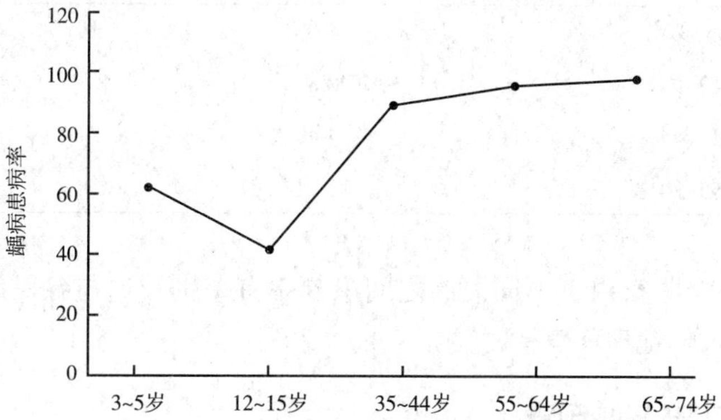


图4-3 不同年龄组龋病患病率变化趋势

**2.性别** 性别与龋病的关系并不明确，大多数调查结果显示，乳牙患龋率是男性略高于女性，而恒牙患龋率是女性略高于男性。我国第三次和第四次全国口腔健康流行病学调查结果显示，我国5岁儿童乳牙患龋率男性与女性十分接近，患龋率男性与女性分别为66.4%和65.6%（2005年资料）和72.2%和71.6%（2015年资料），男性略高于女性。而恒牙患龋率则女性明显高于男性。根据第四次全国口腔健康流行病学调查结果显示，每个年龄组女性患龋率均高于男性（表4-5）。可能的原因主要是女性生理发育早于男性，乳牙脱落和恒牙萌出的时间均早于男性，即女性与男性相比，恒牙过早接触口腔环境，受到龋病侵蚀的可能性高于男性。

表4-5 我国31省市5~74岁年龄人群不同性别龋均和患龋率

| 年龄 | 性别 | *D* | *M* | *F* | DMFT | 患龋率（%） |
|---|---|---|---|---|---|---|
| 5 岁 | 男 | 4.09 | 0.01 | 0.18 | 4.27 | 72.2 |
| | 女 | 4.03 | 0.01 | 0.17 | 4.21 | 71.6 |
| 12 岁 | 男 | 0.59 | 0.00 | 0.10 | 0.7 | 33.8 |
| | 女 | 0.84 | 0.00 | 0.17 | 1.02 | 43.1 |
| 35~44 岁 | 男 | 1.24 | 2.31 | 0.38 | 3.93 | 86.2 |
| | 女 | 1.89 | 2.50 | 0.75 | 5.14 | 91.8 |
| 65~74 岁 | 男 | 3.00 | 9.51 | 0.36 | 12.87 | 97.8 |
| | 女 | 3.67 | 9.50 | 0.61 | 13.78 | 98.3 |

**3.城乡居民** 在多数发展中国家，一般城市居民的患龋率高于农村，可能因为城市居民饮食习惯与生活方式和农村区别较大，糖的摄入量较大，加上口腔卫生措施不佳，还未养成良好的口腔卫生习惯，故患龋的可能性较大。但在经济状况较好的城市地区，居民从广泛的口腔健康活动中受益，良好的口腔卫生习惯已经逐步建立，并且局部用氟被广为推行，这些预防保健措施是龋病状况得到了明显控制的重要因素。根据第四次全国口腔健康流行病学调查结果显示，在调查的年龄组中，我国的龋均为农村高于城市（表4-6）。这与

城市口腔保健措施推广力度大，人们的口腔保健习惯发生了变化有关。

表4-6　我国31省市5~74岁年龄人群城乡龋均

| 年龄 | 城市龋均 | 乡村龋均 |
|---|---|---|
| 5 岁 | 4.03 | 4.47 |
| 12 岁 | 0.83 | 0.88 |
| 35~44 岁 | 4.49 | 4.58 |
| 65~74 岁 | 12.71 | 13.96 |

**4.民族**　在一个国家内，不同民族之间患龋率有差别，这与各民族间不同的饮食习惯、生活习俗、人文、地理环境有关。

## 三、影响龋病流行的因素

龋病在时间、地区、年龄、性别、城乡等表现出的流行特征，受到多种因素的影响。其中，社会经济因素变化对龋病流行的影响最为明显，氟摄入量、不同的饮食习惯及家庭等也会影响龋病的患病情况。

**1.社会经济因素**　社会经济因素会影响到社会为大众提供公共保健服务的程度，这其中重要的一部分是口腔公共保健。同时，社会经济因素从家庭层面决定了个体家庭经济情况，对家庭成员的受教育程度、父母的健康意识、口腔保健水平等多方面产生影响。因此社会经济因素是影响龋病流行的重要因素之一。

**2.氟摄入量**　氟是人体必需的微量元素之一，主要由饮水通过消化道进入体内，流行病学结果显示，患龋率一般与水氟浓度呈负相关。全国学生龋病、牙周病调查结果显示，无论我国的南方或北方，水氟浓度在0.6~0.8mg/L之间时，龋均及患龋率最低，氟牙症率在10%左右，无中度氟牙症发生；当水氟浓度高于0.8mg/L时，氟牙症率直线上升，低于此浓度时，龋均及患龋率上升。该结果说明，水氟浓度在0.6~0.8mg/L时可有效防止龋病的发生，且氟牙症的患病率最低，因此该浓度是最适宜的水氟浓度。除饮水可造成氟中毒外，在氟污染地区，人体氟的来源还可能为燃煤引起的气源性氟污染，摄入氟主要是通过呼吸道及消化道，居民总摄氟量可超过最大安全限量的几倍甚至几十倍，氟牙症患病率可达90%以上，这些地区的水氟浓度可能并不高，但龋均和患龋率却很低。

**3.饮食习惯**　通过流行病学研究发现，糖在龋病的发生中起到了关键的作用，糖的摄入量、摄入频率及糖加工的方式都与龋病关系密切。最经典的例子是日本、挪威和英国在第二次世界大战战前、战中及战后的资料显示，糖的摄入量与龋病关系密切。战前日本平均每人每年糖的消耗量为15kg，调查发现6~9岁儿童患龋率为90%；第二次世界大战期间，每人每年糖的消耗量减少到1kg以下，患龋率下降到50%~75%；到1963年时，每人每年糖的消耗量增加为12~15kg，患龋率回升。除糖的摄入量与龋病的患病情况相关外，还发现吃糖的频率和糖加工形式的不同也与患龋率有关，如糖类加工成黏性的蜜饯食品等更容易致龋。

**4.家族影响**　龋病常在家族之中流行，同一家族的成员间会以相似的形式传播。如父亲或母亲是龋病易感者，他们的子女常常也是龋病的易感者。龋病在家族之中流行很可能与生活习惯导致致龋微生物传播有关。

扫码“学一学”

# 第三节　龋病的预测及早期诊断

在形成宏观的龋洞前，龋病的发生经历了一个慢性、连续发展的过程。运用多种现代研究方法证明，龋病的存在从亚临床——牙釉质开始发生脱矿和再矿化，表层下出现变化，进一步发展到临床可探查到的表面下龋，也就是表层“完整”的龋损，运用各类显微镜及生化分析可观察到龋损的各个阶段，最终发展为宏观的龋洞形成，龋损还进一步侵及牙本质。因此，龋病的预测和早期诊断尤为重要，可有效防止疾病的进展。

## 一、龋病易感人群和危险因素

### （一）龋病易感人群的定义

龋病易感人群是指容易发生龋病的人群，也称龋病的“高危人群”。该人群的龋病发病率明显高于一般人群，且能发现其共同的龋病易感因素（或称危险因素）。

### （二）龋病危险因素

人体存在着多种影响牙齿发生龋病的危险因素，可以通过临床检查发现这些预测信号，做出早期的临床诊断，对龋病易感人群及时采取防龋措施。下面的临床常见现象（龋病危险因素）可作为龋病易感的重要依据。

**1.乳牙龋多发**　预示儿童口腔在致龋菌、宿主、食物、全身因素、行为因素等方面已具备了多个致龋的危险因素。

**2.牙根面外露**　中老年人牙周病患病率高，常因牙周病造成牙槽骨吸收、牙龈萎缩，使易脱钙的牙根面牙骨质外露，而牙间隙及龈缘易菌斑滞留、食物嵌塞、难以清洁，预示龋发生的危险。

**3.釉质发育不全**　全身及局部原因引起的发育性釉质缺陷，牙釉质的缺失导致牙齿抗酸力弱，特别是青少年易发龋，应尽早采取防龋措施。

**4.早产儿和低体重儿**　常出现牙齿发育缺陷，属龋好发的弱势群体。

**5.口干燥症**　唾液与龋病的发生关系密切。多种原因引起的口干燥症患者，预示猖獗龋发生的危险。特别是头颈部肿瘤，经放射治疗后唾液腺被破坏而出现的口干燥症者，应在治疗的同时采取防龋措施。

**6.菌斑滞留**　菌斑滞留是龋病的危险因素。特别是深窝沟、牙排列拥挤、粗糙的修复体表面易引起牙菌斑的滞留，正畸装置和修复体的存在加大了菌斑控制的难度。

**7.重度氟牙症**　高氟区人群特别是恒牙形成时期的青少年极容易患龋，应采取防龋措施。

**8.阻生牙**　阻生牙易发生窝沟龋，其相邻第二磨牙远中邻面龋也是临床常见的表现。

**9.口腔卫生不良**　口腔卫生不良导致菌斑的长期滞留，应特别注意菌斑滞留区域的患龋问题。

**10.不良饮食习惯**　食用含糖丰富的食物、饮料量过大及频率过高都是龋病的危险因素。

## 二、龋活性试验

用于判断个体与人群是否存在龋病危险因素，龋病发生的敏感程度的试验称龋活性试验，检测指标为致龋菌及酸性产物。龋活性试验是一种预测性实验，能为龋病防治提供致病因素存在的信息，特别对龋病高危人群的监测有重要意义。目前较成熟的方法如下。

1.Dentocult SM试验

目的：通过观察唾液中每毫升菌落形成单位（CFU / ml）的变形链球菌数量来判断龋的活性。

试剂盒：含有轻唾选择培养液的5ml带螺帽的培养试管，内含MSB培养液、标准的塑胶附着板、杆菌肽纸片及石蜡。

检测方法：受试者咀嚼一粒石蜡丸1分钟后，将附着板在受试者舌背部正反轻压10次，立即将板置于培养试管内，旋上螺帽，37℃恒温培养48小时后，计数在附着板上的变形链球菌落的密集度。

结果判断：分为四级："0和1"$<10^5$；"2"$<10^5$~$10^6$；"3"$>10^6$。"3"为高龋活性。

2.Dentocult LB试验

目的：观察乳杆菌在唾液中的量。

试剂盒：含乳杆菌固体培养基试板，标准带螺帽培养管。

检测方法：受试者咀嚼石蜡丸1分钟后，收集唾液于容器内，再将唾液均匀润湿培养板上的培养基表面，去除多余唾液，放置培养管内，37℃恒温培养4天，与标准板对比计数附着板上乳杆菌菌落密集度。

结果判断：1000/ml（$10^3$CFU/ml）、10 000/ml（$10^4$CFU/ml）、100 000/ml（$10^5$CFU/ml）、1 000 000/ml（$10^6$CFU/ml）。$>$10 000/ml（$10^4$CFU/ml）为高龋活性。

3.Cariostat试验

目的：检测牙表面菌斑内产酸菌的产酸能力。

试剂盒：含溴甲酚紫及溴甲酚绿的液体培养管，标准棉签。

检测方法：用标准棉签擦受试者一侧牙颊面菌斑4~5次，放置棉签于培养管内，37℃恒温培养48小时，观察培养液颜色变化。

结果判断：蓝紫色（-）；绿色（+）；黄绿色（++）；黄色（+++）。黄绿色（++）培养管（pH 5.0~5.5）为危险龋活性，黄色（+++）为明显龋活性。

4.Dentobuff Strip试验

目的：检测唾液的缓冲能力。

方法与原理：将含有指示剂的黄色酸性试条，浸湿于受试者唾液后，酸性试条pH值提高，试条变为蓝色，则说明唾液有一定缓冲能力。

结果判断：试条从黄色变为蓝色，表示pH$>$6.0，说明唾液有缓冲能力。

5.刃天青纸片法

目的：用颜色显色法观察唾液链球菌的数量。

试剂盒：纸片圆形直径8mm，含刃天青、蔗糖、聚乙醇酯，2个聚乙烯薄膜。

检测原理：刃天青是氧化还原反应的指示剂。变形链球菌与纸片上的蔗糖发生氧化还原反应，反应的强弱会显示不同的颜色。

检测方法：是用纸片浸润受试者唾液，去掉多余唾液，后将纸片放在2个聚乙烯薄膜之间压紧，置于受试者腋下夹紧（约32℃）15分钟，观察结果。

结果判断：纸片蓝色（-）；紫蓝色（+）；红紫色（++）；粉色（+++）；白色

（++++）。粉色（+++）以上龋活性显著。

**6.定量PCR**　变形链球菌特异性引物，用定量PCR方法检测受试者唾液内变性链球菌数量判断龋活性。此方法已有文献报道，有待完善。

## 三、龋病早期诊断

对龋病的认识传统的概念为“有洞为龋、无洞则无龋”。通过普通光学显微镜、偏光显微镜、显微放射摄影、扫描电镜等观察龋病釉质磨片发现，龋病的发生、发展是一个渐进性的过程，从最初牙釉质表面下的可逆性脱矿到不可逆的龋洞形成，龋洞只是其结果，而非诊断的界限。龋病的新概念是白斑龋，即牙釉质由于脱矿和再矿化，出现了白垩色斑块状病变，即可诊断为早期龋。早期即发现龋病的发生，对于龋病的预防更有意义：白斑龋是可逆的。对于临床试验的意义：如果龋病的诊断标准包括早期龋，可减少临床试验的样本量，缩短试验周期，降低成本。

早期龋分为视觉与视触觉诊断和仪器诊断两种诊断方法。

### （一）视觉与视触觉诊断

（1）光滑面早期龋　观察牙体光滑面（包括牙㱔面、唇颊面）时，由于釉质表面下脱矿表现出的白垩色斑称为龋白斑。在观察白垩色斑时，为避免唾液覆盖牙面出现折光现象，牙表面做好隔湿并擦干唾液吹干牙表面；同时为避免破坏釉质表面再矿化层，防止矿化膜的破坏，应尽量不用尖探针划探牙面。

（2）窝沟早期龋　窝沟颜色变黑，探诊有粗糙感，可初步确定龋坏。

（3）邻面早期龋　邻面是容易忽略部位，多用牙科探针感觉有粗糙感或X线显示釉质表面下有脱钙透影表现。通常探诊粗糙再辅助X线，可确定早期龋的存在。

### （二）仪器诊断

**1.X线诊断**　X线辅助早期龋的诊断是临床常用的方法，多用牙片或根尖片，适合邻面龋或继发龋的诊断，牙片的准确性更高。

**2.激光荧光诊断**

（1）激光荧光龋检测仪（laser fluorescence caries detector，LFCD）　是临床较常使用的早期龋诊断仪器。其原理是以蓝绿范围的可见激光照射源照射牙面，牙体组织中的有机物、无机物吸收激光后，会产生不同程度的荧光，并且龋坏部位荧光反应比正常组织的反应强，探头再将不同荧光反应转换为信号，显示为数据。用此方法检测龋重复性强，简便，准确率高于X线检查，适用于窝沟龋、邻面龋的早期诊断。

（2）定量光导荧光法（quantitative light-induced fluorescence，QLF）　此方法用氩离子激光器照射龋坏部位，产生荧光。与正常牙釉质相比较，龋坏区产生的荧光辐射少，显黑色，经CCD信号在PC机显示实时图像，以脱矿区显示暗区定量表示，但设备昂贵。可对早期龋、继发龋及邻面龋检测，方法有待完善。

**3.电阻法**　原理是因正常牙釉质为不良导体，电阻大，龋开始发生釉质脱矿，牙釉质表面出现可浸入唾液的微孔间隙，导电性增加，局部电阻下降，且下降值与龋坏深度呈正相关。可诊断早期龋的发生。

其他早期诊断方法还有内窥镜法、超声波法、光纤透照法及荧光染色法、定量光导荧光法、荧光原位杂交技术等。

扫码"学一学"

# 第四节　龋病的预防措施和方法

## 一、三级预防

根据疾病的自然史，把疾病预防分为一级预防、二级预防和三级预防3个级别（表4–7），共包括增进健康、特殊预防手段、早诊断早治疗、防止功能障碍和功能修复5个阶段。根据这一理论人们将龋病的预防也分为三级预防5个阶段，具体如下。

### （一）龋病一级预防

主要为预防龋病的发生，应用健康教育及相应的特殊预防手段在人群中预防龋病的发生，包括以下两个方面。

**1.口腔健康促进**　采用口腔健康宣教及定期进行口腔检查等方式在人群中普及口腔健康知识，增强人们的口腔保健意识，促进形成良好的口腔卫生保健习惯。

**2.特殊预防手段**　针对高危人群及牙齿采用特殊手段预防龋病发生。具体包括预防龋病的常规方法，如窝沟封闭、氟化物的应用等，但应注意这些特殊手段的使用需要有专门的医务人员操作或者在专科医师的指导下合理应用。

### （二）龋病二级预防

龋病的二级预防也遵循"早发现、早诊断、早治疗"的三早原则，提倡定期进行口腔检查，包括一般口腔检查以及X线片辅助检查等一系列检查，做到早期发现，早期确诊龋病，并早期进行干预治疗。具体手段如涂布再矿化液、预防性充填等。

### （三）龋病三级预防

龋病的三级预防也分为防止并发症和功能恢复两个阶段。

**1.防止并发症**　龋病可以引起一系列口腔内外的并发症，包括牙髓炎、根尖周炎、颌骨骨髓炎、牙槽脓肿、颌面部化脓感染以及全身感染等；预防中应该对龋齿进行及时的充填治疗，并对龋病引起的牙髓炎、根尖炎及相关的感染进行彻底的治疗，防止发展为严重的并发症。

**2.功能恢复**　尽量恢复牙体组织的生理外形及邻面接触，以保持牙列的完整，并保证牙颌系统行使正常的生理功能，促进和保证身体的健康。

**表4–7　龋病三级预防**

| 预防级别 | 预防时机 | 预防阶段 | 预防手段 |
|---|---|---|---|
| 一级预防 | 疾病发病前 | 口腔健康促进 | 口腔健康宣教、普及正确的刷牙方法、定期口腔健康检查等 |
| | | 特殊预防 | 对高危人群及牙齿采用特殊手段预防龋病发生，如窝沟封闭、氟保护漆等氟化物的应用 |
| 二级预防 | 发病初期 | 三早预防 | 定期口腔筛检，发现早期龋坏及可疑龋坏，采取相关手段防止龋洞形成或加大 |
| 三级预防 | 疾病形成后 | 防止并发症 | 早期治疗龋齿，防止牙髓炎、根尖周炎、颌骨骨髓炎、牙槽脓肿等并发症的发生 |
| | | 恢复功能 | 充填、嵌体及冠修复等手段 |

对高危及易感人群的特殊防护包括：建立对高危人群的长期专项管理方案，并由专人负责管理；对高危人群进行调查、筛选，包括口腔常规检查及辅助检查，龋活性试验等，登记建卡，具体分析致龋的危险因素，提供相应预防策略；针对致龋的主要危险因素采取有效的防龋措施。

**考点提示**　龋病的预防同样为三级预防：病因预防、“三早”预防及防止并发症、恢复功能。

## 二、预防方法

龋病的致病因素众多，目前公认的为细菌、食物、宿主和时间相结合的四联因素学说。在龋病的预防中也重点针对这些确定公认的因素实施相关的预防手段。

### （一）菌斑控制

细菌是广泛认可的重要致龋因素，有研究证明只有在细菌菌斑存在的环境中，牙齿才会形成龋齿。基于此研究结果发现，只要去除牙齿上面的细菌菌斑，保持牙齿的清洁就能够很好的保护牙齿，减少龋齿的发生。而保持牙齿清洁的方法主要为菌斑控制，可以采用机械清理，也可以采用生物化学药物，还可以采用免疫抑制的方式进行。

**1.机械清洁**　机械清除菌斑是指通过刷牙和使用牙线、牙间隙刷以及牙签等机械方式个人自己进行牙菌斑的去除来保持口腔清洁的方法，这些方法称之为自我口腔保健方法，自我口腔保健方法是简单易学且行之有效的保持口腔卫生和口腔健康的方法。

（1）刷牙　刷牙是最经济有效的牙菌斑控制方法。有研究认为，刷牙效果直接影响牙齿龋病的发病情况，有效的规律刷牙并配合合适的牙齿清洁剂能够有效地减少口腔疾病（包括龋病、牙周病、口腔异味、黏膜疾病等）的发病。

有效的刷牙需要合适的牙刷、清洁剂和有效可行的刷牙方法。牙刷的选择应该根据口腔的牙龈及易感疾病情况选择合适的牙刷，如牙龈健康的口腔可以选择有点韧度的软毛牙刷，而牙龈正处于炎症活动期可考虑刷毛软一些的牙刷；一般不建议使用硬毛牙刷。

牙膏选择也需要根据口腔状态选择，牙膏分普通牙膏和药物牙膏。口腔健康的人群可以选择普通牙膏，易患龋齿的人群可以选择含氟或者有促进再矿化作用等防龋效果的一些牙膏，而口腔易患或者已患牙周病变的人群可以选择具有控制炎症效果的牙膏；但需要注意的是，使用药物牙膏只起在牙齿清洁同时辅助控制口腔疾病的作用，而不能作为治疗口腔疾病的手段。

刷牙方法是影响刷牙效果的主要因素。目前对于一般人群推荐的刷牙方法为巴斯刷牙法及改良巴斯刷牙法；而手灵活度差的人群推荐使用圆弧刷牙法，也可以使用电动牙刷刷牙。

刷牙的要求为“早晚不废，全部牙齿，面面俱到，充分清洁”。即要求至少每天早晚各刷一次，要刷到所有牙齿的所有牙面，每个牙面都要充分的清洁，每个牙面至少要刷5次，刷牙时间至少3分钟。

（2）牙间隙清洁　有效刷牙能够去除牙齿周围的大部分菌斑，但牙齿间隙处的异物和菌斑刷牙很难有效清理。间隙清洁的用品有牙签、牙线和牙间隙刷，可以根据个人的口腔牙齿邻接间隙情况进行选择，一般邻接完好的牙齿间隙推荐使用牙线清洁；邻接紧或者错位牙齿间隙建议用牙线结合仔细刷牙认真清理；邻接过松或者邻接间隙暴露过大的间隙容易出现牙齿水平嵌塞，建议使用间隙刷进行充分的、及时的间隙清洁，如果没有条件也可以选择牙签进行过大暴露的邻面间隙的清洁，但是牙签使用过程中需要注意保护牙龈，学会正确的使用方法，以免刺伤，造成牙龈牙周组织破坏。

（3）漱口　漱口是清除口腔食物残渣的一种方式，不能去除菌斑。一般可以用清水漱口，也可以在漱口剂中添加某些化学药物成分，以达到抑制菌斑细菌生长的作用；但是添加药物的漱口剂不推荐长期使用。

**2.药物**　致龋菌可以用一些药物的方法控制其在口腔内的量和繁殖，减少龋病的发生，这些药物常见的有抗菌剂、生物酶、抗附着剂、碳酸氢钠和中药等。

（1）抗菌剂　对控制细菌菌斑效果很肯定，使用也比较广泛，但是应用抗菌剂的缺点在于，长期使用抗菌剂容易产生耐药性以及一些不良反应，并且目前抗菌剂对于口腔细菌的控制不限于致龋菌，长期使用也容易造成菌群失调。

目前常用的抗菌剂有氯己定、三氯生、抗生素等，以下仅介绍氯己定。

氯己定，又称洗必泰，是二价阳离子表面活性剂，具有杀菌抑菌、减少细菌附着聚集的作用。使用方法有含漱、药物牙膏以及封闭窝沟等。但是氯己定易造成牙齿着色，味道差，对黏膜有刺激，这些不足也限制了其应用。

（2）生物酶　使用各种生物酶达到控制菌斑形成生长的目的。目前主要研究的包括蛋白酶类和葡聚糖酶等。利用酶的特性分解破坏细菌成分，以达到抑制细菌生长繁殖或者减少细菌在牙面附着的效果，从而减少龋病的发生。

（3）抗附着剂　这类药物主要通过各种途径减少细菌在牙面的附着或者将牙面上的附着细菌从牙面上解离下来。目前研究比较多的有生物酶类、茶多酚类、甲壳胺类以及一些植物提取物等。

（4）碳酸氢钠　由于其碱性pH值，可以改变牙齿表面的pH环境，进而达到防止龋病的目的，目前有些牙膏里面加入了相关成分来改变pH值，具体效果未见相关研究报道。

（5）中药　有一些中药抗菌制剂对抑制致龋菌有很好的效果，其不良反应较少，如茶叶、三七、金银花、两面针、黄芩等。目前对中草药的研究主要为其抗菌效果和抗附着作用。

**3.免疫方法**　免疫方法研究也比较多，但牙菌斑的菌种多，其种类和结构复杂而多变，研究也会比较困难，目前研究的内容集中在抑制致龋菌的目的上面，利用抗原、抗体结合理论，采用主动免疫或者被动免疫的途径，达到抑菌和控菌的目的。

（1）特异性抗原　是主动免疫的方法。采用针对致龋菌研制疫苗的方法来抑制致龋菌的抗原表达。目前疫苗研究得比较多，包括全疫苗、亚单位疫苗、多肽疫苗以及基因重组疫苗等，但由于存在免疫原交叉等问题，目前对于抗原免疫方法防龋的研究依然处于实验阶段，离人体临床实验还有很长的一段路需要探索。

（2）特异性抗体　是被动免疫的方法。采用抗体直接与致龋菌结合发生免疫反应而抑制细菌的作用，从而达到预防龋病的目的。特异性抗体局部直接用于口腔有很好的效果，目前已经有相关的产品出现。

**4.菌种替代疗法**　有研究证明，某些细菌如变形链球菌有明确的致龋性，而有些细菌没有明确的致龋性，可以采用低致龋性细菌替代致龋菌占据牙齿周围环境，以减少龋病的发生；也有研究使用致龋因子缺陷的低毒性同种细菌株代替原有的细菌，从而达到不改变菌群种属类型而减少龋病发生的目的。

### （二）饮食控制及糖代用品

**1.饮食控制**

（1）平衡膳食　人体的代谢发育特别是牙齿的正常发育萌出需要平衡的能量、脂肪、蛋白质、矿物质以及微量元素的摄入。在日常进食中平衡膳食，有利于防止或减少龋齿的发生，特别是在牙齿发育期，合理足量的维生素、蛋白质、脂肪、矿物质及微量元素的摄入有利于牙齿的发育，可以使牙齿形成良好的外形并达到合理的矿化程度，从而会具有良好的抗酸及抗龋能力；在牙齿萌出之后合理的饮食可以减少牙齿脱矿，进而减少龋病的发生。

研究证实：牛奶中的乳糖，水果、蔬菜中的内源糖以及淀粉等对牙齿的致龋性相对于直接食用糖制品来说要低，但是精加工以及加入糖作为辅料的食品、饮料等的致龋性要高很多。

所以，在饮食指导中可以建议多食用天然食品，减少食品中添加糖的量，并控制饮料等在口腔内的滞留时间。

（2）糖的合理摄入　目前来说，糖的致龋性是公认的，糖的致龋性与糖的种类相关，其中蔗糖的致龋性最强，日常饮食中所含的葡萄糖、果糖、麦芽糖、乳糖等也具有一定的致龋性。

糖的致龋性还与进食的频率和在口腔存在的时间相关，一般认为进食频次越高，糖在口腔存在的时间越长，致龋性就越强。

糖的致龋性还与糖的存在状态有一定关系，天然食物中的糖称为内源糖，食品添加的蔗糖等为外来糖（又称之为游离糖），目前认为内源糖的致龋能力远远小于游离糖。

基于这些研究，在饮食上一般建议少进食游离糖，减少进食糖的频次，同时进食糖后需要及时清洁口腔，以减少糖在口腔的存在时间。

**2.糖代用品**　蔗糖是目前研究认为致龋能力最强的糖类，生活中经常食用的糖类还有乳糖、淀粉等，也有一定的致龋性。糖是人体获取能源的食物元素之一，也是非常重要的日常调味品，断绝糖的摄入是不现实的。目前解决方法集中于找到一种可以代替蔗糖的无致龋性的物质，研究比较多的有木糖醇、甘露醇、山梨醇、麦芽糖、甜叶菊糖、苯甲酸亚胺等，其中一些是非糖甜味剂，如果用于食品，对于预防龋齿有很好的作用。

### （三）增强宿主的抗龋能力

**1.加强保健**　对于龋病高发人群进行良好的口腔预防保健，做好牙齿的保健和保护，增强牙齿的抵抗力，并改善口腔的环境，以达到防龋的目的。

**2.提高防龋意识**　对于龋病高发人群及相关监护人群进行良好的口腔卫生保健知识和龋病防护知识的宣传，提高对于龋病的认识和对于防龋手段的掌握，从而提高个人的防龋意识和能力，做好自我防护。

**3.医疗专业防龋**　包括专业控制菌斑的洁治以及刮治，定期预防性涂氟，使用氟化泡沫，早期进行窝沟封闭，激光防龋，对于早期龋进行预防性树脂充填术等。随着医疗技术的进步，防龋方法会越来越多。

扫码“学一学”

# 第五节　氟化物与牙健康

氟（Fluorine）指氟元素，主要以无机氟化物的形态广泛存在于自然界之中，人类不可避免地要与氟接触。20世纪氟引起了人类的重视，对于氟的作用进行了深入研究，发现了氟化物能够预防龋病，同时发现适量氟有预防龋齿的作用，过量的氟会给人体造成一定的影响，特别是在牙齿发育期，过量的氟摄入同样会造成牙齿的发育异常。

随着对氟研究的深入，世界卫生组织、世界牙科联盟（World Dental Federation，FDI）、国际牙科研究学会（International Association for Dental Research，IADR）等权威机构均认可“氟化物有防龋的作用”，并强调和推荐使用氟化物来预防龋齿是可行的降低人群患龋率的方法。

## 一、人体氟来源及代谢

### （一）氟在自然界的分布

氟是自然界天然存在的元素，在地壳的元素排列中位居第17，占地壳总量的0.06%～0.09%。氟的化学性质极其活泼，在自然界中多数以化合物的形式存在。氟在自然界中分布十分广泛，从地壳的土壤、岩石到江河湖泊，从动物体内到植物体内，甚至大气中都能够发现氟元素的存在。

**1.岩石**　地壳中的各种岩石均含有一定量的氟，由于岩石的成因与成岩时的环境条件不同，造成各种岩石含氟量也不尽相同，其平均含氟量大概为650mg/kg（0.065%），地壳中主要的含氟矿物多数为硅酸盐，如磷灰石、冰晶、萤石等。

**2.土壤**　土壤中的含氟量主要与其成母岩及母质的种类有关，同时土壤中的氟也是动态变化的，据研究其主要的影响因素有：火山、地震、温泉等特殊地壳运动；土壤深度；当地水流的量和速度；土壤的酸碱性，有研究认为随着土壤碱性的升高，土壤中的含氟量下降；土壤的质地类别，沙质土壤含氟量低。土壤中的氟不是一成不变的，存在不断迁移，其途径主要有水迁移和植物迁移两种。

**3.水**　氟在天然水中的浓度变化范围很大，与氟化物的溶解度有关，世界各地自然水源含氟量不等，差异极大，这也是氟斑牙地区性流行的一个基础。

研究认为，自然界中一般来说雨雪水的含氟量平均为0.1mg/L，江河水含氟量在0.1～0.3mg/L，地下水含氟量比地面高，海水含氟量一般在0.1～1.8mg/L。这也造成了不同的饮用水源类型含氟量也不相同。一般情况下，井水和泉水的含氟量高于沟水和塘水。

我国不同地区的水源含氟量差异很大，据调查显示，含氟范围在0.1～21.8mg/L。

**4.大气**　在自然的大气中，氟含量是很低的；但调查发现，工业区和都市等地区，大气中的氟含量可能会非常高，大气中的氟主要来自火山喷发、海水蒸发、燃煤废气、工业污染和尘土卷扬等。大气中的氟化物主要以HF、$SiF_4$、$BF_4$等形式存在。

人体从空气中摄入氟的量很少，但是在空气氟污染严重的地区，却能够使人体中毒。

**5.植物**　自然界中的植物体内普遍都含氟，含氟水平差异很大。茶树是含氟量最高的植物，可达8000mg/kg，而且有研究发现，老叶比嫩叶含氟量高。在同一株植物中，不同的部位含氟量差异也很大，一般情况其含氟顺序为：根>叶>茎>果实（种子）。而植物体内的氟应该来源于水和土壤。

**6.动物**　在动物体内，氟主要存在于骨骼、软骨、肌腱、皮肤等部位，不同部位的氟含量差异很大，不同物种之间的差异也很大，一般海洋动物较陆地动物的氟含量要高。

### （二）人体氟来源

人体氟来源主要为饮水，其次为食物，可以通过呼吸道摄入少量的氟元素。另外，随着口腔保健用品的普及，含氟牙膏、氟保护漆等的广泛使用，也可能会有少量的氟摄入体内。

**1.饮食**　饮水是人体摄入氟的主要途径，饮水氟对人体影响最大，同时不同水源的氟含量差别很大，所以饮水氟也是最有可能调节的因素。目前的研究认为，饮水氟浓度调整到约1.0mg/L，既能够达到防龋效果，又不会造成人体氟摄入过多。

随着饮料的增多，饮料也成为人类氟摄入的一个重要来源，饮料氟含量与饮料制作过程中使用的水源密切相关。

食物为人类摄入氟元素的第二大主要来源，动物性食品的氟含量受动物种类及食用具体部位的影响，而主要食物来源的蔬菜、水果以及海鲜等食品含氟量也不尽相同，随着食谱及食物的变化，摄入氟的量也随之变化。总的来说，食用海产品、动物骨骼等含氟量高的部位制作的食品以及茶叶等含氟量高的材质制作的食品会造成人体摄入氟量增加，而食用含氟量少的食品会造成人体摄入氟量减少。

**2.呼吸**　人体从空气中摄入的氟量很少，常可忽略不计，但是高氟空气也可以使人中毒。人体从空气中摄入氟的过程为：空气中的氟经呼吸道进入肺脏，再通过气体交换入血，并分配到全身各个组织器官。

**3.口腔护理用品**　随着人们对氟防龋效果的确认，很多含氟口腔护理产品如含氟牙膏、含氟漱口水、氟滴剂以及一些专业的含氟泡沫、氟保护漆等被大众接受，而此类含氟产品的大量使用，也会影响人体氟的总摄入量。

### （三）人体氟代谢

氟是人体必需的元素之一，与人体的钙磷代谢密切相关，氟通过饮食呼吸等方式进入人体后，经过血液分布至全身各部位，并部分从人体排出。

**1.摄入吸收**　氟通过饮食、呼吸以及直接接触皮肤等方式摄入到体内，主要摄入方式为饮食。摄入后通过消化道、呼吸道或者皮肤等吸收进入体内。各种吸收途径的氟化物吸收率受多因素影响，目前认为，氟化物主要由消化道摄入吸收，吸收部位包括口腔黏膜、胃、肠道；吸收机制主要为被动扩散；吸收率受多种因素的影响，包括氟的存在形式、是否与食物一同摄入、局部的pH值等都对氟的吸收有影响。

**2.人体内氟的存在形式及分布**　氟在血液中的存在形式有离子氟和非离子氟两种，合起来成为血浆“总氟”，其中离子氟在医疗卫生学中有重要意义；非离子氟目前研究不多。

氟经过血液分布于全身各组织器官。研究认为，成人摄入的氟，蓄积和排泄约各占一半，其中蓄积的氟约99%都存在于矿化组织（骨骼和牙齿）中，可以称矿化组织为人体的“氟库”。

氟在矿化组织中以氟羟基磷灰石或者氟磷灰石的形式存在，氟在硬组织中是终生不断沉积的，并随着摄氟量而增加。

氟与矿化组织的结合并非不可逆，骨氟还可以释放到血液中，但释放缓慢。

骨氟分布特点为：松质骨高于密质骨；代谢旺盛的骨高于静止骨。

牙齿氟分布特点为：牙骨质最高，牙本质次之，牙釉质最低；釉质表层高于内层，为其5～10倍。

软组织中含氟量最高的是肾脏。氟不易通过血–脑屏障，脑组织以及脂肪组织含氟量仅为血浆浓度的1/5。

**3.排泄** 氟主要经过肾脏排泄，排氟量约占总排氟量的3/4以上。肾脏排氟是依赖pH和依赖浓度的被动扩散，肾小管的大部分氟以$F^-$形式存在。

影响肾脏排氟的第一因素是肾小球滤过率，还受肾小管液的pH值和尿液流量的影响。一般肾小球滤过率高时，肾脏排氟量增多；尿液偏碱性时排氟量多；尿液流量多，排氟量也增多。

除肾脏排氟之外，氟还可以经过粪便和汗液排出少量。粪便排氟量受摄入氟的吸收率的影响，排出的为不吸收的氟。汗液排氟受温度和出汗量的影响，温度高，出含量多，汗液排出氟量则多，反之，则少。

## 二、氟化物防龋机制

氟化物防龋的机制还没有一个定论，但基本公认适量的氟具有防龋的作用，具体的机制可总结为以下几个方面。

### （一）氟在牙齿发育阶段的作用

在牙齿发育阶段，适量的氟可以促进牙齿的发育钙化，使牙齿钙化良好；同时可以使牙齿形成比较好的外形，具有较少较浅的窝沟点隙；从而使牙齿不易患龋。

### （二）氟对发育完成的牙齿釉质的作用

**1.降低釉质的溶解度** 氟可以与牙釉质当中的羟基磷灰石结合形成氟羟基磷灰石，氟羟基磷灰石更不容易溶解。

**2.促进釉质再矿化** 牙齿周围存在一定的氟离子时，可以促进釉质的再矿化。有研究显示，唾液中持续低浓度（0.01～0.1mg/L）的氟化物也可增强口腔内牙齿的再矿化。

### （三）氟对细菌菌斑的影响

**1.抑制致龋菌代谢生长** 已经证明，氟化物可以抑制磷酸酯合成酶、焦磷酸酶和磷酸化酶等代谢酶类，从而对细菌的糖酵解过程有抑制作用。

**2.减少牙菌斑的形成** 对于氟是否对牙菌斑的形成有抑制作用还有争议，一般认为，氟对于细菌黏附到牙齿表面有一定的抑制作用。

## 三、氟化物的毒性

氟是人体必不可少的微量元素之一，但也是“过犹不及”，如果过量会造成人体的急性中毒或慢性中毒，甚至会造成死亡。

一般认为氟的可能中毒剂量是5mg/kg体重，当然也不说明低于此用量就一定是安全的，还应考虑吸收及其他氟摄入途径的叠加作用。氟的致死剂量范围在15mg/kg（Whitford）和16～32mg/kg（Hodge & Smith）。

### （一）急性中毒

短期摄入过量的氟可能会造成急性中毒，症状主要为：恶心、呕吐、腹泻、腹疼甚至肠道出血；还可能出现更严重的症状：抽搐、昏迷甚至死亡。

主要原因为大量的氟摄入后，在消化道吸收，造成了局部的细胞毒性作用，氟发挥抑制酶的作用以及与血钙结合造成血钙降低，引起一系列神经症状。

处理原则为加速氟排出，减少氟吸收。

急救可以采用催吐、喝葡萄糖酸钙及喝奶等，应及时送医院进行专业的救治。抢救室应注意血清氟、pH值和血钙、血钾的监测，可以给予钙制剂、碳酸氢钠制剂以碱化尿液，加快已入血的氟的排泄。

### （二）慢性中毒

长期过量摄入氟可引起慢性氟中毒，表现为全身的骨化和牙齿等矿化组织的异常以及骨骼肌、肾和神经系统等软组织的异常，典型表现为氟骨症和氟牙症（图4-4）。可将其分为全身表现和口腔局部表现。

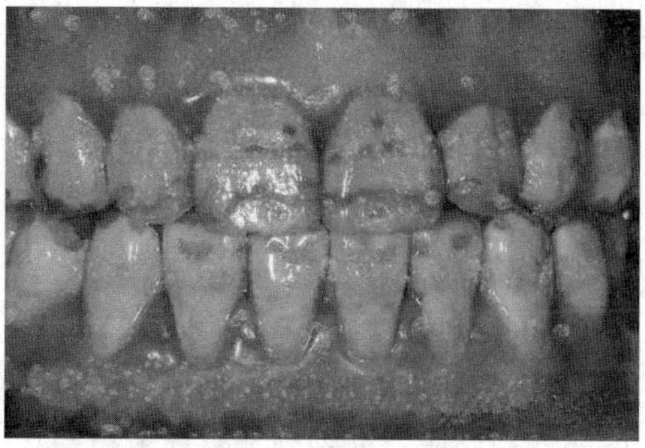

图4-4　氟牙症

**1.全身表现**　全身表现主要是异常的骨化，表现为全身性骨硬化、肌腱韧带骨化、皮质骨增厚、松质骨矿化不良以及骨脆性增加等。有研究证明，氟可以引起过量骨样组织形成和新骨不完全钙化，而补充维生素D和钙可以减轻这种异常。其机制可能为：氟摄入可以减少甲状旁腺激素引起的骨吸收，可能是由于氟加强了磷灰石晶体的稳定性，降低了磷灰石的溶解度；氟摄入可以刺激新骨形成；氟还可以引起过量骨样组织形成和新骨的不完全钙化。

全身表现还有过敏反应、肾脏的损害、对生殖系统的影响以及可疑的致癌作用等。

过敏反应通常表现为皮炎、荨麻疹、口腔黏膜炎症和胃肠功能紊乱等，但与氟的密切关系未得到明确证实。

肾脏是氟排泄的主要器官，所以研究认为，肾细胞应该是氟的靶器官，氟的量会影响肾的形态或功能。动物实验发现，摄入过量氟或血氟浓度过高会引起肾结构和功能的改变；含氟麻醉剂也会造成患者一过性的肾功能异常；另一方面肾功能不全会造成机体氟滞留。所以临床建议肾病治疗应该选择去离子水。

研究发现，过量氟会引起动物生殖系统异常，造成受孕率低，产子数少、泌乳量少等情况。

氟化物的遗传毒性作用还未得到明确的结论，有研究认为高浓度氟影响可抑制蛋白质和DNA的合成，但是目前还没有氟造成人体突变的报道。

目前大多数研究认为，氟化物与癌病的发病率和死亡率没有直接相关性。

**2.口腔局部表现——氟牙症** 慢性氟中毒最典型的口腔表现为氟牙症。

氟牙症（dental fluorosis）又称氟斑牙、斑釉牙，是慢性地方性氟中毒最早出现的特异性体征，是由于在牙齿发育及矿化期生活在高氟地区，机体摄入了过量的氟，造成了牙齿釉质矿化和发育的异常。

临床特点为：同一时期发育的牙齿在牙面上出现从浅白色不透明至白垩色的条纹，常沿着釉面横纹分布，不规则，多呈现云雾状，随着病变的加重釉质出现着色，颜色由浅到深逐渐加重，可为黄褐色、棕色及黑褐色等；最严重的氟牙症会出现牙釉质的缺损。氟牙症主要累及恒牙，特别是恒切牙的切缘及恒磨牙的牙尖，乳牙也可能被累及，一般多为第二乳磨牙被累及。

氟牙症的分类一般有两种：Dean分类法和TF分类法（具体见流行病学的氟牙症指数）。

**知识拓展**

### 氟牙症的发病机制假说

氟牙症是氟中毒在口腔中的表现形式，其发病机制迄今为止仍不清楚，国内外学者提出了各种假说。

氟的细胞毒性作用，氟能抑制成釉细胞和成牙本质细胞的合成和分泌功能，氟还可以改变成釉细胞正常的生理功能；氟抑制牙髓细胞的增殖、分化及其线粒体的活性；高氟影响成釉细胞和成牙本质细胞的基因表达，细胞间失去相互诱导作用，成釉细胞和分泌的基质间的黏结丧失。

### （三）预防氟中毒

氟中毒的主要原因是氟摄入量过多，预防氟中毒应该从控制氟摄入量着手。应该做到：牙科治疗及预防疾病的氟用量应该严格控制；含氟漱口水等含氟口腔保健用品的使用要合理；饮水氟浓度要严格控制，特别是高氟地区应该对天然水源进行去氟化处理；对于长期处于高氟环境的工作人员应该给予特殊的保护措施；对燃煤及煤燃气应进行优化改造，以减少空气中的氟含量；此外，改良制茶及制作茶砖的工艺，减少茶制品的含氟量。

## 四、氟化物防龋的全身应用

氟化物防龋的全身应用方法有饮水氟化、牛奶氟化、食盐氟化、氟滴剂、氟片等，大部分为通过吸收、消化进入血液，从而影响全身的氟浓度含量。

**1.饮水氟化** 饮水氟化（water fluoridation）是将饮用水的氟含量调整到适宜的浓度，从而达到防止龋病发生的目的，同时还不引起氟牙症的流行。世界卫生组织推荐的适宜浓度是1mg/L，饮水氟化还要结合当地的实际情况进行调整，我国通过实践研究发现，适宜我国国情的氟浓度为0.5～1.0mg/L。饮水氟化防龋已经得到包括世界卫生组织、国际牙科联合会、国际牙科研究协会在内的150余个科学和卫生组织的认可。

饮水氟化是一种安全、有效、经济、公平而又简单易行并值得推荐的防龋措施，但是也有不足之处：会引起氟牙症的流行，不适合高氟地区；会造成氟浪费及环境污染；需要有立法及监督，因此增加了实施的难度。

**考点提示** 世界卫生组织推荐的适宜浓度是1mg/L。

**2.食盐氟化** 食盐氟化（salt fluoridation）是调整食盐的氟浓度，并以食盐为载体将氟摄入体内，以达到适量供氟、预防龋病发生的目的。

优点：覆盖人群广；不需要改变生活习惯；不需要添加新设施；不会造成氟浪费；生产和控制方法较简单；家庭和个人可以自由选择是否使用。

缺点：防龋效果难以控制；个体摄入量难以精确计算；销售推广范围难以控制；人群摄盐量直接影响氟摄入量，难以精确控制用量。

总的来说，食盐氟化不太适合我国的基本国情，我国地广复杂，食盐氟化不适合推广应用。

**3.牛奶氟化** 牛奶氟化（milk fluoridation）是指将适量的氟化物添加到牛奶中，使牛奶达到所需要的氟化物的浓度，从而预防龋齿发生的一种方法。

**4.氟滴剂** 氟滴剂（fluoride drop）是一种含氟的溶液，使用氟滴剂可以达到局部和全身双重作用，特别适用于婴幼儿。氟滴剂的浓度一般为每滴含氟0.125mg，每次使用一滴滴在幼儿的颊侧或唇侧黏膜处，半小时内不进水，不进食，即可达到良好的效果。国外报道，可有效降低龋病发病率约40%。应注意：不可以与其他用氟涂剂重叠使用，以免出现氟中毒。

**5.氟片** 氟片（fluoride tablet）是用中性的氟化钠或者酸性复磷酸盐添加香料、赋形剂、甜味剂等制成的片剂。有不同剂量的片剂，如0.125mg、0.25mg、0.5mg、1mg等。氟片适用于能够很好地控制咀嚼吞咽的儿童，将片剂在口腔充分咀嚼，然后吞咽，可以达到局部和全身双重作用。据报道，使用合适的氟片可以降低龋病发病率约30%。

氟片的使用必须由医师开处方后方可使用。

**6.含氟饮食** 茶类、海洋生物类食物以及含氟量高的其他食物，如果进食量适宜也有很好的补充氟的作用。

**7.全身应用的注意事项** 全身用氟元素时需要注意控制用量，避免重复用氟而造成氟中毒。

## 五、氟化物防龋的局部应用

局部用氟是采用氟化物在口腔局部使用，直接作用于牙齿表面，可以促进牙齿的再矿化和抑制脱矿，从而达到防龋的目的。

局部用氟包括个人自己使用的含氟牙膏、含氟漱口水和专业医务人员帮助使用的含氟凝胶、含氟泡沫和含氟涂料等。区别在于个人使用的产品含氟量较低，医护人员帮助使用的产品含氟量高，个人使用容易造成氟化物过量。

**1.含氟牙膏** 含氟牙膏（fluoride toothpastes）是在牙膏内加入适量浓度的氟化物。牙膏添加的氟化物要求氟化物与牙膏的其他成分不发生相互反应，不影响牙膏的性状，同时还能发挥氟化物防龋的效能。满足条件的氟化物添加剂目前常用的有氟化钠、单氟磷酸钠、氟化亚锡、氟化铵等，一般调整到含氟量在0.1%左右即可。

含氟牙膏一般推荐6岁以上的儿童及成人使用，3～6岁儿童慎用，3岁以下儿童不推荐使用。成人每次可使用1g，儿童建议不超过0.5g（约黄豆粒大小），3~6岁儿童建议不超过0.2g（约绿豆粒大小）。儿童可以使用专门的儿童含氟牙膏，其含氟量低于普通含氟牙膏。

含氟牙膏的使用对预防龋齿有明显效果，可以明显降低龋病的发病率。含氟牙膏的优点为方便易实施、效果显著、无不良反应、易于被接受等，但是含氟牙膏的使用也应当有所限制，并不是所有人群都适合。对于氟牙症及生活在高氟环境的人员应当避免使用；非氟牙症以及生活在非高氟环境的儿童含氟牙膏的用量也应严格控制，因为过量使用含氟牙膏同样也会造成氟中毒，特别对于吞咽功能尚未完善的儿童。

**2.含氟漱口剂** 含氟漱口剂（fluoride mouth rinse）是指在漱口液中加入氟化物（氟化钠、氟化亚锡、氟化铵等）而形成的具有预防龋齿作用的特殊漱口溶液。

含氟漱口剂适宜于吞咽功能已经发育完好的儿童以及成人，根据不同的浓度推荐不同的使用频率及周期。0.2%NaF溶液建议每周使用一次；0.05%NaF溶液建议每天使用一次。儿童每次不超过5ml，需要在成人监督下使用。

含氟漱口剂建议在龋病易感或龋活跃性高的人群使用。

**3.含氟涂料** 含氟涂料（fluoride vanish）是在具有黏性的涂料内添加氟而制成的，可以将其涂在牙面上保持较长时间，从而充分发挥氟的防龋作用。含氟涂料的氟浓度可高达2.7%，不适合个人使用，一般通过医护人员定期帮助患者涂布的方式实施。一般每年涂布1~2次，涂布前需要充分清洁牙面并做良好的隔湿，涂布后涂料在牙齿表面形成一层凝固的膜层，之后2～4小时不能进食，保证涂料在牙齿表面充分接触，一般24小时内不进食纤维多的食品，减少食物多牙齿的清洁作用，有利于涂料在牙面保持更长时间。

研究表明，含氟涂料对于牙齿光滑面龋的预防效果明显，对于窝沟龋的预防效果不如窝沟封闭，所以一般建议涂氟与窝沟封闭结合能达到较好的预防龋齿的效果。

含氟涂料优点为：含氟浓度高；快速凝聚到牙齿表面与牙齿接触时间长；操作简单；操作过程中的恶心、呕吐等不良反应少；是目前临床推荐常用的用氟方法。但涂氟并不适合所有人群，牙龈炎症、对涂料相关成分过敏体的患者禁用。

**4.含氟凝胶与含氟泡沫**

（1）含氟凝胶（fluoride gel） 是一种局部用氟的防龋方法，使用的是酸性磷酸氟，适用于高度易感光滑面龋、根面龋人群以及正畸人群和其他需要保护牙齿光滑面及窝沟的人群。

含氟凝胶一般建议半年使用一次。方法为：清洁并干燥牙面；选择合适的托盘；将氟化凝胶置于托盘内；托盘放入口内，轻咬就位；保持4分钟，唾液不吞咽；去除托盘及残留于牙齿表面的凝胶；保持半小时不进食、不喝水、不漱口。

含氟凝胶可以一次处理全口牙齿；操作简单；操作时间较短；可被大多数儿童接受，对胃肠道有刺激，会引起一过性的血氟及尿氟增高，使用过程中需要严密防止吞入唾液。因此使用也需要严格控制适应证。

（2）含氟泡沫（fluoride foam） 是一种富含氟离子的泡沫，其含氟浓度和pH值与含氟凝胶相同，使用方法同含氟凝胶，但是含氟泡沫为泡沫状，每次使用氟的量仅为含氟凝胶的1/5～1/4即可达到同样的防龋效果。目前认为含氟泡沫可以作为含氟凝胶的代用品广泛应用。

**5.含氟牙科材料**　在口腔龋病的治疗过程中采用含氟的材料充填窝洞也能够达到很好地预防继发龋发生的效果。目前在临床使用的牙科材料有很多含浓度不等的氟化物并具有缓释氟及摄氟作用。如玻璃离子类、复合体及含氟树脂等。在龋病治疗中越来越重视利用材料的改进来预防继发龋的发生。

## 第六节　窝沟封闭

扫码“学一学”

### 一、窝沟解剖形态及患龋情况

**1.窝沟解剖形态**　在牙发育时期，由于牙尖融合障碍，点隙裂沟形成于釉质面的交界处。如果表面没有完全融合，在釉质间或釉质牙本质界之间将留下深的沟裂。通常典型的前磨牙有一条主沟和3~4个点隙，典型的磨牙包括分散于几条发育沟中的十多个点隙。另外还有一些只有在高倍显微镜下才能看到，临床上不易察觉到的多孔结构，长期观察证明，（殆）面龋的易感性与窝沟的形态和深度有关。

窝沟可简单地分为两类：①浅、宽的V形沟；②深而窄的I形沟。后者沟裂狭窄而长，类似瓶颈，底端膨大朝向釉质牙本质界。这类沟裂可有大量分支，典型窝沟通常是由缩余釉上皮菌斑与食物残渣组成的有机填塞物。它为细菌生长定植、菌斑集聚提供了一个微生态环境，漱口刷牙很难使窝沟清洁。

**2.窝沟患龋情况**　窝沟易患龋与以下很多因素有关。

（1）点隙窝沟的解剖形态易为细菌聚集定植。

（2）窝沟的深度不能直接为个体与专业人员清洁所达到。

（3）窝沟口被有机物填塞，再生釉质上皮、食物残渣，甚至菌斑形成阻挡，阻止局部用氟的进入。

（4）点隙窝沟接近釉质牙本质界。在一些情况下，可能实际位于牙本质内，由于覆盖在牙本质上的釉质层较薄或缺如，因此龋的发生较之平滑面龋深。

过去曾认为龋首先发生在窝沟底部，随着龋的发展才影响到沟壁，实际上龋首先发生在窝沟壁，表现为狭窄处相对的沟壁上釉质龋损的形成。因而在龋形成的早期阶段，窝沟底部相对没受到影响，随着龋病继续发展，沟壁病损逐渐扩大，最后累及沟底，形成金字塔形的损害，病损一旦累及沟底，病变向邻近釉质和釉质牙本质界两个方向发展，当病损累及牙本质时，损害进程加速，逐渐形成临床可探查到的龋洞。

由于窝沟底部轴质厚度较平滑面薄，窝沟龋发生后较平滑面龋发展迅速，窝沟底部与牙本质非常接近，当窝沟患龋时，容易迅速波及牙本质，导致临床上可探查到的损害。而发生在平滑面的龋损要达到牙本质则需要较长时间，在这段时间里可以采取预防措施，使病损过程停止。

窝沟龋在儿童生命的早期即可发生，大约1/3的儿童在3岁时即罹患龋病，而在这个年龄窝沟龋占了67%。有调查表明：3岁时下颌第一和第二乳磨牙的患龋率为17.1%和25.7%，6岁时第一乳磨牙的患龋率为50.9%，第二乳磨牙为65.7%，而切牙及尖牙的患龋率仅为

1.7%~21.3%，这反映了窝沟龋在不同类型乳牙中的差别。12岁儿童的第一恒磨牙的患龋率为65%，氟防龋对于减少釉质、牙骨质平滑面龋收到了很大的效果，但对殆面窝沟龋的效果却不很理想，因此预防窝沟龋成为临床预防龋病的焦点。除了氟防龋外，采用窝沟封闭术进一步防止窝沟龋的发生，是龋病预防措施的重要进展。

扫码“看一看”

## 二、窝沟封闭的概念

窝沟封闭又称点隙裂沟封闭，是指不去除牙体组织，在牙（殆）面、颊面或舌面的点隙裂沟涂布一层黏结性树脂，保护牙釉质不受细菌及代谢产物的侵蚀，从而达到预防龋病的一种有效防龋方法。窝沟封闭使用的高分子材料，称为窝沟封闭剂。

当牙齿的窝沟被封闭后，原来存在于窝沟中的细菌被断绝了营养来源，既可起到预防龋病发生作用，又可阻止已存在的龋病发展。

## 三、窝沟封闭剂的组成、类型及特点

**1.窝沟封闭剂的类型与特点**　封闭剂依照固化方式可以分为光固化与自凝固化两种，其中有些封闭剂添加了一定量的填料或染料，或二者兼有之。

（1）光固化封闭剂　目前常用的光源为430~490nm的可见光。光固化封闭剂有较大的抗压强度且封闭剂表面光滑，与紫外光固化相比，固化深度更大，术者可在适当的时间使封闭剂固化，且花费时间较少（0~20秒）。使用时不需调拌，克服了自凝固化时易产生气泡的现象及固化过快或太慢的缺点，操作方便，容易掌握。但操作需要特殊设备——光固化机，尤其在大面积开展群体预防工作时更需要较多光固化机，要增加费用，在使用可见光固化机时，其波长、光密度与固化深度和硬度有关，应注意其性能，由于高亮度的可见光波对眼睛视网膜有害，应注意保护眼睛。

（2）自凝固化封闭剂　不需要特殊设备，花费较少，涂布前需调拌混合树脂基质与催化剂，材料经聚合反应在1~2分钟内即固化，因此调拌后术者须及时涂布，在规定时间内完成操作过程，否则就会由于操作时间长，在未涂布时就开始固化或增加污染机会而影响到封闭的质量。此外，调拌过程也可能产生气泡。一般而言，自凝固化的封闭剂优于光固化的封闭剂。

为了提高封闭剂的压缩强度、硬度和耐磨性，有的封闭剂中还加入一定量的填料，其粘接强度、固化时间和保留率不受影响。封闭剂可以是无色透明的，为了便于检查识别保存率，常在封闭剂中加入少量染料，常见的为白色、红色、粉色、蓝色等，加入染料后其防龋效果与保留率无明显区别。

**2.窝沟封闭剂的组成**　封闭剂通常由有机高分子树脂、稀释剂、引发剂和一些辅助剂（如溶剂、填料、氟化物、涂料等）组成。

（1）树脂基质　为封闭剂主要成分，目前广泛使用的是双酚A甲基丙烯酸缩水甘油酯。

（2）稀释剂　常在树脂基质中加入一定量活性单体作为稀释剂，以降低树脂黏度，一般有甲基丙烯酸甲酯、二缩三乙二醇双甲基丙烯酸酯、甲基丙烯酸缩水甘油酯等。

（3）引发剂　可分为自凝引发剂与光固化引发剂两种，前者常由过氧化苯甲酰和芳香胺，如*N*，*N*–二羟乙基对甲苯胺组成。光固化引发剂中，紫外光固化引发剂用安息香醚类，可见光固化引发剂采用$\alpha$–二酮类光敏剂，如樟脑酯。

## 四、窝沟封闭的适应证和非适应证

决定是否采用窝沟封闭防龋，涉及很多因素，其中最重要的是窝沟的形态。

**1.窝沟封闭的适应证**

（1）深的窝沟，特别是可以插入或卡住探针的牙（包括可疑龋）。

（2）患者其他牙，特别是对侧同名牙患龋或有患龋倾向。

牙萌出后达咬合平面即适宜做窝沟封闭，一般是在牙萌出后4年之内。乳磨牙在3~4岁，第一恒磨牙在6~7岁，第二恒磨牙在11~13岁为最适宜封闭的年龄。釉质发育不全窝沟点隙有充填物，但存在未做封闭的窝沟，可根据具体情况决定是否做封闭。总之，封闭的最佳时机是牙齿完全萌出，龋尚未发生的时候，适应证则取决于儿童牙齿的解剖情况、龋病活跃性、患龋的风险及儿童合作情况。

**考点提示**　窝沟封闭的时间选择。

**2.窝沟封闭的非适应证**

（1）牙面无深的沟裂点隙，自洁作用好。

（2）患者不能配合正常操作。

（3）牙尚未完全萌出，被牙龈覆盖。

（4）牙萌出4年以上未患龋。

（5）患较多邻面龋损者。

（6）已经充填过的牙。

## 五、窝沟封闭的操作方法及步骤

窝沟封闭的操作可分为清洁、酸蚀、冲洗和干燥、涂布封闭剂、固化、检查六个步骤（图4-5）。

**1.清洁**　首先应对牙面特别是窝沟做彻底清洁，方法是在低速手机上装好锥形小毛刷或橡皮杯，蘸上适量清洁剂来回刷洗牙面（也可采用干刷），清洁剂可以用浮石粉或不含氟牙膏，要注意不使用含有油质的清洁剂或过细磨料，彻底冲洗牙面后应冲洗漱口，去除清洁剂白陶土等，再用尖锐探针清除窝沟中残余的清洁剂。

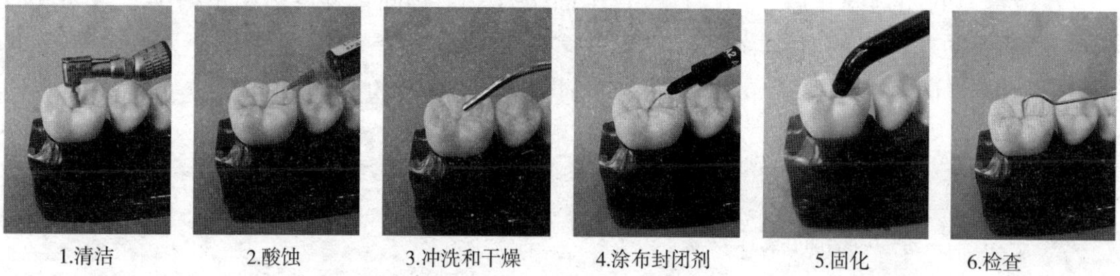

1.清洁　2.酸蚀　3.冲洗和干燥　4.涂布封闭剂　5.固化　6.检查

**图4-5　窝沟封闭的操作步骤**

**2.酸蚀**　清洁牙面后用棉球隔湿并吹干牙面，将酸蚀剂涂在要封闭的牙面上，酸蚀剂可为磷酸液或含磷酸的凝胶，酸蚀面积应为接受封闭的范围，一般为牙尖斜面2/3。恒牙酸蚀的时间一般为20~30秒，乳牙酸蚀60秒。注意酸蚀过程中不要擦拭酸蚀牙面，以免破坏被酸蚀的牙釉面，降低粘接力；放置酸蚀剂时要注意酸的用量适当，不要溢出到口腔软组织；还要注意避免产生气泡。

**3.冲洗和干燥** 酸蚀后用水彻底冲洗，通常用水枪或注射器加压冲洗牙面10~15秒。边冲洗边用吸唾器吸干，去除轴质表面的酸蚀剂和反应产物。如用含磷酸的凝胶酸蚀，冲洗时间应加倍。

冲洗后隔湿，并用无油、无水的压缩空气吹干牙面约15秒，也可采用挥发性强的溶剂如无水乙醇、乙醚辅助干燥。

酸蚀牙面干燥后呈白色雾状外观，如果酸蚀后的釉质没有这种现象，应重复酸蚀，操作中要确保酸蚀牙面不被唾液污染。如果发生唾液污染，则应再冲洗牙面，彻底干燥后重复酸蚀。

封闭前保持牙面干燥，不被唾液污染是封闭成功的关键。实践证明，使用棉卷可做到很好隔湿，其他还可采用专门提供的三角形吸湿纸板或橡皮障等，隔湿在很大程度上也依靠患者的合作。

**4.涂布封闭剂**

（1）自凝封闭剂　有A、B两组分，每次封闭前取等量A、B组分调拌混匀，通常调拌10~15秒，调拌时要注意掌握速度，以免产生气泡，影响固化质量。完全混匀后在45秒内即应涂布，此后自凝封闭剂进入初凝阶段，黏度增大，流动性降低，故调拌涂布要掌握好时机，在初凝阶段前完成。涂布后不要再污染和搅动封闭剂，自凝封闭剂固化时间一般为1~2分钟。

（2）光固化封闭剂　不需调拌，直接取出涂布在牙面上，然后使用光固化机固化。由于光固化封闭剂在自然光下也会逐渐凝固，如连续封闭多颗牙，注意不宜一次取量过多。

涂布方法：用细刷笔、小海绵或制造厂家的专用供应器，将封闭材料涂布在酸蚀牙面上。注意使封闭剂渗入窝沟，使窝沟内的空气排出，然后放置适量的封闭材料，以覆盖牙面全部酸蚀面。在不影响咬合的情况下，尽可能使封闭剂有一定的厚度，如果涂层太薄就会缺乏足够的抗压强度，容易被咬碎。

**5.固化** 自凝封闭剂涂布后1~2分钟即可自行固化。光固化封闭剂涂布后，立即用可见光源照射引发固化。照射距离约离牙尖1mm。照射时间要根据采用的产品类型与可见光源性能决定，一般为20~40秒，照射的部位要大于封闭剂涂布的部位。

**6.检查** 封闭剂固化后，用探针进行全面检查，了解固化程度、粘接情况、有无气泡存在及遗漏或未封闭的窝沟，观察有无过多封闭材料和是否需要去除，发现问题及时处理。如果封闭剂没有填料可不调殆。如使用含有填料的封闭剂，又咬合过高，应调整咬合。

**考点提示** 窝沟封闭的操作步骤。

封闭后定期复查：封闭后3个月、半年、一年各复查一次，观察封闭剂保留情况，脱落时应重做封闭。对已做过封闭的儿童应做好记录，以便复查。

## 六、窝沟封闭的临床效果评价

窝沟封闭术的临床效果评价，常采用封闭剂保留率和龋降低率两个指标。研究设计多采用自身半口对照方法，这样可以大大地减少样本量。方法是在口内选择一对同名牙（如两侧下颌第一磨牙），随机选择一颗牙做封闭，另一颗牙作为对照不做处理，经过一定时间之后评价封闭剂的保留率，并与对照牙比较，计算龋降低率。封闭剂保留率的统计常以牙为单位，可分为完整、部分脱落、全部脱落三种情况，分别计算所占总封闭牙的百分比。

计算封闭剂保留率的公式如下：

$$\text{封闭剂保留率}=\left(\frac{\text{封闭剂保留的牙数}}{\text{复查的总牙数}}\right)\times 100\%$$

龋降低率常采用龋降低相对有效率和龋降低实际有效率计算。

计算公式分别如下：

$$\text{龋降低相对有效率}=\left(\frac{\text{对照组龋齿数}-\text{试验组龋齿数}}{\text{对照组龋齿数}}\right)\times 100\%$$

$$\text{龋降低实际有效率}=\left(\frac{\text{对照组龋齿数}-\text{试验组龋齿数}}{\text{已封闭的总牙数}}\right)\times 100\%$$

窝沟封闭剂的保留率，年龄大的儿童较年龄小的高，下颌牙较上颌牙高，恒牙较乳牙高，前磨牙较磨牙高，牙（𬌗）面较颊舌沟高。防龋效果与保留率直接相关，只要封闭剂完整保留，就能达到理想的防龋效果。封闭的成功与牙的选择、术者训练程度、临床操作技术、工作态度等因素有关。

窝沟封闭对减少窝沟龋的发生是一种非常有效、无痛、没有创伤的方法。在预防方面，窝沟封闭可以节约家长所花费的时间，同时，对儿童来讲，随着他们长大，也可以节省他们学习和工作时间。尽管窝沟封闭是一种成功的防龋方法，但窝沟封闭仍然没有普及，其原因主要来自以下因素。

（1）口腔医生的态度：担心封闭后仍有继发龋。

（2）患儿年龄较小，不能很好地配合医生操作。

（3）家长对窝沟封闭的口腔健康意识不够。

随着人们生活水平的提高，家长对患儿的重视及媒体的宣传，人们逐渐认识到了窝沟封闭的重要性，但总体来说，覆盖面还较小，还需不断地加大宣传，提高人们对窝沟封闭的认识。

## 第七节　预防性树脂充填

扫码“学一学”

### 一、概念

预防性树脂充填即对小的窝沟龋和窝沟可疑龋进行树脂充填。预防性树脂充填方法仅去除窝沟处的病变釉质或牙本质，根据龋损的大小，采用酸蚀技术和树脂材料充填龋洞并在牙面上涂一层封闭剂，这是一种窝沟封闭与窝沟龋充填相结合的预防性措施，于1978年提出。

预防性树脂充填的优点是只除去龋坏的牙体组织，不做预防性扩展，能保留更多的健康牙体组织；使用复合树脂或玻璃离子材料充填龋洞，无龋的窝洞使用封闭剂保护，减少了漏隙产生的可能性。

多年临床研究表明，预防性树脂充填的保留率与窝沟封闭相似，防龋效果比单纯封闭好。同时证明，预防性树脂充填是处理窝沟初期龋的一种临床技术。

## 二、适应证

（1）窝沟和点隙有龋损，能卡住探针。

（2）深的点隙窝沟有患龋倾向，可能发生龋坏。

（3）沟裂有早期龋迹象，釉质浑浊或呈白垩色。

（4）无邻面龋损。

**考点提示** 预防性树脂充填的适应证。

## 三、分类

依据龋损范围、深度和使用的充填材料，可将预防性树脂充填分为三种类型。

**1.A型** 需用最小号球钻去除脱矿釉质，封闭剂不含填料。

**2.B型** 用小号或中号圆钻去除龋损组织，洞深基本在釉质内，通常用流动树脂材料充填。

**3.C型** 用中号或较大圆钻去除龋坏组织，洞深已达牙本质，需垫底，涂布牙本质或牙釉质粘接剂后用复合树脂材料充填。

## 四、操作步骤

（1）用手机去除点隙窝沟龋坏组织，圆钻大小依龋坏范围而定，不做预防性扩展。

（2）清洁牙面及窝洞，彻底冲洗、干燥、隔湿。

（3）有牙本质暴露的，酸蚀前用氢氧化钙垫底。

（4）酸蚀（𬌗）面及窝洞，并彻底冲洗、干燥、隔湿。

（5）充填：A型仅用封闭剂涂布（𬌗）面窝沟及窝洞。B型用流动树脂材料或加有填料的封闭剂充填，固化后在（𬌗）面涂布一层封闭剂。C型在窝洞内涂布一层釉质粘接剂后用后牙复合树脂充填。

（6）术后检查充填及固化情况，有无漏涂，咬合是否过高等。

操作中术者应特别注意避免唾液污染酸蚀后的釉质和保持酸蚀面绝对干燥，以确保充填术的成功。

扫码“学一学”

# 第八节 非创伤性修复治疗

## 一、概念

非创伤性修复治疗（atraumatic restorative treatment，ART）指使用手用器械清除龋坏组织，然后用具有黏结性、耐压和耐磨性能较好的新型玻璃离子材料将龋洞充填的技术。非创伤性修复治疗与传统充填治疗相比较，具有众多优点：如不需要牙科电动设备、术者容易操作、患者容易接受、可避免去除较多牙体组织、材料中的氟离子释放可使牙本质硬化以阻止龋的发展，并兼有治疗和预防效果等。

ART技术是在20世纪80年代中期才发展起来的。多年来的研究表明，虽然ART效果低于银汞合金，但很接近；尤其是随着材料的改进，会使两者之间的差别减小。更重要的是社区口腔保健采用ART意义更大，可以纳入初级口腔卫生保健的服务范畴，特别适合在边远和农村地区推广。鉴于已有的成功，世界卫生组织于1994年4月7日正式提倡ART，目前ART已在很多国家和地区推广使用。

## 二、适应证

（1）适用于恒牙和乳牙的中小龋洞，能允许最小的挖器进入。

（2）无牙髓暴露，无可疑牙髓炎，无根尖周炎。

## 三、材料和器械

**1.材料** 玻璃离子粉、液，牙本质处理剂。

**2.器械** 主要有口镜、镊子、探针、调拌纸、挖匙、牙用手斧（或称锄形器）、雕刻刀等，治疗的成功有赖于操作者掌握各种不同器械的作用和正确的使用。

口镜：牵拉口角，反射光线到术区，观察龋坏牙。

探针：探查龋坏牙，但髓腔暴露时不应直接用于探查。

挖匙：去除软的腐质，清洁窝洞。一般分小、中、大三号，小号直径0.6mm，中号直径1.5mm，大号直径2.0mm。

牙用手斧或锄形器：扩展洞形，进一步扩大洞口，使挖器易于进入。

玻璃盘和调拌刀：用于混合玻璃离子材料。

雕刻刀：有两种作用，扁平的一端用于将材料放入窝洞，尖锐的一端用于去除多余的充填材料及修复牙的外形。

树脂条和T形带：用于恢复牙的邻间隙外形。前者用于恒牙，后者用于乳牙。

木楔：放入邻面固定树脂条，使材料不压入牙龈，预防悬突，用软木制成。

## 四、操作步骤

### （一）备洞

使用棉卷隔湿保持干燥，用湿棉球擦去牙面菌斑。再用干棉球擦干表面，确定龋损大小。如牙釉质开口小，使用牙用斧形器扩大入口，部分无基釉可能破碎，使用小的湿棉球去除破碎釉质，在继续手术时再用棉球擦干。洞口大到挖匙能进入，去除腐质，可使龋洞湿润，便于去除腐质。初步去除软化牙本质后，可能需要扩大龋洞进口，将腐质去除干净。特别注意使用挖匙应垂直围绕洞的边缘转动，去除龋坏并达釉质牙本质界，接近牙髓腔的牙本质应保留，避免牙髓暴露。将挖匙去除的龋坏组织放在棉卷上并清洁器械，用棉球保持龋洞干燥清洁，此时要求患者咬合。观察牙是否接触龋洞，这有助于充填后修整及调整咬合。无论是单面洞或多面洞，其备洞原则相同。

### （二）清洁

用处理剂清洁窝洞，以促进玻璃离子材料与牙面的化学性黏结。常用处理剂一般为弱聚丙烯酸（10%），用小棉球或小海绵球蘸处理剂涂布全部窝洞10秒后，立即冲洗2次，并隔湿干燥。如窝洞被血液及唾液污染，应重新冲洗、干燥、隔湿后再涂处理剂。

**（三）混合与调拌**

根据厂家推荐的粉液比例，将粉先放在调拌纸或调拌板上，分为两等份，将液体瓶水平放置片刻，使空气进入瓶底，然后竖直将一滴液体滴到调拌纸上。使用调拌刀将粉与液体混合而不要使其到处扩散。当一半粉剂湿润后，再混合另一半粉，调拌应在20~30秒内完成，然后尽快将调拌好的材料放入要充填的洞内。充填应在材料失去光泽之前进行，如果材料已经失去光泽变干，应重新调拌，不能使用已经变干的材料充填。

注意仅在调拌时才打开包装瓶，取出粉、液剂。使用后将装粉剂的瓶盖旋紧，以防受潮，并立即将器械上的材料去除干净或放入水中，便于清洁。

**（四）充填**

**1.单面洞** 注意工作环境保持干燥，用棉球擦干龋洞，将调拌好的玻璃离子放入备好的洞内，压紧压实玻璃离子，注意避免空气气泡，充填材料稍高于牙面，并将余下的点隙窝沟一并充填。

在充填材料失去光泽之前，将戴手套的手指涂少许凡士林放在其上，向龋洞内紧压，使玻璃离子进入龋洞内。当材料不再有黏性后再移开手指（约30秒），用器械去除多余材料，使用凡士林覆盖玻璃离子表面，维持充填物干燥时间30秒。充填后用咬合纸检查咬合情况。如咬合高，用器械去除多余材料，调整到正常咬合，再涂一层凡士林，最后让患者漱口并嘱患者1小时内不要进食。

**2.复面洞** 复面洞充填与单面洞操作基本相同，一般将复面洞区分为前牙和后牙。通常复面洞龋坏较大并涉及多个牙面。因此，充填时应特别注意确保充填物外形正常。

（1）前牙复面洞充填 使用棉卷保持工作环境干燥，用棉球擦干龋坏部分。在牙的邻面正确放置成形片，使充填物符合设计的邻面外形，将软木楔放置在牙龈缘之间，保持成形片位置。根据前述方法调拌玻璃离子并稍许超填；使用手指紧紧平行牙面方向压住成形片，围绕唇面将其紧紧裹住，使材料进入龋洞，用大拇指紧按约30秒直到材料固化。此时，充填物将接近正常外形。去除成形片，用雕刻刀去除多余材料，检查咬合并再涂一层凡士林，最后请患者漱口并嘱1小时内不要进食。

（2）后牙复面洞充填 操作步骤基本同前牙。后牙复面洞也使用成形片保持外形进行充填。恒牙使用条形成形片及木楔修复邻面，在安放之前先让患者咬合，以观察需要充填的程度。

乳牙不一定要求完全修复邻面外形，可根据龋洞大小及牙齿在口腔中可能维持的时间而定。为了避免牙齿邻面嵌塞食物，乳牙大的邻面龋损可充填为斜面，可选择T形成形片修复邻面。

## 本章小结

本章主要介绍了龋病的发病因素，从龋病的流行病因到龋病的早期诊断及早期预防。龋病的发生是宿主、细菌、食物和时间等多因素相互作用的结果。对口腔内龋病危险因素的了解和控制是防止早期龋的重要环节。氟化物防龋可有效降低患龋的发生。窝沟封闭和早期充填治疗是龋病预防的有效办法。

## 习　题

扫码“练一练”

### 一、单项选择题

1. 导致龋病发生的因素为

A. 细菌因素　B. 宿主因素　C. 食物因素

D. 时间因素　E. 四联因素

2. 菌斑主要的致龋作用是

A. 黏附致龋菌于牙齿表面　B. 滞留精制糖类　C. 产酸使牙釉质脱矿

D. 利用唾液糖蛋白　E. 降低局部pH值

3. 龋病流行特征不包括

A. 地区分布　B. 时间分布　C. 人群分布

D. 氟化物分布　E. 城乡分布

4. 影响龋病流行的有关因素不包括

A. 氟的摄入量　B. 糖的摄入量　C. 钙的摄入量

D. 糖的摄入频率　E. 饮食习惯

5. 世界卫生组织计算乳牙龋失标准

A. 7岁以下的儿童丧失了不该脱落的乳牙数

B. 8岁以下的儿童丧失了不该脱落的乳牙数

C. 9岁以下的儿童丧失了不该脱落的乳牙数

D. 10岁以下的儿童丧失了不该脱落的乳牙数

E. 11岁以下的儿童丧失了不该脱落的乳牙数

6. 人体的氟储存库是

A. 血液　B. 骨骼和牙齿　C. 软骨

D. 肌肉　E. 脂肪组织

7. 宣传指导刷牙方法属于龋病三级预防中的

A. 三级预防　B. 二级预防　C. 一级预防

D. “三早”预防　E. 以上都不是

8. 拍摄X线片检查牙齿是否患龋齿属于龋病三级预防中的

A. 三级预防　B. 二级预防　C. 一级预防

D. 预防并发症　E. 以上都不是

9. 下列症状属于慢性氟中毒口腔表现的为

A. 牙根发育不良　B. 牙本质发育不良　C. 牙齿早萌

D. 牙齿迟萌　E. 氟牙症

10. 下列不属于预防龋齿方法的是

A. 控制糖的摄入　B. 刷牙　C. 喝碳酸饮料

D. 使用含氟牙膏　E. 使用牙线

11. 龋病的易感因素不包括

A. 致龋菌在口腔内的数量及在牙体聚集滞留的时间

B. 宿主抗龋能力

C. 人群口腔卫生状态不佳

D. 不合理的膳食结构

E. 工作过于劳累，精神压力过大

12. 目前尚不能在人群中推广使用的防龋方法是

A. 预防性充填　　B. 氟化物防龋　　C. 免疫防龋

D. 窝沟封闭　　E. 寻找蔗糖代用品

13. 将氟化牛奶用于防治的理由哪项是错误的

A. 牛奶是婴幼儿、孕妇、儿童和老年人普遍饮用的营养食品

B. 牛奶是一种氟化物的良好载体

C. 牛奶属于非致龋食品

D. 牛奶内的氟化物可被大量吸收并持续较长时间

E. 牛奶中氯化物吸收速率明显高于氟化饮水

14. 下列关于ART洞形准备的描述哪项是错误的

A. 使用棉卷隔湿后进行　　B. 牙用手斧扩大入口，以便挖匙进入

C. 将软龋去净　　D. 接近髓腔的牙本质应尽量去除

E. 用棉球保持龋洞干燥、清洁

15. 下列方法中可由个人使用的是

A. 含氟涂料　　B. 含氟凝胶　　C. 氟水漱口

D. 局部涂氟　　E. 缓释氟

**二、思考题**

如何预防龋齿?

（徐晶　高月华　李聚慧）

# 第五章

# 牙周病预防

**学习目标**

1.掌握　牙周病的病因及牙周病的三级预防。

2.熟悉　牙周健康指数、自我口腔保健方法。

3.了解　牙周病与口臭的关系。

**案例分析**

【案例】

患者，男，45岁。主诉全口牙龈反复肿痛，口臭。自述有吸烟史30多年。检查：全口牙龈肿胀充血，明显松动Ⅰ～Ⅱ度。牙周袋深4～6 mm，牙周袋内溢脓，全口牙颈部大量牙石。X线片示全口牙槽骨有不同程度的吸收。

【讨论】

1.请问该患者在口腔保健方面存在的问题有哪些？

2.针对该患者存在的口腔保健方面的问题提出合理的可行性建议。

牙周病是发生在牙齿支持组织的慢性、进行性、破坏性疾病。支持组织在机体内外因素影响下发生改变，导致牙龈炎症、牙槽骨吸收、牙齿松动脱落、移位。牙周病早期常无自觉症状或症状不明显，容易被忽视，症状明显提示进入病程晚期，有的不能治疗而拔除，严重危害人类健康。第四次全国口腔健康调查结果表明，35～44岁居民中，口腔内牙石检出率为96.7%，男性高于女性，农村高于城市，与十年前相比，变化不大；牙龈出血检出率为87.4%，男性高于女性，农村高于城市，与十年前相比，上升了10.1个百分点。任何一个疾病的发生、发展都需要一定时间，坚持预防为主、防治结合、突出重点、统筹资源，以提高群众口腔健康水平为根本。因此，口腔保健应该针对牙周病的发生，采取不同的预防和保健措施，才能更加科学有效地促进全民健康。

扫码“学一学”

## 第一节　牙周病的病因

牙周病是口腔常见疾病之一，其发展受到多因素影响，其中牙菌斑是最主要的致病因素，菌斑的细菌及其产物是引发牙周病的始动因子，先引起牙龈的炎症反应，如果不得到恰当治疗，进一步向深层扩展，可引起牙周膜胶原纤维的溶解，牙槽骨吸收，导致牙周袋形成，此时即为牙周病。但是牙周病的发生、发展还受到牙石、牙齿解剖因素、牙齿位置异常、医源性因素、咬合创伤、不良习惯等局部因素和遗传因素、性激素、吸烟、系统疾病等全身因素的调控。

总之，牙周病的发生是宿主和细菌生态失调的结果。因此，控制牙菌斑和保护牙周生态环境已成为牙周病防治的首要内容。

## 一、始动因子

扫码"看一看"

牙菌斑是一种细菌性生物膜，由基质包裹的互相黏附，或黏附于牙面、牙间或修复体表面的软而未矿化的细菌性群体，不能被水冲去或漱掉。细菌凭借菌斑生物膜这种结构，黏附在一起生长，使细菌附着紧密，难以清除；同时牙菌斑生物膜的形成是一种适应过程，因此有利于细菌抵抗表面活性剂、抗生素或宿主防御功能的杀灭作用，长期生存，使各种细菌在合适的微环境中发挥不同的致病作用。

### （一）牙菌斑生物膜的形成

牙菌斑生物膜的形成过程大致分为三个基本过程。

**1.获得性膜的形成** 最初由唾液蛋白或糖蛋白吸附到牙面，形成一层无结构、无细胞的薄膜，数分钟内即可形成。薄膜具有选择性吸附细菌到牙面的作用，也可促进早期细菌黏附定植，获得性膜是牙菌斑形成的基础。

**2.细菌的黏附和聚集** 获得性膜形成后，口腔内细菌便陆续定植于薄膜，不同细菌表面的相应分子间的互相识别、黏附成为共聚。

**3.菌斑的成熟** 细菌通过黏附和共聚，使菌斑形成稳定群体，首先定植的细菌是革兰阳性球菌，然后是丝状菌、放线菌，以后随着菌斑成熟，细菌种类逐渐增加，菌斑成熟。一般12小时的菌斑便可被菌斑显示剂着色，10～30天的菌斑可发展成熟，达到高峰。

### （二）牙菌斑的分类及特点

根据牙菌斑所在部位，以龈缘为界，分为龈上菌斑和龈下菌斑两种。龈下菌斑又分为附着性龈下菌斑和非附着性龈下菌斑，其主要特性如下（表5–1）。

**表5–1 牙菌斑特性**

| 菌斑分类 | 接触组织 | 优势菌 | 致病性 |
|---|---|---|---|
| 龈上菌斑 | 龈缘处 | $G^+$ 球菌和丝状菌 | 龋病、牙龈炎、龈上牙石 |
| 附着性龈下菌斑 | 牙周袋内的根面牙骨质 | $G^+$ 球菌、丝状菌及少数 $G^-$ 短杆菌 | 根面龋、牙周炎、龈下牙石 |
| 非附着性龈下菌斑 | 龈沟上皮、结合上皮、袋内上皮 | $G^-$ 厌氧菌、螺旋体 | 牙周快速被破坏，是"进展前沿" |

### （三）牙周微生物的致病机制

菌斑细菌可通过毒性产物进入或细菌本身侵入牙周组织，或通过抑制宿主的防御功能而引起变态反应等，间接损害牙周组织。

**1.牙周微生物的直接作用**

（1）牙周定植、存活和繁殖 首先细菌必须黏附在口腔特定部位的组织表面，在微环境中生长繁殖，才有机会破坏组织。

（2）入侵宿主组织　细菌附着后，引起白细胞的趋化、吞噬及炎症，造成表面组织损伤，细菌及其产物通过上皮细胞及细胞间隙入侵表层下组织。

（3）抑制或躲避宿主的防御反应　致病菌必须抑制宿主的防御功能，才能破坏组织。

（4）损害宿主牙周组织　细菌各种酶、抗原成分、毒素及其代谢产物，可直接刺激和破坏牙周组织，或引起免疫反应。

**2.由微生物引发的宿主免疫反应的作用**　牙周病的许多破坏，不是感染微生物直接引起，而是宿主对毒性产物及微生物的间接应答反应。机体在阻止微生物入侵发生免疫反应的同时也损害牙周组织。

## 二、局部促进因素

### （一）牙石

牙石是沉积在牙面或修复体上的已钙化的或正在钙化的菌斑及沉积物，由唾液或龈沟液中的矿物盐逐渐沉积而成。牙石形成后用刷牙方法无法去除，其表面覆盖着大量的菌斑。牙石根据沉积的部位，以龈缘为界，可分为龈上牙石和龈下牙石。最容易沉积牙石的部位是上颌第一磨牙的颊面和下前牙舌面。牙石的致病作用是继发的，为菌斑的进一步积聚和矿化提供理想的表面。牙石对牙周组织的主要危害来自其表面堆积的菌斑，由于牙石的存在使得菌斑与组织表面紧密接触，引起组织的炎症反应。此外，牙石的多孔结构也容易吸收大量的细菌毒素，牙石也妨碍口腔卫生措施的实施。牙石是牙周病的重要促进因素。

### （二）解剖因素

牙体和牙周组织的发育异常或有解剖缺陷，常成为牙周疾病发生的有利条件，或加重牙周病的进程。如牙解剖因素中的根分叉、根面凹陷、颈部釉突和釉珠、腭侧沟、牙根形态异常、冠根比例失调、骨开裂或骨开窗、膜龈异常、牙齿位置异常、拥挤和错畸形等。

### （三）咬合创伤

咬合创伤是由于咬合力和牙周支持力之间不平衡而产生的，包括以下类型。

**1.原发性咬合创伤**　异常的咬合力作用于健康的牙周组织。

**2.继发性咬合创伤**　正常的咬合力作用于病变的牙周支持组织。

**3.原发性和继发性咬合创伤并存**　异常的咬合力作用于病变的牙周支持组织。

咬合创伤与牙周炎的关系：单纯、短期的创伤不会引起牙周袋，也不会引起或加重牙龈的炎症；引起的前提是牙菌斑存在；创伤会增加牙的动度，但动度增加并不一定是诊断创伤的指征，因为牙周膜增宽和牙松动可能是以往创伤的结果；创伤是牙周炎的局部促进因素；自限性牙松动在没有牙龈炎症的情况下，不造成牙周组织的破坏。在牙周炎的治疗中，消除炎症是第一位的；在正畸治疗前必须先治疗已有的牙龈炎症。

### （四）食物嵌塞

在咀嚼过程中，食物被咬合压力楔入相邻两牙的牙间隙内。

**1.垂直性嵌塞**　由于咬合面的不规则磨损或者邻接点破坏导致。

**2.水平性嵌塞**　由于牙龈萎缩，牙间隙暴露，使咀嚼时食物因唇、颊、舌运动力，水平向塞入牙间隙。多见于老年人。食物嵌塞导致牙菌斑形成增多，促进牙周病的发生、发展；它也是一种机械性损伤。

## 三、全身危险因素

大量的研究揭示了全身因素在牙周病的发生、发展过程中起着十分重要的作用。

### （一）吸烟

研究已证实，吸烟也是牙周病，尤其是重度牙周炎的高危因素。吸烟能增加附着丧失和骨吸收的危险性，使牙周组织的破坏加重。因此吸烟状况可作为评估个体牙周炎危险因素的一个重要指标。吸烟影响局部的血液循环，影响体液免疫、细胞免疫和炎症过程，尤其降低口腔中性多形核白细胞的趋化和吞噬功能。许多学者研究发现：①吸烟不仅影响细胞防御功能，而且减少血清抗体；②吸烟者口腔卫生差，牙石易于沉积，菌斑形成速度增快；③吸烟使机体免疫力下降，降低牙周组织对感染的抵抗力；④吸烟能抑制成纤维细胞的生长并使其不易附着于根面，影响牙周创口愈合。

### （二）内分泌因素

内分泌功能混乱严重影响牙周病的发生和发展。由于牙龈中含有性激素的特异性受体，所以内分泌功能紊乱对牙周病发生和发展有明显的影响。青春期及妊娠期或女性服激素类避孕药后，可导致牙龈炎症或使原有牙龈炎明显加重，但牙周菌斑量并无明显改变。牙菌斑的存在是激素发挥作用的前提，只起到促进作用。

### （三）有关的系统疾病

有些系统疾病会增加患牙周炎的风险，并影响牙周病治疗的效果，主要包括糖尿病、吞噬细胞数目的减少和功能的异常、人类获得性免疫缺陷综合征、骨质疏松症等。

**1.糖尿病**　糖尿病患者发生牙周炎的风险比非糖尿病患者增高2～3倍，发生机制可能是白细胞趋化和吞噬功能缺陷、组织内血管基底膜的改变、胶原蛋白合成减少、骨基质形成减少以及免疫调节能力下降，使患者抗感染能力下降。

**2.吞噬细胞数目的减少和功能的异常**　免疫反应在牙周病的发生中起重要作用。其中，中性粒细胞是维护牙周组织健康的至关重要的防御细胞，无论其量的减少还是功能的缺陷都与牙周组织的重度破坏有关。

**3.人类获得性免疫缺陷综合征**　人类获得性免疫缺陷综合征患者的免疫功能存在缺陷，这类患者牙周病的进展要比未感染者快。人类获得性免疫缺陷综合征相关的牙周表现包括线性牙龈红斑、坏死性溃疡性龈炎等。

**4.骨质疏松症**　骨质疏松症的特点是骨量的减少和骨的脆性增加。而牙周炎是一种炎症性疾病，其特征是牙周组织被破坏和牙槽骨吸收。

### （四）遗传因素

单纯遗传因素不会引起牙周病，但是遗传因素可增加宿主对牙周病的易感性，例如侵袭性牙周炎、Down综合征等。患者如果机体抵抗力下降，可并发严重的牙周病，造成菌斑堆积，牙周膜和牙槽骨严重破坏。

扫码“学一学”

# 第二节　牙周病流行病学

## 一、牙周健康指数

牙周病是发生在牙周组织的慢性、进行性、破坏性疾病，牙周病造成牙周袋、牙周溢脓、牙齿松动等，严重影响人类口腔健康，是中老年人缺失牙的主要原因。临床上用牙周健康指数来评价患者牙周情况，有利于治疗计划的实施。下面介绍几种常用的牙周健康指数。

### （一）简化口腔卫生指数

简化口腔卫生指数（oral hygiene index，OHI-S）包括简化软垢指数（DI-S）和简化牙石指数（CI-S），由Greene和Vermillion于1964年提出，常用于人群口腔卫生状况评价，也可用于个人口腔卫生评价。口腔卫生指数需检查全口28颗牙，而 OHI-S 只检查16，11，26，31的唇面（颊）面，36，46的舌面共6个牙面。

**1.检查方法**　软垢检查以视诊为主，当视诊困难时，可用镰形探针自牙切缘1/3处向牙颈部轻刮，再根据软垢的面积按标准记分。检查牙石时，将探针插入牙远中面龈沟内，然后沿龈沟向近中移动，根据牙颈部牙石的量记分。将每个牙面软垢或牙石记分相加，即为个人简化口腔卫生指数。将个人简化口腔卫生指数相加，除以受检人数，即为人群简化口腔卫生指数。

**2.记分标准**　简化软垢指数见图5-1、简化牙石指数见图5-2、简化口腔卫生指数记分标准见表5-2）

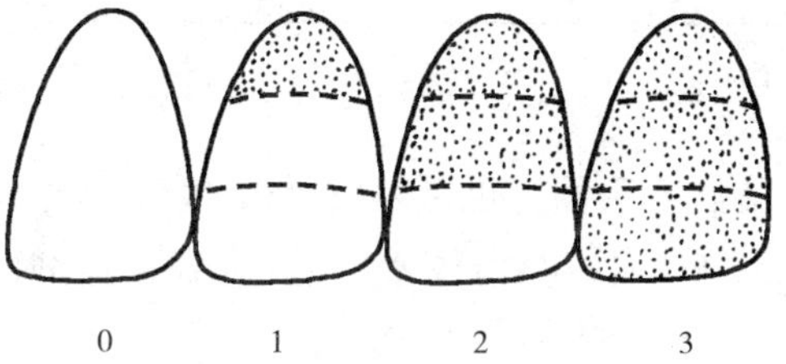


图5-1　简化软垢指数

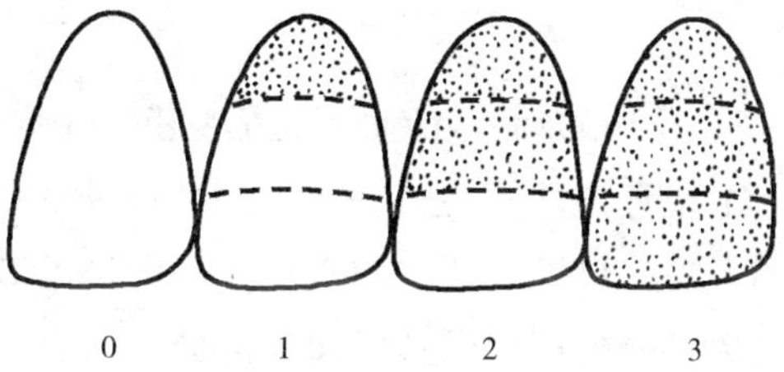


图5-2　简化牙石指数

表5-2　简化口腔卫生指数记分标准

| 记分 | DI-S | CI-S |
| --- | --- | --- |
| 0 | 牙面上无软垢 | 龈上、龈下无牙石 |
| 1 | 软垢覆盖面积占牙面 1/3 以下 | 龈上牙石覆盖面积占牙面 1/3 以下 |
| 2 | 软垢覆盖面积占牙面 1/3 与 2/3 之间 | 龈上牙石覆盖面积在牙面 1/3 与 2/3 之间或牙颈部有散在龈下牙石 |
| 3 | 软垢覆盖面积占牙面 2/3 以上 | 龈上牙石覆盖面积占牙面 2/3 以上或牙颈部有连续而厚的龈下牙石 |

### （二）菌斑指数

菌斑指数（plaque index，PLI）由Silness等在1964年提出，根据牙面菌斑的厚度记分，而不根据菌斑覆盖面积记分，用于评价口腔卫生状况和衡量牙周病防治效果。

**1.检查方法**　用视诊结合探针的方法检查，检查时用探针轻划牙面，根据菌斑的量和厚度记分。菌斑指数可检查全口牙面，也可检查选定的几颗牙。每颗牙检查4个牙面，即近中颊面、正中颊面、远中颊面以及舌面。每颗牙的记分为4个牙面记分总和除以4，个人记分为每颗牙记分之和除以受检牙数。

**2.记分标准** 见图5-3、表5-3。

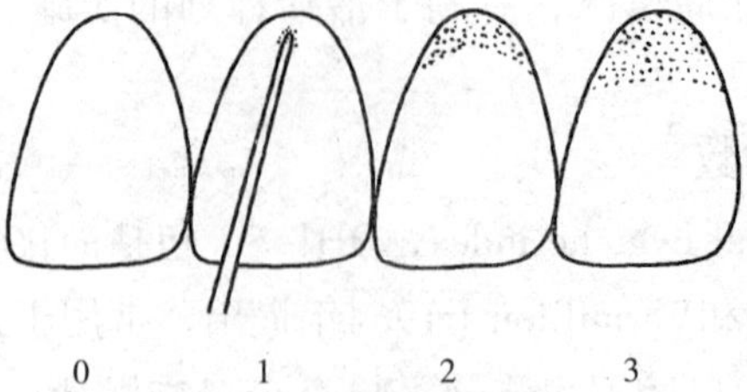


图5-3 菌斑指数

表5-3 菌斑指数记分标准

| 记分 | 标 准 |
|---|---|
| 0 | 龈缘区无菌斑 |
| 1 | 龈缘区的牙面有薄的菌斑，但视诊不可见，若用探针尖刮牙面可刮出菌斑 |
| 2 | 在龈缘或邻面可见中等量菌斑 |
| 3 | 龈沟内或龈缘区及邻面有大量软垢 |

### （三）Quigley-Hein菌斑指数的Turesky改良法

**1.检查方法** 检查除第三磨牙以外的所有牙的唇颊舌面，也可以按照1959年Ramfjord提出的方法，只检查选定的六颗牙，即16、21、24、36、41、44指数牙。先用菌斑染色剂使菌斑染色，再根据牙面菌斑面积记分。

**2.记分标准** 见图5-4、表5-4。

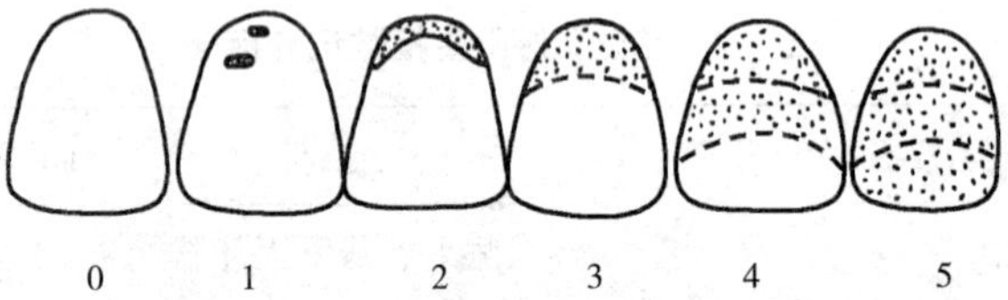


图5-4 Turesky改良的菌斑指数

表5-4 Quigley-Hein菌斑指数的Turesky改良法记分标准

| 记分 | 标 准 |
|---|---|
| 0 | 牙面无菌斑 |
| 1 | 牙颈部龈缘处有散在的点状菌斑 |
| 2 | 牙颈部菌斑宽度不超过 1mm |
| 3 | 牙颈部菌斑覆盖面积超过 1mm，但在牙面 1/3 以下 |
| 4 | 菌斑覆盖面积在牙面 1/3 与 2/3 之间 |
| 5 | 菌斑覆盖面积占牙面 2/3 以上 |

### （四）牙龈指数

牙龈指数（gingival index，GI）只观察牙龈情况，如牙龈颜色和质的改变，以及出血倾向，用于衡量人群牙龈健康状况。

**1.检查方法**　用钝头牙周探针，结合视诊和探诊，检查全口或几颗选定牙的牙龈，分为近中唇（颊）乳头、正中唇（颊）缘、远中唇（颊）乳头和舌侧龈缘。每颗牙的计分为4个点记分的平均值，每人记分为全部受检牙记分的平均值。

**2.记分标准**　见图5–5、表5–5。

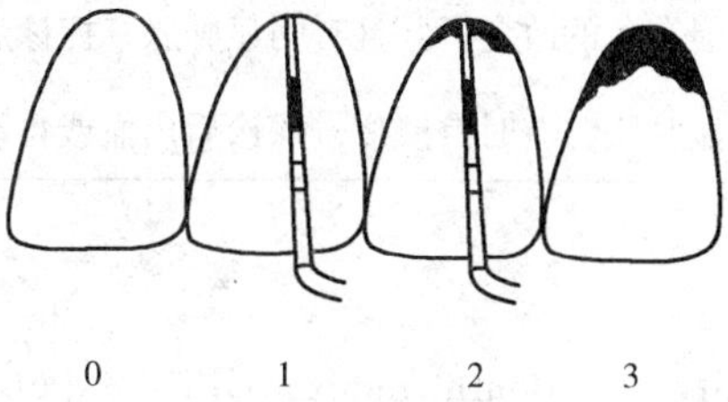

图5–5　牙龈指数

表5–5　牙龈指数记分标准

| 记分 | 标　准 |
|---|---|
| 0 | 牙龈健康 |
| 1 | 牙龈轻度炎症：牙龈的色有轻度改变并轻度水肿，探诊不出血 |
| 2 | 牙龈中等炎症：牙龈色红，水肿光亮，探诊出血 |
| 3 | 牙龈严重炎症：牙龈明显红肿或有溃疡，并有自动出血倾向 |

**3.群体牙龈炎的流行程度**　群体牙龈炎估计标准见表5–6。

表5–6　群体牙龈炎估计标准

| 牙龈指数 | 牙龈炎流行程度 | 牙龈指数 | 牙龈炎流行程度 |
|---|---|---|---|
| 0 | 无流行性 | 1.1 ~ 2.0 | 中度流行 |
| 0.1 ~ 1.0 | 轻度流行 | 2.1 ~ 3.0 | 重度流行 |

### （五）龈沟出血指数

龈沟出血是牙龈炎活动期的表现，龈沟出血指数（sulcus bleeding index，SBI）能更好反映牙龈炎的活动状况。

**1.检查方法**　检查时采用钝头牙周探针，结合视诊和探针，在观察牙龈颜色和形状的基础上，用牙周探针轻探龈沟，观察出血情况。注意在检查龈沟出血指数前，一般不用菌斑显示剂，因染色后会影响龈沟出血情况的辨别。

**2.记分标准**　见表5–7。

表5-7 龈沟出血指数记分标准

| 记分 | 标 准 |
|---|---|
| 0 | 龈缘和龈乳头外观健康，轻探龈沟后不出血 |
| 1 | 龈缘和龈乳头呈轻度炎症，轻探龈沟后不出血 |
| 2 | 牙龈呈轻度炎症，有颜色改变，无肿胀或血肿，探诊后点状出血 |
| 3 | 牙龈呈中度炎症，有颜色改变和轻度水肿，探诊后出血，血溢在龈沟内 |
| 4 | 牙龈呈重度炎症，不但有色的改变，并且有明显肿胀，探诊后出血，血溢出龈沟 |
| 5 | 牙龈有色的改变，明显肿胀，有时有溃疡，探诊后出血或自动出血 |

### （六）社区牙周指数

扫码“看一看”

社区牙周指数（community periodonral index，CPI）不仅反映牙周组织的健康状况，也反映牙周的治疗需要情况，且操作简便，重复性好，适合于大规模的口腔流行病学调查。

**1.检查器械** 使用世界卫生组织推荐的CPI牙周探针（图5-6）。探针尖端为一小球，直径为0.5mm，在距顶端3.5~5.5mm处为黑色的区域，距顶端8.5mm和11.5mm处有两条环线。

CPI牙周探针作用：①检查牙龈出血情况；②探测龈下牙石；③测牙龈沟或牙周袋的深度。

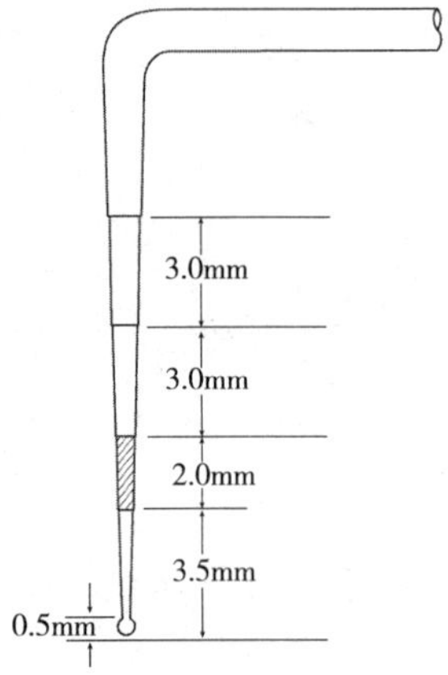

图5-6 CPI探针

**2.检查项目** CPI检查项目为牙龈出血、牙石和牙周袋深度。

检查方法：以探诊为主，结合视诊。检查时将CPI探针与牙长轴平行，紧贴牙根轻缓地插入龈沟内或牙周袋内。沿龈沟从远中向近中移动，做上下短距离颤动，以感觉龈下牙石。同时查看牙龈出血情况，并根据探针上的刻度观察牙周袋深度。使用CPI探针用力不超过20g，用力过大会引起患者疼痛，有时还会刺破牙龈，影响检查效果。确定这种力量的方法是将探针末端放在拇指指甲沟内，加压至指甲发白，而不引起疼痛和不适为宜。

**3.检查指数牙** 正常情况下，每人口腔中有6个区段，10颗指数牙，分别是上、下颌8个磨牙和右上、左下各1颗中切牙，即17、16、11、26、27和37、36、46、47。20岁以上的受检者需对每一颗指数牙进行检查，记录各牙的牙龈出血、牙石和牙周袋情况。20岁以下、15岁及以上者只检查16、11、26、36、31、46六颗指数牙；为避免第二磨牙萌出过程中产生的假性牙周袋，15岁以下者，只检查上述六颗指数牙，并且只检查指数牙的牙龈出血、牙石情况，不检查牙周袋深度。

按世界卫生组织规定，每个区段内必须有2颗或2颗以上功能牙，且无拔牙指征，该区段才做检查。成年人的后牙区段，如缺失一颗指数牙或有拔牙指征，则只检查另一颗指数牙。如果一个区段内的指数牙全部缺失或有拔牙指征时，则要检查此区段内的所有其余牙，以最重情况记分。注意每颗指数牙的所有龈沟或牙周袋都需检查到：每个区段两颗功能牙检查结果，以最重情况记分。以6个区段中的最高记分作为个人CPI分值。

**4.记分标准** 见图5-7、表5-8。

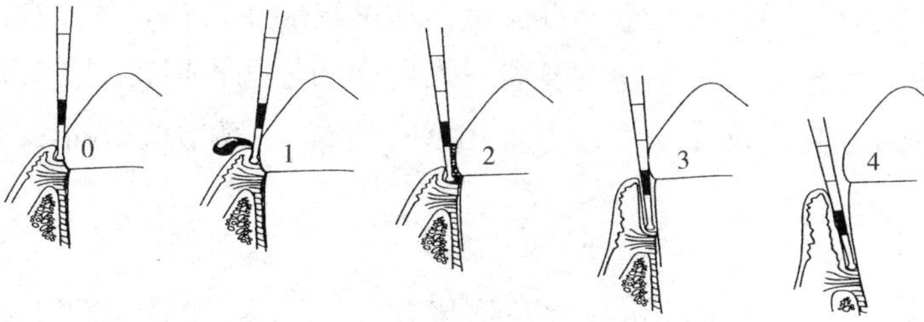


图5-7　CPI记分标准

表5-8　CPI记分标准

| 记分 | 标　准 |
|---|---|
| 0 | 牙龈健康 |
| 1 | 牙龈炎，探诊后出血 |
| 2 | 牙石，探诊可发现牙石，但探针黑色部分全部露在龈袋外 |
| 3 | 早期牙周病，龈缘覆盖部分探针黑色部分，龈袋深度在 4 ~ 5mm |
| 4 | 晚期牙周病，探针黑色部分被龈缘完全覆盖，牙周袋深度 6mm 或以上 |
| X | 除外区段（少于两颗功能牙存在） |
| 9 | 无法检查（不记录） |

## 二、牙周病的流行特征

不同国家和地区的牙周病患病情况有很大差异，世界卫生组织以15岁少年的牙石平均检出区段数作为牙周状况的评价标准，以便于不同国家或地区之间进行人群牙周健康状况的比较（表5-9）。

表5-9　世界卫生组织牙周状况评价标准

| 牙石检出平均区段数 | 等级 |
|---|---|
| 0.5 ~ 1.5 | 很低 |
| 1.6 ~ 2.5 | 低 |
| 2.6 ~ 3.5 | 中 |
| 3.6 ~ 4.5 | 高 |
| 4.6 ~ 6.0 | 很高 |

**1.地区分布**　全球口腔资料库的资料表明，牙周病在不同地区的患病情况不同，与地区之间的经济状况有一定的关系，发展中国家的牙龈炎、牙周病等的患病程度高于发达国家，农村居民的患病程度高于城市居民。我国农村牙周病的流行情况比城市严重，这种情况与受检人群口腔卫生状况有关。因此，在一个国家中有组织、有计划地在人群中开展口腔保健工作，定期地举办各种形式的口腔健康教育活动，对提高人群的自我口腔保健意识可以起到决定作用。如果全民的口腔保健意识提高，牙周组织的健康水平也必然提高。

**2.时间分布** 工业化国家的儿童、青少年在20世纪60年代初，牙龈炎的患病率也相当高，70年代后，由于牙科公共卫生学的发展，人群中的牙病不但得到了控制，而且预防工作的开展也逐年有所提高，首先是青、少年儿童的龋病、牙龈炎患病情况持续下降，然后扩大到成年人。

**3.人群分布**

（1）年龄、性别 牙周疾病患病率与年龄有直接关系，随年龄增长而增高。儿童自5～6岁就可能患牙龈炎，青春期（12～14岁）达到高峰，以后略有下降，但仍维持在相当高的水平，直到老年。牙石指数亦随年龄增加面增加，关于两性之间牙周病患病情况的差异，多数报告为男性高于女性；但从患病的严重程度看，女性明显重于男性。

（2）民族 在一个国家内，不同民族的牙周健康状况也不同，这是由于经济、文化、饮食，卫生习惯等条件不同所致。我国中小学生口腔健康调查发现，少数民族中牙龈炎患病率最低的是朝鲜族，最高的是彝族，美国黑人牙周疾病患病率高于白种人，但如果是经济、文化水平相同的白人与黑人，则牙周健康状况差异不大。

### 三、影响牙周病流行的有关因素

影响牙周病流行的因素除地区、时间、年龄、性别以及民族等因素外，还受口腔卫生习惯、吸烟和营养等因素的影响。

**1.口腔卫生** 虽然全身健康状况会影响牙周病发病，但口腔卫生状况与牙周病有直接关系。口腔卫生好，也就是菌斑清除彻底，牙龈炎低，牙周状况就好；反之，口腔内菌斑很多，牙石堆积，牙龈炎则不能避免，如果这种情况持续存在，就会引起牙周炎。

**2.吸烟** 吸烟是牙周病的高危因素之一，吸烟者牙周病患病危险高于不吸烟者。烟瘾不大者，牙周病的危险性比不吸烟者高2倍，烟瘾大者其危险性高7倍，尤其是严重牙周炎。吸烟者牙菌斑、牙石堆积增多，牙槽骨吸收加快，牙龈炎症、牙周炎症发展加快。

**3.营养** 营养状况是影响牙周组织对致病因素抵抗力的重要条件之一。糖类、脂肪、蛋白质、维生素和矿物质这些营养成分同样为牙周组织及代谢、修复和维持正常功能所必需，营养缺乏将造成牙周组织功能降低。如蛋白质缺乏，可使牙周结缔组织变性，牙槽骨疏松，还可影响抗体蛋白质合成，免疫能力下降；维生素与牙周组织胶原合成有关；蛋白质和维生素的缺乏都会造成牙周组织创伤愈合困难。即营养是维持牙周组织健康的必要条件之一，营养不良可使牙周组织对口腔局部刺激因素的抵抗力降低，因而易患牙周病。

## 第三节 牙周病的预防措施和方法

扫码“学一学”

牙周病的预防非常重要，其主要目的是消除致病的始动因子及促进疾病发展的危险因素。

### 一、牙周病的三级预防

牙周病的三级预防以及与之相适应的各种预防措施，使牙周病的预防更加系统化、规范化。目前牙周病的预防主要包括以下几方面：①以健康教育为基础，增强人群牙周病预防的意识，提高自我口腔保健和维护牙周健康的能力；②养成良好的口腔卫生习惯，去除致病微生物，使牙周支持组织免遭破坏；③提高宿主的防御能力，保持健康的生理和心理状态；④维持牙周治疗的疗效。

扫码“看一看”

根据疾病的自然史，牙周病的预防分为三级预防。

**1.一级预防**　一级预防（primary prevention）又称初级预防，是指在牙周组织受到损害之前或致病因素已侵袭到牙周组织，但尚未引起牙周病损之前立即将其去除，防止致病因素的侵袭。一级预防的目的有两方面：①减少人群中牙周病新病例的发生，对群体进行口腔健康教育和指导，最终达到清除菌斑和其他刺激因子的目的；②帮助人们建立良好的口腔卫生习惯，掌握正确的刷牙方法，同时提高宿主的抗病能力，防止龈炎和牙周炎的发生。

一级预防包括所有针对牙周病的病因采取的干预措施。

**2.二级预防**　二级预防（secondary prevention）也称“三早预防”，是指在牙周组织发生损害的初期阶段，早期发现、早期诊断、早期治疗，减轻已发生的牙周病的严重程度，控制其继续发展。“三早预防”主要采用以下方法。

（1）对局限于牙龈的炎症，及时采取专业性洁治，去除菌斑和牙石，控制其进一步发展，使牙周组织恢复健康。

（2）对已发生牙周炎的患者，采用X线检查法定期追踪观察牙槽骨情况，根据具体情况采取适当的治疗方案，如洁治、治疗牙周脓肿、袋内刮治、根面平整、牙周手术、拔除不能保留的患牙等，使牙周组织的健康状况可得到显著改善，并防止继发病的发生。

二级预防的效果是在一级预防基础上取得的，其长期效果与患者是否能长期坚持各种预防措施有关。

**3.三级预防**　三级预防（tertiary prevention）是指在牙周组织病变已发展到较严重的程度，以义齿修复失牙，重建功能；并通过随访、精神疗法和口腔健康的维护，维持其疗效，预防复发；同时，还应治疗相关的全身性疾病如糖尿病，增强牙周组织的抵抗力。

总之，二级和三级预防属于治疗性措施，而一级预防是去除致病因素，预防疾病的发生，其意义更为深远。牙周病的预防需要口腔健康教育、口腔卫生宣传与具体口腔预防措施相结合，但是其效果更有赖于患者对个人和家庭口腔卫生措施的坚持和正确实施。

**考点提示**　牙周病的三级预防策略。

## 二、牙周病的预防方法

### （一）控制菌斑

菌斑是牙周病的主要刺激物。由于牙菌斑形成快，清除后几小时内还会不断地在牙面重新形成，因此，必须坚持每天彻底清除菌斑，才能预防牙周病的发生和复发；对于已患有牙周病者，除了在治疗过程中彻底清除牙面的菌斑、牙石外，还必须掌握自我控制菌斑的方法，才能保证牙周病治疗的顺利进行并维持长期疗效，防止复发。

要达到控制菌斑，必须掌握对菌斑的临床评估，从而了解牙面的不洁状态，评价菌斑控制程度，彻底清除菌斑以及准确评价菌斑控制的效果。

**1.显示菌斑**　菌斑是无色、柔软的物质，黏附于牙面，肉眼不易辨认，可借助菌斑显示剂，使菌斑染色。

（1）菌斑显示剂的种类　菌斑显示剂有溶液和片剂两种剂型，可根据不同情况选用。常用的菌斑显示剂如下。

1）2%碱性品红　成分为碱性品红1.5g，乙醇25ml。漱口的浓度为1%水溶液。染色性很好，紫红色浓染。

2）2%～5%藻红片剂　15mg/片。染色性较好，淡红染色。味欠佳，对黏膜几乎无刺激性。

3）酒石黄　以85：15的比例与广蓝混合，制成4%的水溶液，局部涂擦。

4）1.0%～2.5%孔雀绿。

5）荧光素钠　在特殊蓝色光源下，菌斑显出黄色，在日光下不显示颜色。对黏膜几乎无刺激，自然脱色。

（2）菌斑显示方法　液体菌斑显示剂的使用方法是将蘸有显示剂的小棉球涂布于牙面上，滞留1分钟后漱口，无菌斑处显示剂被冲掉，有菌斑处显示剂不易冲掉而着色。使用片剂时，嘱患者将药片放入口中左右侧咀嚼1分钟，再用舌舔至牙的各个面，然后漱口，菌斑可被染色。

应注意个别人对显示剂中的某些成分可能会发生过敏反应，故使用前应仔细询问过敏史。

**2.菌斑控制的临床评估**　菌斑的有效控制是医师和患者之间相互协作的结果，但在更大程度上依赖患者自我控制，而调动患者自我口腔保健积极性的动力是让他们亲眼看到口腔菌斑的存在并去除之。

检查牙菌斑的记录方法有许多种，如 O，Leary 的菌斑控制记录，是国际上广泛采用的能帮助患者自我评价菌斑控制效果的记录卡。

记录方法为：记录全口每一个牙的唇侧、舌侧、近中、远中4个牙面，凡显示有菌斑存在的牙面，可在记录卡中相应部位的格内用“_” 表示：凡未萌出或缺失的牙，用“X”表示，无菌斑的牙面为空白。

计算方法：

$$\text{菌斑百分率}=\left(\frac{\text{有效菌斑牙面总数}}{\text{受检牙面总数}}\right)\times 100\%$$

$$\text{受检牙面总数}=\text{受检牙总数}\times 4$$

例如，受检牙数为30颗，菌斑被检出牙面数为25，则

$$\text{受检牙面总数}=30（\text{颗}）\times 4（\text{面}）=120$$

$$\text{菌斑百分率}=\frac{25}{120}\times 100\%=20.8\%$$

根据菌斑记录卡反映的信息，患者通常在首次染色记录时，阳性百分率较高，但在接受口腔卫生指导后，若能认真地按要求执行，菌斑记录的百分率都会明显下降。菌斑百分率在20%以下，可认为菌斑基本被控制；菌斑百分率为10%或小于10%，则已达到良好目标。

**考点提示**　菌斑百分率在20%以下，可认为菌斑基本被控制。

还有一些指数，如Turesky改良菌斑指数、口腔卫生指数等，也可用来衡量口腔健康教育和菌斑控制的效果。龈下菌斑位于牙周袋或龈沟中，通常较薄，肉眼看不见，可用探针或刮匙从牙周袋或龈沟中刮出菌斑样本；也可用消毒的吸水纸尖收集龈下菌斑，做微生物

培养；或用特异性抗体或核酸探针，对龈下菌斑中致病微生物做定量或定性分析，以预测和评估龈下菌斑的致病能力及菌斑控制水平。

**3.机械性措施**　目前已知最切实有效的方法是机械清除菌斑及牙石，并依靠患者的自我菌斑控制来保持疗效，减少复发。刷牙或使用牙线、牙签、洁治等机械方法是去除牙菌斑、清洁牙面、保持口腔卫生的重要措施。

（1）刷牙、牙线、牙签和牙间隙刷　详见第五节。

（2）龈上洁治术　使用龈上洁治器械去除龈上牙石和菌斑，磨光牙面，是防止菌斑和牙石再沉积，防治牙周病的首要措施。根据所用的器械不同，分为手用器械洁治法和超声波洁牙机洁治法。

1）手用器械洁治法　手用洁治器由三部分构成，即工作端（刀刃）、颈部、柄部。常用的龈上洁治器械有镰形洁治器、锄形洁治器、磨光器。

手用洁治器的基本操作方法：为防止器械在术中突然滑脱而损伤软组织，以改良握笔法持洁治器（图5–8），以被洁治牙附近的牙面作为支点。洁治时将洁治器刀刃放在牙结石下方，使刃口紧贴牙面，刀刃与牙面形成80°左右的角度，继之手指向𬌗面方向使用拉力，同时配合手腕旋转力，将结石从牙面分离。操作中支点要稳，刃口紧贴牙面，使结石整块剥脱。器械的移动范围最大为1～2mm，不超过𬌗面及切缘，注意不要损伤软组织。一般可先用镰形洁治器按顺序逐牙进行，然后用锄形洁治器刮除牙面上细小残留牙石和色素，去除牙石后，用探针或菌斑染色剂检查洁治是否彻底，等完全洁治干净后，用磨光器械将牙面打磨光滑。全口洁治时，应有计划分区进行。一般从上颌或下颌某一侧最后一个牙的远中面开始，按顺序逐牙进行洁治，直到对侧最后一个牙。然后再调整椅位和头靠，进行下颌或上颌牙的洁治。术者体位最好在做完一组牙的某一侧后再进行调整。

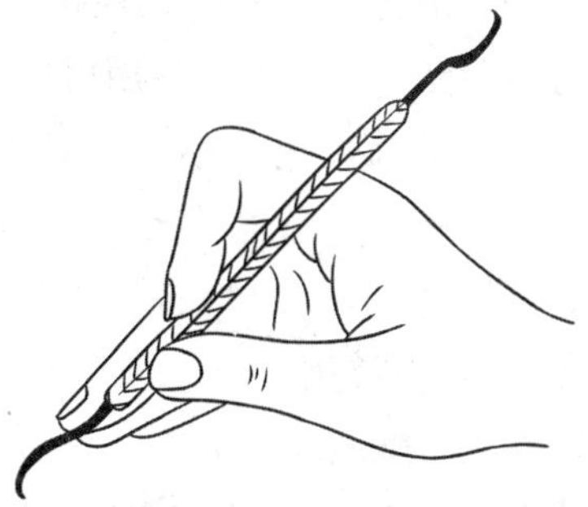

**图5–8　改良握笔法**

2）超声波洁治法　是利用超声波洁牙机高效清除牙石和菌斑的一种方法。超声波洁牙机具有高效、高速、省时、省力的优点。

使用超声波洁牙机时，将工作头以15°角轻轻与牙石接触，切忌将器械尖部呈90°角抵住牙面，否则会破坏牙体组织。利用工作头顶端的超声振动波击碎牙石。对厚而硬的牙石，使用大功率可达到快速碎石的目的；对于牙面残留的细小牙石或烟斑，使用中小功率以短垂直来回或短水平来回移动的手法清除之。

超声波洁治禁用于放置心脏起搏器的患者，不宜用于肝炎、肺结核、人类获得性免疫缺陷综合征等传染性疾病者或机体抵抗力低下及免疫力减退者。

对于牙龈炎患者，每6～12个月做一次洁治，可有效地维护牙周健康。

（3）龈下刮洁术（根面平整术）　是用比较精细的龈下刮治器刮除位于牙周袋内根面上的牙石和菌斑，并刮除牙根表面感染和病变的牙骨质，使根面光滑平整，形成光滑、无沟痕，对软组织无损伤的根面的治疗方法。

一般用锄形器刮除大块龈下牙石，再用匙形器去除较小牙石和刮除病变牙骨质，使根面光滑坚硬。由于根面平整术是在牙周袋内进行，要求术者动作精确、轻柔，既要彻底去除牙石，又要减少对软组织的损伤。

**4.化学性措施** 牙周疾病的预防一般采用机械性控制菌斑的方法即可获得良好的效果，如能配合适当的化学药物，其效果可能更加显著。常用控制菌斑的药物如下。

（1）氯己定 氯己定又称洗必泰，化学名称为双氯苯双胍己烷，系二价阳离子表面活性剂，常以葡萄糖酸氯己定的形式使用。

氯己定为一种广谱抗菌剂，主要用于局部含漱、涂擦和冲洗，也可用含氯己定的凝胶或牙膏刷牙以及用氯己定涂料封闭窝沟。

氯己定对人和动物毒性很低，口腔局部用药有较好的安全性，能较好地抑制龈上菌斑形成和控制龈炎，故已在牙周病和龋病的预防与治疗中广泛应用。使用0.12%或0.2%氯己定液含漱，每天2次，每次10ml，每次1分钟，可抑制菌斑形成达45%～61%，牙龈炎可减少27%～67%。

使用氯己定作为辅助性抗菌斑制剂时，建议连续用药不要超过2周，否则可能出现如下的不良反应：①长期使用可使牙齿和黏膜着色，尤其是树脂类修复体的周围和牙面颈1/3处，易染成棕黄色。染色一般沉积在牙表面，通过打磨、刷牙或其他机械方法可去除。②氯己定味苦，患者可能产生一过性味觉改变，必须在其中加入调味剂。③对口腔黏膜有轻度的刺激作用，有灼痛及口干等，停药后均可消失。

（2）酚类化合物 酚类化合物又称香精油，主要为麝香草酚、薄荷醇和甲基水杨酸盐混合而成的抗菌斑制剂，商品名为Listerine，由于它能清除菌斑中的内毒素，因此可明显降低菌斑的毒性。主要用作漱口剂，每天2次，可减少菌斑量及降低龈炎指数平均35%。

（3）季铵化合物 季铵化合物系一组阳离子表面活性剂，能杀灭革兰阳性和革兰阴性细菌，特别对革兰阳性菌有较强的杀灭作用，一般以0.05%的浓度作为漱口剂，可抑制菌斑的形成和牙龈炎的发生，但在口腔内很快被清除，故不能保持疗效。长期使用可能出现牙染色、烧灼感或促进牙结石的形成等不良反应。

（4）血根碱 血根碱是从血根属植物中提出的生物碱，具有抗菌斑和抗龈炎作用，现已加入漱口液和牙膏中使用，最常用的浓度为0.03%。与氯己定相比，血根碱抗菌效力相对较低，但其最大优点为无明显的不良反应，不过曾有报道使用血根碱时口腔有轻到中度的灼热感且有黏膜轻度脱皮现象。

（5）氟化亚锡 目前常用$SnF_2$漱口液的浓度为0.1%，牙膏浓度为 0.45%。临床试验结果表明，可减少牙龈炎14.6%～18.8%，牙龈出血18.6%～20.5%。其作用机制：抑制细菌黏附、生长和糖类代谢，使细菌生长明显减少，干扰菌斑代谢过程，降低菌斑毒力。微生物学研究证实，$SnF_2$还可与根面反应，减少牙本质过敏。

（6）三氯羟苯醚 三氯羟苯醚是一种广谱抗菌剂。能有效抑制多种革兰阳性与阴性细菌，口腔领域用于牙膏、漱口液，如以0.3%三氯羟苯醚配制成的新型牙膏，不仅可有效减少龈上牙菌斑、牙龈炎及龈上牙石的形成，有效降低龋齿发生，而且不导致病原菌或微生物的过度生长。

**（二）控制局部相关危险因素**

去除与牙周病关系密切的不良因素，是预防牙周病不可缺少的有效措施。

**1.改善食物嵌塞** 造成食物嵌塞的原因很多，要消除食物嵌塞，首先要找出原因，针对原因进行处理。用选磨法可矫治部分垂直型食物嵌塞。对于牙面的重度磨损或不均匀磨损，可通过选磨法重建食物溢出沟，恢复牙的生理外形，调整边缘嵴，恢复外展隙，以防止食物嵌塞。对邻接区不紧密而造成的食物嵌塞，可用充填术或冠的修复来消除食物嵌塞。对于水平食物嵌塞可考虑做食物嵌塞矫正器，或用牙线、牙签剔除嵌塞的食物。

**2.调𬌗** 创伤𬌗虽然不是引起牙周炎的直接原因，但它能加重和加速牙周炎的破坏进程，妨碍牙周组织的修复。调𬌗是通过磨改牙体外形、牙体和牙列修复、正畸方法使牙移动，正颌外科手术或拔牙等，消除早接触，消除干扰，建立起有利于牙周组织的功能性咬合关系，减少对牙周组织的创伤，促进牙周组织的修复，改善功能。

（1）调𬌗一般适用于那些因𬌗干扰或早接触而引起了咬合创伤的病理改变者。因为在炎症期有些牙有移位，而炎症消退后，患牙又有轻度的复位，因此调𬌗一般在控制了龈炎和牙周炎之后进行；此时调𬌗更准确些。

（2）破除不良习惯：不良习惯是牙颌畸形的最常见、最主要的原因。根据不同年龄，可采取说服教育，并适当应用矫治器，帮助儿童纠正不良习惯。

（3）吸烟被认为是牙周炎的一个危险因素，应引起广泛关注。通过宣传和加强口腔卫生保健措施，改善吸烟者的口腔卫生状况，减少和消除吸烟对牙周组织造成的危害。

（4）除去引起磨牙症的致病因素，制作𬌗垫矫治顽固性磨牙症，并定期复查。对人群进行口腔健康教育，让他们了解不良的口腔习惯对牙周组织造成的损伤，自觉地破除不良习惯，维护牙周健康。

**3.预防、矫治牙颌畸形** 牙颌畸形可造成菌斑滞留，咬合力不平衡，导致牙周组织损伤的发生和发展。因此，对牙颌畸形进行预防和矫治是治疗和预防牙周病所必要的手段。预防牙颌畸形包括：①宣传教育，提高父母的预防意识；②给予儿童有利于颌面部组织正常生长发育的食物；③预防和治疗龋病，保持乳牙牙体完整；④及时处理乳恒牙替换障碍；⑤处理多生牙、先天缺牙；⑥及时纠正口腔不良习惯。

矫治已经发生的各种牙颌畸形，如牙错位、牙列拥挤、反𬌗、深覆𬌗、锁𬌗等。在正畸治疗中应注意：①设计和用力要恰当，避免对牙周造成创伤；②矫治器位置安置适当，以免损伤牙龈；③随时观察矫治牙的动度，如出现咬合创伤，立即纠正；④矫治过程中实施严格的菌斑控制措施，以减少牙周病的发生。

**4.制作良好的修复体** 制作精良合理的修复体及其重新恢复的功能性刺激是维持牙周健康必不可少的基础。为了增进牙周的健康，在修复体制作过程中必须注意：①固定修复体的边缘应放在适当的位置；②修复体的邻接面和𬌗面应有良好的外形、接触区和接触点，避免食物嵌塞；③桥体、卡环、基托的设计制作要尽可能减少菌斑和食物残渣的堆积，便于自洁；④可用金刚石针磨除充填悬突，然后用细砂纸磨光邻面，或去除充填物重新充填。

**5.预防种植体周围炎** 种植体周围炎是影响口腔种植修复成功率的关键因素。因而，预防种植体周围炎的发生十分必要：①术前仔细询问患者病史，吸烟过度者，应嘱其戒烟，否则应慎重考虑是否种植；②纠正患者的偏侧咀嚼习惯；③对有夜磨牙症的患者，应作为种植的相对禁忌证，必要时应让患者睡觉时佩戴𬌗垫，谨防种植体过载；④要求患者持续维持良好的口腔卫生状态，对牙周炎患者应在牙周医师联合治疗的基础上严格选择种植的时机和适应证；⑤除非有较强的临床适应证，后牙的种植修复应尽量避免即刻负重，特别避免过早负重；⑥定期洁治可以预防菌斑聚集，一般间隔3～4个月复查随访一次，使用碳纤维头洁牙，预防种植体表面损伤；⑦发现种植体局部黏膜充血，牙龈肿胀时，应及时采取渐进式阻截支持疗法，阻断种植体周围炎的发展。

**（三）提高宿主抵抗力**

全身因素关系到牙周组织对局部刺激因素的反应，影响着牙周组织破坏的严重程度和修复能力。因此，牙周病的预防除了控制局部刺激因素外，还需要提高机体的抵抗力，消除全身因素对牙周组织的影响，更好地控制菌斑。

**1.合理的营养** 可促进牙周结缔组织的代谢和生理性修复。因此经常补充富含蛋白质，维生素A、D、C及钙和磷的营养物质，可增强牙周组织对致病因子的抵抗力和免疫力。

**2.积极治疗和控制与牙周病发生有关的全身性疾病** 牙周病和全身疾病的关系越来越受到重视，如糖尿病影响牙周病的发生、发展、治疗效果和预后；内分泌紊乱、营养代谢性疾病、血液病及遗传性疾病等也可以首先在牙周表现出来。

**3.加强对高危人群的监测** 青春期和妊娠期是牙周病、特别是牙龈炎发生的高危期，除了积极调整内分泌平衡外，特别要注意对高危人群的专业性口腔卫生护理，定期进行口腔检查，进行常规的牙周冲洗和洁治，同时加强个人的家庭口腔卫生护理，避免细菌及其毒性物质对牙龈组织的侵袭。

综上所述，牙周病的预防必须采取自我口腔保健与专业性防治相结合的综合性措施，才能消除引起牙周病的始动因子——菌斑微生物及其毒性物质，控制其他局部因素对牙周组织的影响，提高宿主的抗病能力，降低牙周组织对疾病的易感性，维持口腔健康。

# 第四节　牙周病与口臭

扫码“学一学”

口臭是指呼吸时口腔发出的不良气味，可直接或间接造成牙周组织的损害。

## 一、口臭的原因及分类

引起口臭原因很多，但多数口臭与口腔内的疾病或因素有关。口臭可分为真性口臭、假性口臭和口臭恐惧症。真性口臭分为生理性口臭、病理性口臭以及其他因素引起的口臭。

**（一）生理性口臭**

生理性口臭是指因颊舌运动量小、基础代谢率低、唾液分泌减少，口腔自洁作用受抑制时，食物残渣和脱落的上皮细胞堆积于牙面和龈缘处发生腐败而产生的不良气味，通常睡眠后口腔容易出现异味，但这种异味持续时间短，经正确的口腔卫生措施如刷牙可以很快消除。属非特殊疾病或病理状态所致。

**（二）病理性口臭病**

病理性口臭是因疾病、病理状态或口腔内组织异常所致的口臭，可分为口源性和非口源性。如闭口后，若仍有臭味从鼻部呼出，则为非口源性口臭。

**1.口源性口臭** 口腔局部因素是口臭的主要来源，占口臭的80%～90%，主要由厌氧菌引起。口腔微生物通过消化口腔内的滞留物质产生挥发性硫化物及其他异味物质，从而导致口臭。口臭气味的主要成分是硫化氢、甲基硫醇。

常见原因：①口腔卫生状态欠佳，菌斑、软垢、牙结石大量堆积，龈炎、牙周病、龋病的存在是口臭的常见病因；②口腔的癌变可产生迅速发展并持续加重的口臭；③各种原因引起的口腔干燥症，由于唾液流率下降可加强腐败作用而引起口臭；④由于舌苔的病理改变也可导致口臭。

**2.非口源性口臭**

（1）呼吸道来源的口臭　包括上呼吸道来源的口臭和下呼吸道来源的口臭。前者口臭可发生在慢性上颌窦炎、鼻阻塞、鼻咽脓肿、喉癌；后者口臭可由支气管炎、支气管扩张、肺炎、肺脓肿、肺癌等可起。

（2）血液携带来源的口臭　主要发生在系统性疾病（肝硬化、晚期肾病、糖尿病等）、代谢紊乱、药物作用，引起此类口臭的主要成分为二甲基硫化物。这些恶臭的挥发性物质可从胃、食管、肝等全身各个部位进入血液中，经血液带往肺泡并随气体交换而呼出。

此外，女性月经期、吸烟等也可出现口臭。某些食物如大蒜、洋葱和一些辛辣的调味品，代谢后也可经血液带往肺部发出短暂的臭味。

## 二、口臭的检查方法

口臭的检测是指通过检查者的感觉器官、仪器以及细菌分析等对口臭进行评定。

### （一）感觉测定法

感觉测定法是通过检查者用感觉器官鼻对口臭进行主观辨析和评定，是一种敏感的测定方法。

**1.嗅觉判断标准**　嗅觉判断的标准分为0~5级（表5-10）。

表5-10　嗅觉判断标准

| 分类 | 描　述 |
|---|---|
| 0：无气味 | 未察觉气味 |
| 1：可疑气味 | 可嗅及气味，但不能确定是否为口臭 |
| 2：轻度口臭 | 达到嗅味阈值的气味 |
| 3：中度口臭 | 可明显察觉的臭味 |
| 4：重度口臭 | 重度的臭味，但检查者可忍受 |
| 5：严重口臭 | 十分强烈的臭味，检查者无法忍受（立刻将鼻子避开） |

**2.检查方法**　检查步骤和条件对于检查者和患者都应该是标准的。

（1）对患者的要求　检测前3周避免使用抗生素；检测前48小时不吃含有大蒜、洋葱和香料的食物；检测前12小时禁食、禁饮、禁止抽烟并禁止刷牙和使用口腔清洁剂。

（2）对检查者的要求　参与测定的所有检查者嗅觉的敏感程度应该是统一标准的。检查者要有正常的嗅觉，且评价前要禁止喝酒和使用芳香型化妆品。

（3）具体检测方法　①感觉测定法，一根直径为24mm、长为10cm的塑料管放入患者口中，当患者呼吸时，检查者在管的另一端通过嗅气体进行判断，并确定嗅觉评分。②塑料勺试验，是用一次性塑料勺在舌背后区来回刮擦，数分钟后取出勺，至检查者鼻前判断；③鼻气判断，将一根长10cm，直径为3～5mm的小管放入患者的一侧鼻孔，用手指堵上另一侧鼻孔。指导患者用鼻将气体呼入小管，两侧鼻孔均应检查。

### （二）色谱检测法

气相色谱是目前最好的诊断和探测口臭的方法，配有火焰光度检测仪的气相色谱可较为准确地测定、测量口臭气体的成分及含量，客观地得出不同口臭挥发性物质的准确数值，是测定口臭的金标准。

### （三）细菌分析法

细菌分析法是通过对口腔细菌采样、分析来确定产生气味的细菌的性质和数量，分离、鉴定与口臭有关的口腔细菌，测定纯培养产生的硫化物和气味强度。

## 三、口臭与牙周病的关系

从微生态学、细菌学的角度观察到革兰阴性厌氧菌的过度繁殖和腐败作用产生口臭的过程与牙周炎的致病菌产生挥发性硫化物（VSC），导致不同程度的口臭非常类似，这些细菌的代谢产物（VSC等）可直接或间接造成牙周组织的损害。

### （一）挥发性硫化物水平与牙周炎的关系

气相色谱检测出牙周炎患者口气中的VSC浓度和$CH_3SH/H_2S$比值明显高于牙周健康者，并随牙龈出血位点增加及牙周袋的加深而增加。

菌斑指数与口臭程度、口气中VSC的量有明显的相关性。利用气相色谱检测到正常龈沟内有VSC，其量在牙周袋形成后明显增加。牙周袋深度及数量与口气中VSC水平呈正相关，牙周刮治和手术后，VSC水平明显下降。

### （二）挥发性硫化物对牙周组织的影响

大量研究证实：①VSC可以增加牙龈沟上皮的通透性；②VSC能直接作用于组织培养中的牙龈成纤维细胞形成细胞外基质的过程，使成纤维细胞的总蛋白质合成量下降，并且不可逆；③VSC可影响纤维粘连蛋白的结构及骨代谢，不利于骨组织的维持和再生。

### （三）氨、有机酸对牙龈组织及细胞的影响

蛋白质及氨基酸的代谢除产生VSC外，还可生成氨、丁酸及其他有机酸， 这些有可能是引起口臭的物质之一；同时作为毒性因子，也能造成组织及细胞的破坏。

氨易穿通细胞膜，增加胞内pH，从而引起酶反应速度、胞内蛋白质的溶解度及膜渗透性的改变，严重时能导致细胞空泡变性、溶酶体及分泌泡的破裂。

### （四）牙周炎伴发口臭

牙周炎的主要致病菌是革兰阴性厌氧菌，在体外培养能迅速产生大量的VSC，其浓度与臭味强度明显相关，加入半胱氨酸、胱氨酸和蛋氨酸等含硫氨基酸后则更加明显。

龈沟和牙周袋不易受唾液冲刷、食物摩擦及口腔卫生措施的影响，是细菌良好的滞留区。在牙周袋形成后，随着牙周袋深度的增加，革兰阴性厌氧菌大量繁殖，加上牙周病常伴有牙龈出血和龈沟渗出物的增加，这些物质含有丰富的营养，如氯化血红素和维生素K，非常有利于分解蛋白质的革兰阴性菌的生长代谢。

牙周炎由于菌斑的大量堆积和致病菌比例的显著增加，也使口腔微生态环境发生改变，导致舌背及唾液中的菌量明显增加，而这些正是口臭形成的主要部位。

常规牙周治疗能使口气中的嗅觉评价值显著下降，也证实了牙周健康状况对口臭的重要影响。

## 四、口臭的防治

口臭的防治应针对引起口臭的原因采取不同的方法预防和治疗。

### （一）口臭的治疗原则

口臭的复杂性需要建立一个与导致口臭原因相一致的治疗需求（TN）系统（表5-11、表5-12）。

表5-11　不同类型口臭的治疗需要

| 类型 | | TN |
|---|---|---|
| 真性口臭 | 生理性口臭 | TN-1 |
| | 病理性口臭 | 口源性口臭 TN-1 或 TN-2<br>非口源性口臭 TN-1 或 TN-3 |
| 假性口臭 | | TN-1 或 TN-4 |
| 口臭恐惧症 | | TN-1 或 TN-5 |

表5-12　口臭的TN分类

| 分类 | 描　述 |
|---|---|
| TN-1 | 对口臭的原因进行解释并对患者进行口腔卫生指导（重点强调自我口腔卫生保健，以改善个体的口腔卫生状况） |
| TN-2 | 口腔预防措施，对口腔疾病特别是牙周病进行专业洁治和治疗 |
| TN-3 | 向内科医生和相关专科医生转诊 |
| TN-4 | 对检查结果进行解释，进一步对患者进行相关专业知识宣教、教育，使其确信自己不存在口臭 |
| TN-5 | 向临床心理学家、心理医生或心理专家转诊 |

### （二）口臭的基本治疗方法

一般情况下非口源性口臭在原发病灶得到控制后即能缓解。在口臭的治疗需要中，TN-1是治疗口臭的基本方法，可用于各种类型口臭的治疗。TN-1的主要内容是舌清洁、刷牙、使用牙线、漱口和使用牙膏，定期进行口腔检查和洁治。

**1.舌清洁**　由于生理性口臭主要发生在舌背后部，所以口臭的治疗需要进行舌部清洁。常规有效的口腔卫生措施如刷牙、使用牙线、漱口等，特别是结合用舌刷清洁舌背部能明显改善口臭。为避免牙膏刺激口咽引起的呕吐反射，应向患者推荐先清洁舌背部后再刷牙。

**2.漱口液**　漱口液的使用在口臭的治疗中占有相当大的比重，许多实验研究证明，使用漱口液能明显降低挥发性硫化物值和嗅觉分值，有效改善口臭。漱口液改善口臭的机制有：机械清洗作用、掩盖异味作用、杀菌作用、拮抗异味物的产生。

目前，各种各样的除臭产品很多，如氯己定漱口液、锌离子制剂等，但长期使用，均存在一定不良反应。

此外，刷牙和使用牙线有助于保持良好的口腔卫生，对口臭患者进行定期口腔检查也是提高口腔卫生状况的有效方法。

扫码“学一学”

# 第五节 自我口腔保健方法

## 一、刷牙

刷牙（tooth brushing）是去除牙菌斑，保持口腔清洁的重要自我保健方法，是预防牙周病的有效口腔卫生措施。但是，如果刷牙方法不正确，不但达不到清洁牙齿的目的，还会造成楔状缺损、牙龈退缩、牙槽骨吸收等不良后果。因此，对群体尤其儿童进行必要的口腔健康教育和卫生指导，使其养成良好的刷牙习惯，掌握正确的刷牙方法非常重要。

### （一）牙刷

牙刷（toothbrush）是刷牙必不可少的工具，随着时代的发展而不断地变化和改进。由于使用牙刷者的年龄和口腔的具体情况不同，牙刷的设计各种各样，如儿童和成年人使用的牙刷大小不同；牙周组织的健康状况不同，牙刷刷毛的软硬程度也应有所区别。

牙刷包括手动牙刷和电动牙刷，通常指的是手动牙刷。根据刷头形状和刷毛排列的不同又分为通用型与特异型两大类。通用型牙刷以直柄为宜，刷毛软硬适度，排列平齐，毛束排数一般为10~12束长，3~4排宽，各束之间有一定的间距。特异型牙刷是为适应口腔的特殊情况和特殊目的而设计的，不仅刷头形状和刷毛的排列形式不同，包括平面形、波浪形、半球形、中凹形，而且刷柄的设计也有不同，一般刷柄有一定的曲度，且弯曲的形式和方向也有差异。

目前我国推广使用的保健牙刷，是根据国人的口腔情况和我国保健牙刷的设计标准（表5-13）制定的，具有以下特点：①刷头小，便于在口腔灵活转动；②刷毛排列合理，一般是10 ~ 12束长，3 ~ 4束宽，各束之间有一定间距，便于有效清除牙菌斑和牙刷本身的清洗；③刷毛较软，长度适当，刷毛顶端磨圆钝，可避免牙刷对牙齿及牙龈的损伤；④刷柄长度、宽度适中，并有防滑设计，便于握持，感觉舒适。

**1.牙刷的设计** 包括刷头形状和大小、刷毛、刷柄和电动牙刷的设计。

（1）刷头形状和大小 传统牙刷刷头是长圆形或长方形，新型的刷头形状和大小设计成便于刷头进入口腔内的难刷部位，如钻石形、菱形、小长方形、小圆形等。

（2）刷毛的设计 理想的刷毛应具有适当弹性、硬度、表面光滑、不易吸收水分，容易洗涤及干燥，无臭、无味。

**表5-13 我国保健牙刷的设计标准**

| 项目 | 幼儿 | 7 ~ 12岁 | 13 ~ 18岁 | 成人 |
|---|---|---|---|---|
| 牙刷全长（mm） | 120 ~ 130 | 140 ~ 150 | 155 ~ 160 | 160 ~ 180 |
| 牙刷长度（mm） | 16 ~ 18 | 20 ~ 24 | 25 ~ 30 | 30 ~ 35 |
| 牙刷宽度（mm） | 7 ~ 8 | 9 ~ 10 | 10 ~ 11 | 11 ~ 12 |
| 牙刷高度（mm） | 8.5 ~ 9 | 9.5 ~ 10 | 10.5 ~ 11 | 11 ~ 12 |
| 牙刷排束（mm） | 2 ~ 3 | 3 | 3 | 3 ~ 4 |
| 牙刷直径（mm） | ≤ 0.18 | ≤ 0.18 | ≤ 0.2 | ≤ 0.2 |
| 牙刷尖端（根） | 圆钝形 | 圆钝形 | 圆钝形 | 圆钝形 |

目前普遍采用优质尼龙丝刷毛，质地细软、耐磨而富有弹性，可进入邻间隙及龈沟，便于清除邻面及龈下菌斑；吸水性差，易洗涤和干燥，保持清洁；但遇到高温形成卷毛后，不能再使用。牙刷刷毛的硬度由以下几方面来确定：①尼龙丝的种类和类型；②尼龙丝的直径和长度；③毛束的多少和植毛孔径的大小；④每束刷毛的数目和弹性。一般情况下，硬毛牙刷清除菌斑和牙垢的作用较好，但对牙齿的磨损作用和牙龈的损伤也较大；软毛牙刷柔韧易弯曲，并能进入龈缘下和邻面间隙清除菌斑，但对厚的菌斑不能完全去除。

有关刷毛的设计多种多样，有的牙刷通过刷毛末端逐渐变细等局部处理来降低刷毛的硬度并保持刷牙效率；有的牙刷采用末端分叉的刷毛，既增加接触面积又降低刷毛的硬度；有的牙刷通过刷毛表面的处理，增强清洁功效，如通过在刷毛表面增加纹理或微结构来增加刷毛侧面的摩擦性；有的通过增加特殊的毛束，如末端动力刷毛（刷头末端长于其他刷毛的一组刷毛），用来清洁后牙的远中或大的牙缝；有的将牙刷刷面设计成波浪形，增加去除牙菌斑的效力，有利于牙间隙的清洁；有的还将牙刷头背面设计出颗粒或纹理，帮助清洁舌苔，达到全面清洁的效果。

（3）刷柄的设计　目前多用塑料制品。刷柄设计时，应满足以下条件：①有足够硬度和强度，能负担刷牙时使用的力量，不易弯曲与折断；②防潮，不吸收水分，容易干燥；③刷柄有适当的长度与宽度，便于握持，不易滑脱或转动。

（4）电动牙刷设计　20世纪80年代以来，除手动牙刷外，国内外还根据特殊人群的特殊需要，设计了具有特殊功能的电动牙刷。

电动牙刷（electric toothbrushes）通过干电池或充电电池驱动旋转刷毛，具有高效洁齿的优点，主要用于生活不能自理的弱智儿童或手功能障碍、需要别人帮助的刷牙者。

电动牙刷有多种不同的形式：有的为往复式弧形或直线运动；有的是两者相结合的；有的为圆形运动；有的为椭圆形运动。电动牙刷的机械运动原理决定了其使用方法：上下运动式电动牙刷可从牙冠到龈缘，再到附着龈的往复运动；前后抽动式电动牙刷及其他复合运动式牙刷则是将刷毛置于龈间隙和龈缘并向牙冠方向，或从颈部移动到牙冠的方法。无论何种形式，只要能正确使用，都可获得较好的效果。

**2.牙刷的选择**　牙刷是刷牙必不可少的工具。牙刷的种类繁多，有各自的特点。牙刷的选择主要考虑的因素有：①个人喜好、使用便利是牙刷选择的一个重要因素；②根据自己口腔内牙齿的排列情况，选择大小、形状、刷毛软硬适中的牙刷；③根据特殊需要选择，如牙周病患者、戴用矫治器或固定修复体患者，应在医生的指导下选择专用牙刷；刷牙不勤的人或有残疾者，选用电动牙刷更方便。

**3.牙刷保管**　刷牙后，牙刷毛间往往粘有口腔中的食物残渣，同时，也有许多细菌附着在上面。因此，经常保持牙刷的清洁卫生很重要。在牙刷的保管中要注意：①刷牙后，要用清水反复冲洗牙刷，并将刷毛上的水分甩干，刷头向上置于通风处。②牙刷应每人一把，不能合用，以防止疾病交叉感染。③牙刷应定期用清洁剂消毒，可在牙刷上加几滴肥皂水，或将牙刷插入3%过氧化氢溶液内浸泡数分钟，用清水冲洗后甩干。尼龙牙刷不可浸泡在沸水中，更不能用煮沸法消毒，以免受热使刷毛弯曲变形。对于集体生活的儿童，应该有专人负责儿童牙刷的清洁工作。④牙刷必须定期更换，一般应2~3个月更换一次牙刷。牙刷用旧后刷毛倒卷曲或刷毛开花的牙刷不仅失去清洁作用且会擦伤牙龈。

### （二）牙膏

牙膏（tooth paste）是辅助刷牙的一种制剂，可增强刷牙的摩擦力，帮助去除食物残屑、软垢和牙菌斑，有助于消除或减轻口腔异味，使口气清新。如果在牙膏膏体中加入其他有效成分，如氟化物、抗菌药物、控制牙石和抗敏感的化学物质，则分别具有防龋、减少牙菌斑、抑制牙石形成和抗牙齿敏感的作用。目前我国使用的牙膏可以分为普通牙膏和功效牙膏两大类。

**1.牙膏的基本成分**　牙膏的基本成分主要包括摩擦剂、洁净剂、润湿剂、胶黏剂、防腐剂、芳香剂、水和一些具有保健作用的制剂（表5-14）。

（1）摩擦剂（abradant）通过刷牙时的机械摩擦作用，摩擦剂可帮助清洁与磨光牙面，使牙面清洁、光滑、发亮，去除色素沉着、菌斑。理想的摩擦剂清洁能力强，对牙面无损伤，提供高度磨光，能防止色素再沉着。摩擦剂占牙膏含量的20% ~60%。常用的摩擦剂有碳酸钙、焦磷酸钙、磷酸氢钙、氢氧化铝、二氧化硅、硅酸盐等。

（2）洁净剂（detergents）又称发泡剂或表面活性剂，占1% ~ 2%，具有降低表面张力，穿通并松解牙面沉积物和色素，乳化牙垢，有利于加强刷牙的机械去污力。此外，表面活性剂在刷牙时产生泡沫，便于清洁牙面。常用的洁净剂如月桂醇硫酸钠、*n*-十二烷基硫酸钠、椰子单酸甘油酯磺酸钠。

（3）润湿剂（humectants）占20%~40%，用于保持洁牙剂的湿润性，防止接触空气而硬化，使剂型保持稳定，常用的有甘油、山梨醇和聚乙二醇。这些制剂需要防腐来阻止微生物的生长。

（4）胶黏剂（binders，thickeners）占1%~2%，用于防止在储存期间固体和液体成分分离，保持均质性。胶黏剂基本上是亲水性的胶体。如羧甲基纤维素钠、合成纤维素衍生物。这些有机胶体也需要防腐来阻止微生物的生长。

**表5-14　普通牙膏的基本成分和作用**

| 组成 | 成分 | 百分比（%） | 作用 |
|---|---|---|---|
| 摩擦剂 | 碳酸钙、磷酸二氢钙、氢氧化铝、焦　磷酸钙、二氧化硅等 | 20 ~ 60 | 去除菌斑、色素、食物残屑、磨光，使牙面光洁 |
| 洁净剂（表面活化剂） | 十二烷基硫酸钠 | 1 ~ 2 | 降低表面张力，增进洁净效果，浸松牙面附着物，使残屑乳化和悬浮，发泡利于除去食物残屑 |
| 润湿剂 | 山梨醇、甘油、丙二醇聚乙二醇 | 20 ~ 40 | 维持一定的湿度使成膏状，防止在空气中脱水，延迟变干 |
| 胶黏剂 | 聚甲基纤维素钠、合成纤维素衍生物 | 2 ~ 3 | 稳定膏体，避免水分同固相成分分层 |
| 芳香剂 | 薄荷、留兰香等 | 2 ~ 3 | 味道清新、爽口 |
| 防腐剂 | 乙醇、苯甲酸钠、二氯化酚 | 3 | 防止膏体变质、膏体硬化 |
| 水 | 蒸馏水 | 20 ~ 40 | 作为溶媒 |

（5）防腐剂　防止细菌生长和膏体变质，延长储存期限，并使其他成分相容。常用乙醇、苯甲酸钠、二氯化酚。

（6）甜味剂（sweetening gents）提供易为人们接受的调味剂，常用人造无致龋性的甜味剂；此外，还有芳香剂（flavoring agent）和色素等。这些成分其占2%～3%；水分作为溶媒，占20%～40%。

**2.牙膏的基本作用**　牙膏作为刷牙的辅助剂，其基本作用就是口腔保健，具体如下。

（1）有助于通过刷牙的机械作用，增加牙刷去除食物残渣、软垢和牙菌斑的效果，保持牙齿清洁、美观、健康。

（2）帮助消除或减轻口腔异味，使口气清新，有爽口作用。

（3）牙膏中加入其他有效成分，如氟化物、抗菌药物、控制牙石和脱敏的化学制剂，则具有某种特殊功效，如防龋、减少菌斑与牙石形成及脱敏作用。

**3.功效牙膏**　功效牙膏是在牙膏中加入安全和无明显不良反应的有特殊活性功效成分的药物或化学制剂，即有预防或者辅助治疗功效的牙膏。常见的功效牙膏有以下几种。

（1）含氟牙膏　20世纪50年代最早出现氟化亚锡牙膏，但由于稳定性差，80年代开始被单氟磷酸钠和氟化钠取代。近5～10年，由于龈炎的患病率增加，而氟化亚锡既能防龋又能抗微生物、控制牙龈炎，比香精油与三氯羟苯醚抗微生物作用强，对根面反应明显，可减少牙本质过敏，所以又把重点转向氟化亚锡牙膏。经过配方改进的氟化亚锡牙膏性能稳定，它的功效达到了防龋和控制龈炎的要求。氟化亚锡牙膏的作用机制主要是具有抗微生物作用，尤其是能改变与菌斑毒力有关的细菌代谢，抑制病原体的过度生长，且不产生抗药性。临床上可减少牙龈炎14.6%～18.8%，减少牙龈出血20. 3%～30. 5%。

（2）脱敏牙膏　市场上广泛使用的两种脱敏牙膏含氯化锶和硝酸钾，对降低牙本质过敏有作用。氯化锶主要通过阻塞牙本质小管来缓解疼痛。而硝酸钾则通过直接作用于感觉神经细胞，来缓解疼痛。当疼痛加重时，神经细胞释放钾作为对大脑的一种信号。因此，用硝酸钾牙膏刷牙时，加入的钾作用于神经细胞外部，抑制神经传送疼痛信号。

（3）增白牙膏　大多数增白牙膏中含有不同的氧化剂，这种氧化剂作为其主要活性成分，可以有效地减少外源性牙色斑，使牙洁白。

（4）中药牙膏　中药牙膏的品种较多，如两面针、田七、芳草牙膏等，经实验室抑菌试验，证实有一定的抑菌作用。但是缺乏临床试验的直接证据来进一步证实其功效，作用机制也不够明确，有待进一步研究。

功效牙膏可减少牙石、菌斑形成，预防牙龈炎，增进牙周健康，目前已在全世界范围内广泛使用，几乎完全取代了普通牙膏。但口腔内寄生的大量微生物维持着口腔生态系统的稳定，如果盲目长期滥用功效牙膏，可以干扰口腔生态平衡，导致菌群失调或产生耐药性，甚至导致疾病。因此，除氟化物牙膏外，功效牙膏不宜长期使用。消费者在选择牙膏时应重点考虑其功效与安全性、专业人员与机构的认可度；其次是香型可接受程度、价格的可承担程度等。

### （三）刷牙方法

刷牙的方法很多，但没有一种刷牙法能适合于所有的人。不正确的刷牙方法不但达不到刷牙目的，反会引起组织损伤，如牙龈组织的退缩、牙颈部楔状缺损等。此外，由于一般人对刷牙的作用认识不足，大都忽略对牙龈按摩的作用。因此，掌握基本的、正确的刷牙方法，是清除牙菌斑、维护牙及牙周组织健康的一项重要措施。在这里主要介绍几种刷牙的基本方法。

扫码“看一看”

**1.巴斯刷牙法**　巴斯刷牙法（Bass method）又称水平颤动法或龈沟法，是预防牙周病最好的刷牙方法。它具有较强的清洁能力，能有效地清除龈缘附近及龈沟内的菌斑，特别是邻间区、牙颈部与暴露的根面区。对牙龈有按摩作用，还能避免造成牙颈部楔状缺损及牙龈萎缩。适合于所有人群以及实施过牙周手术的患者，是最为广泛接受的一种刷牙方法。

刷牙要领：

（1）从后牙颊面2～3颗牙开始，手持刷柄，刷毛指向根尖方向（上颌牙向上，下颌牙向下），刷毛与牙面呈45°角，但较容易和较安全的方法是先将刷毛与牙长轴平行指向根尖方向，然后稍做旋转，使刷毛与牙面呈45°角。

（2）轻压使刷毛端部分进入龈沟，部分铺于龈缘上，勿使刷毛屈曲。

（3）做前后向短距离（2～3mm）水平颤动牙刷，勿使刷毛离开龈沟，至少颤动8～10次，然后向殆面拂刷。

（4）重新放置牙刷，将牙刷移至下一组2～3颗牙，注意与前一组牙有部分重叠。按顺序从后往前刷完牙齿的唇颊面。

（5）按同样方法刷后牙的舌腭面。

（6）刷前牙舌腭面时将牙刷竖放，使刷毛垂直并指向和进入龈沟，垂直于牙长轴做短距离颤动。

（7）刷殆面时将刷毛紧压在殆面上，使毛端伸入裂沟区做前后向短距离地来回颤动。

巴斯刷牙法缺点：如刷牙用力过猛可使短距离颤动变成强力摩擦而损伤龈缘；要掌握好敏捷的短距离颤动动作和45°角，否则可能会引起龈缘的损伤。

**考点提示** 巴斯刷牙法操作要点。

**2.Fones刷牙法** 又称圆弧刷牙法（图5-9），刷牙方法操作简便，容易被年幼儿童学习理解和掌握。

刷牙要领：在闭口的情况下，牙刷进入颊间隙，刷毛轻轻接触上颌最后磨牙的牙龈区，以较快较宽的圆弧动作和很少的压力将刷毛从上颌牙龈拖拉至下颌牙龈，并逐渐向前移动刷洗；前牙切缘对切缘接触（即呈对刃殆），牙刷做连续的圆弧形颤动，上下牙舌侧面与腭侧面需往返颤动，由上颌牙弓到下颌牙弓。

缺点：邻面的清洁效果差，硬毛牙刷易刺伤龈缘。

**3.其他刷牙方法** 除以上两种常用的刷牙方法外，还有改良的Stillman 刷牙法和Charters刷牙法（图5-10）、旋转刷牙法、生理刷牙法（Smith法）、竖刷法（Leonard法）、横刷法和擦洗法等。

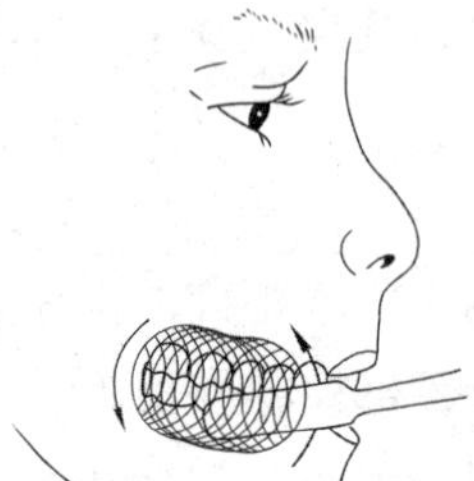

图 5-9 圆弧刷牙法

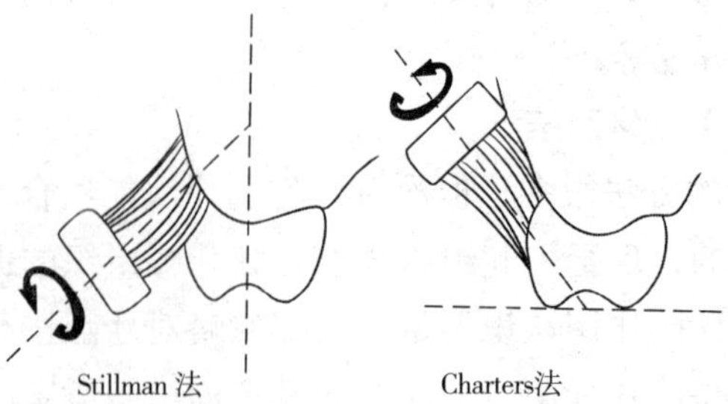


图5-10 Stillman 法和Charters 法

### （四）刷牙的注意事项

刷牙方法虽然很多，但是如果将各种刷牙方法的动作进行分解，可以发现，都有旋转、拂刷与颤动3种基本动作。这些动作有助于刷毛到达每个牙面或牙龈部位，以轻柔的压力振动牙菌斑，使其从牙面松脱，通过拂刷与擦洗达到清除牙菌斑和按摩牙龈的作用。因此，只要经过适当的训练，结合自身的特点和习惯，不管哪种方法，一般都可以收到较好的效果。

当口腔出现如急性口腔炎症、急性期坏死性溃疡性牙龈炎、创伤或牙周手术、拔牙、牙修复后等一些异常情况时，只要可能，应鼓励患者刷牙，以便减少感染的可能，促进伤口愈合。

**1.刷牙的顺序** 牙刷放置的起始部位因人的习惯不同而异，一旦设定则必须循序渐进，面面刷到，以免遗漏。每次牙刷放置的牙位一般为1～3颗牙面的距离，重复洗刷5～10次，然后移至下一个邻牙刷牙位置，两个刷牙位置之间均应有部分重叠，一般下颌牙唇颊侧约9个刷牙位，舌侧为11个。

**2.刷牙的时间** 临床研究显示，人们在刷牙的初始2分钟内，牙菌斑去除量超过80%，2分钟后，刷牙效率明显降低。所有普通人群建议每次刷牙时间至少2分钟。

**3.刷牙的次数** 刷牙次数没有一个可以实际应用的规定，常常因人而异。第四军医大学对刷牙清除牙菌斑的效果研究表明，刷牙8小时后，牙面残留的菌斑又重新恢复到刷牙前水平，需要重新刷牙。因此，为了控制牙菌斑，保持口腔的良好卫生状况，应养成每次饭后漱口，至少每天早晚各刷牙1次。尽管如此，我们强调刷牙质量比刷牙次数更重要。

**4.难刷的部位** 刷牙时有些部位经常容易被忽视或难以达到，如上下最后一颗牙的远中面和邻近无牙区的牙面，牙齿的舌腭面，排列不齐或异位萌出的牙等，在刷牙时都应给予特殊的关照，需要用牙线、牙签或牙间刷等加以补充。

另外，由于舌是口腔微生物的主要集中点之一，是唾液微生物的主要来源，且舌的菌落不恒定，经常改变。因此，用牙刷刷洗或用刮舌板清洁舌背，有助于减少口腔食物残渣与微生物数量，延迟菌斑形成与总体菌斑沉积，有利于整个口腔清洁。

## 二、漱口

漱口是利用液体含漱从而清洁口腔的方法。我国春秋时期《礼记》上就有“鸡初鸣，咸盥漱”的记载，说明我国古代已认识到漱口对口腔卫生的重要意义。与现代口腔保健中的早晚刷牙、饭后漱口的概念是一致的。

### （一）漱口方法

漱口时将少量漱口液含入口内，紧闭嘴唇，上下牙稍微张开，使液体通过牙间隙区，轻轻加压，然后鼓动两颊及唇部，使溶液能在口腔内充分的接触牙面、牙龈及黏膜表面，同时运动舌，使漱口水能自由地接触牙面与牙间隙区。利用水力前后左右，反复几次冲洗滞留在口腔各处的碎屑和食物残渣，然后将漱口水吐出。

### （二）漱口液的种类和作用

为了辅助预防和控制口腔疾病，常用加入某些药物的溶液作为漱口液，根据加入药物的不同，其作用也不同。

**1.防龋的作用** 含0.05%～0.2%氟化钠漱口液，每天或每周使用一次，具有明确的防龋效果。

**2.抑菌作用** 含精油、三氯生、茶多酚等漱口液，具有抑制牙菌斑、减轻牙龈炎的作用。

**3.止痛作用** 含0.5%普鲁卡因的漱口液对于口腔溃疡等引发的疼痛有止痛作用。

**4.美白作用** 含焦磷酸、六偏磷酸钠、过氧化氢的漱口液具有美白作用。

**（三）漱口液使用注意事项**

**1.漱口的时间** 通常为饭后漱口，可清除食物碎屑，消除口臭，每次含漱2～4口即可。口腔黏膜溃疡或牙周洁治和牙周手术前后，用药物漱口液含漱1分钟，每小时含漱1～2次，每次连续含漱漱口液2口即可。

**2.每次用量** 漱口的效果与用量、含漱力量、鼓漱的次数有关。应根据个人口腔大小含入适当量的漱口液，用力鼓漱，才能有效地清除口腔内的食物残渣或异物，达到含漱的目的。通常含漱一次用量为5～10ml。

**3.使用原则** 有的漱口液一般只用于牙周洁治和手术后，不作为日常口腔护理用品，不能用于长期漱口。当口腔疾病痊愈后，就应停止使用，以免引起口腔内菌群失调。

## 三、牙间隙清洁

咬合关系或牙齿排列异常者，牙间隙容易滞留牙垢或污物而引起食物残渣嵌塞、牙菌斑增加，加上牙刷刷毛不能够完全伸及牙间隙，因此单凭牙刷和牙膏的作用不能完全清洁，必须采用牙间隙清洁工具如牙线、牙签、牙间刷、牙间刺激器等加以处理。

**（一）牙线**

牙线（dental floss）可用棉、麻、丝、尼龙或涤纶制成，是用来清洁牙齿邻面的一种有效洁牙工具，尤其对牙刷不能到达的邻面间隙或牙龈乳头处的清洁，特别对平的或凸的牙面最合适。目前市面上有成卷的牙线和单只的牙线棒供选择。

**1.牙线的种类** 牙线有含蜡或不含蜡两种。含蜡牙线一般用来去除牙间隙的食物残渣和软垢，但不易去净菌斑；不含蜡牙线上有细小纤维易通过接触区，约能去除90%的邻面菌斑。牙周病患者使用牙线之前，应首先进行龈上洁治和根面平整，如磨光存在邻面充填体悬突，使之与牙齿的解剖外形一致，以免钩住牙线，使牙线磨损而容易拉断。

**2.牙线的使用方法** 见图5-11。

（1）取一段30~45cm长的牙线，将其两端各绕在左右手的中指上（图5-11a）。

（2）清洁右上后牙时，用右手拇指及左手示指掌面绷紧牙线，然后将牙线通过接触点，拇指在牙的颊侧协助将面颊牵开（图5-11b）。

（3）清洁左上后牙时转为左手拇指及右手示指执线，方法同上（图5-11c）。

（4）清洁所有下牙时可由两手示指执线，将牙线轻轻通过接触点（图5-11d）。

（5）两指间牙线长度为1～1.5 cm。

（6）牙线通过接触点，手指轻轻加力，使牙线到达接触点以下的牙面并进入龈沟底以清洁龈沟区。应注意不要用力过大，以免损伤牙周组织。如果接触点较紧不易通过，可牵动牙线在接触点以上做水平向拉锯式动作，逐渐通过接触点（图5-11e）。

（7）将牙线贴紧牙颈部牙面并包绕牙面使牙线与牙面接触面积较大，然后上下牵动，刮除邻面菌斑及软垢。每一个牙面要上下剔刮4～6次，直至牙面清洁为止（图5-11f）。

（8）再以上述同样的方法进行另一牙面的清洁。

（9）将牙线从殆面方向取出后，移至另一段干净牙线，再次进入相邻牙间隙，如此依次逐个将全口牙齿的邻面菌斑彻底清除。勿遗漏最后一个牙的远中面，且每处理完一个邻面，以清水漱口，漱去被刮下的菌斑。注意，在操作时不要用力过大，当牙线进入牙间隙后，切不可用拉锯式向龈向扯动，以免损伤牙周组织。

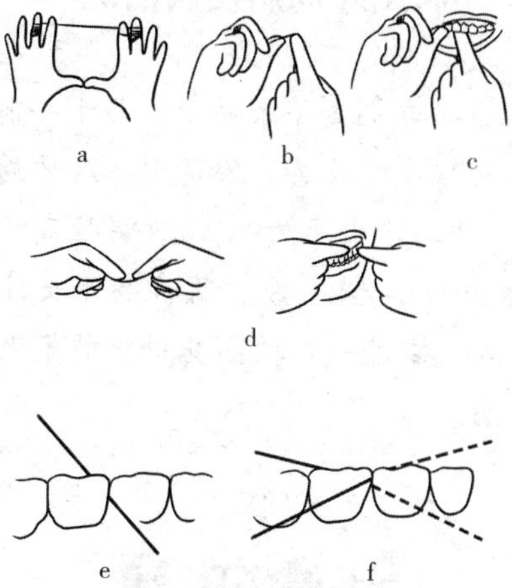


图5-11 牙线使用方法

### （二）牙签

牙签（toothpick）是用来剔除嵌塞在牙间隙内的食物碎屑及牙邻面菌斑的小工具。使用牙签可作为辅助刷牙的一种洁牙方法，使用恰当，不仅可以清洁牙间隙，还有按摩牙龈的作用。适用于牙龈退缩、根面暴露、牙间隙较大的部位。

**1.使用方法** 应将牙签的尖端指向𬌗面，以45° 角进入牙间隙，侧面紧贴邻面牙颈部，顺着牙缝剔，上牙向下外侧剔拨，下牙向上外侧剔拨，如遇纤维食物嵌塞时可做颊舌向穿刺动作，清除邻面菌斑和嵌塞的食物，并磨光牙面，然后漱口。

**2.注意事项** ①勿将牙签压入无萎缩的牙龈乳头区，以免形成人为的牙间隙；②使用牙签时动作要轻，以防损伤龈乳头或刺伤龈沟底，破坏上皮附着。

### （三）牙间刷

牙间刷（interdental brushes）分刷毛和持柄两部分，刷毛插在持柄上，可经常更换。持柄和刷毛的形状大小不等，刷毛有瓶刷式和锥形的单撮毛式，牙间刷有各种大小不同的形态和型号供选择，主要用于清除牙齿邻面菌斑与食物残渣，以及矫治器、固定修复体、种植牙、牙周夹板、缺隙保持器及其他常用牙刷难以达到的部位。其清除邻间、根分叉、牙凹面、最后磨牙远中面的牙菌斑，效果明显优于牙签或牙线。

### （四）牙尖乳头刺激器

锥形橡皮尖有两种形式：一种是塑料柄上安装一个可以脱卸更换的锥形橡皮按摩器尖；另一种是牙刷柄末端装有锥形橡皮尖。使用时，将橡皮尖置入牙间隙，尖端向𬌗面呈45° 角，侧缘轻压于龈上，做旋转式动作，按摩牙龈组织。旋转5～6次后，橡皮尖侧面紧贴牙龈，其尖端向𬌗面做剔挑动作，可去除龈沟及邻面的软垢及菌斑，起到类似牙签的作用。

橡胶按摩器由锥体橡胶及金属或塑料柄构成，使用时将橡胶末端置入牙间隙，按摩牙龈组织，可增强血液循环和上皮组织的角化程度，去除龈沟及邻面颈部的牙菌斑，维护牙周组织的健康。牙龈按摩时应在进行牙周洁治术后再教患者使用，否则按摩的压力使炎症的牙周组织与牙石发生摩擦，容易造成牙龈出血或加重牙龈的出血。

### 知识拓展

**居民牙周病发病情况**

第四次全国口腔健康流行病学调查结果显示，与十年前相比，居民口腔健康素养水平和健康行为情况均有不同程度的改善。但是中年人牙周健康仍有待提升。调查发现，35~44岁居民中，口腔内牙石检出率为96.7%，男性高于女性，农村高于城市，与十年前相比变化不大；牙龈出血率为87.4%，男性高于女性，农村高于城市，与十年前相比，上升了10.1个百分点。需进一步提高其口腔健康保健意识，养成良好习惯，定期口腔检查，及时洁治牙齿。

## 本章小结

本章主要讲述了牙周病的病因、牙周病流行病学、预防措施、牙周病与口臭及自我口腔保健方法。牙周病是口腔内的常见疾病，主要包括了牙龈炎和牙周炎两大类疾病，其病因除了局部因素，还有全身因素。菌斑控制是防治牙周病的关键。有效刷牙和邻面清洁来清除口内菌斑预防牙周病。

## 习　题

扫码"练一练"

**一、单项选择题**

1. 简化口腔卫生指数检查时只查的6个牙面是

A. 11、31、16、26的舌面，36、46唇颊面

B. 16、11、26、31的唇颊面，36、46舌面

C. 11、31、36、46的唇颊面，16、26舌面

D. 11、31、36、46的舌面，16、26唇颊面

E. 21、41、16、36的唇颊面，26、46舌面

2. CPI指数为2时，是指

A. 探诊有牙石，但探针黑色部分全部露在龈袋外

B. 牙龈健康

C. 牙龈炎，探诊后出血

D. 早期牙周病，龈袋深度4～5mm

E. 晚期牙周病，牙周袋深度6mm或以上

3. 对某校学生开展牙周健康状况的流行病学调查，应该是

A. 附着丧失、牙石指数、牙龈指数

B. 牙龈出血指数、龋失补指数、牙槽骨吸收指数

C. 口腔卫生指数、牙槽骨吸收指数、菌斑指数

D. 牙龈指数、龋面均、牙石指数

E. 口腔卫生指数、菌斑指数、牙龈指数

4. 影响牙周疾病流行的主要因素是

A. 地区分布　　B. 时间分布　　C. 年龄状况

D. 民族分布　　E. 口腔卫生

5.社区牙周指数不包括以下哪个选项

A. 牙龈出血　　B. 牙结石　　C. 牙槽骨吸收

D. 浅牙周袋　　E. 深牙周袋

6. 关于CPI探针，以下说法错误的是

A. 距顶端8.5~11.5mm处有两条换线

B. 距顶端3.5~5.5mm处为黑色涂抹区域

C. 探针顶端为一半径0.5mm的小球

D. 可测量牙龈沟和牙周袋的深度

E. 可用于探测龈下牙石

7. 下列哪些不属于牙周疾病的二级预防

A. 口腔健康教育和指导　　B. 龈上洁治　　C. 龈下刮治

D. 牙周洁治　　E. 根面平整

8. 菌斑的百分率在多少以下时可认为菌斑被基本控制

A. 10%　　B. 20%　　C. 30%

D. 40%　　E. 50%

9. 牙周病一级预防的确切内容是

A. 义齿修复， 防止功能丧失

B. 早发现、早治疗、减少牙周病的严重程度

C. 以药物和牙周手术治愈牙周病损

D. 控制牙菌斑、减少牙龈出血

E. 健康教育、定期保健、保持牙周健康

10. 关于牙膏中摩擦剂的下列说法中，哪个不正确

A. 摩擦剂是洁牙剂中含量最多的成分（为20% ~ 60%）

B. 用以加强洁牙剂的摩擦作用、去污及磨光牙面

C. 摩擦剂要有一定摩擦作用，但又不损伤牙组织

D. 含氟牙膏多用与氟离子有相容性的不溶性偏磷酸钠、焦磷酸钙或氧化铝

E. 摩擦剂内含酸性物质，有利去污和磨光

11. 以下哪些口腔卫生用品或方法没有去除菌斑的作用

A. 牙签　　B. 牙间刷　　C. 牙线

D. 清水漱口　　E. 牙刷

12. 巴斯刷牙法的特点是

A. 去除牙冠外形高点以下的颈部与暴露的邻面牙菌斑

B. 牙刷依食物咀嚼作用中自然的流动渠道洗刷

C. 去除龈缘附近与龈沟内的牙菌斑

D. 最易为儿童学习理解和掌握

E. 用于牙龈相对健康的人群

13. 保健牙刷的主要优点中，不包括

A. 刷毛表面光洁度好　B. 刷柄把握有力　C. 刷毛顶端磨圆

D. 刷毛吸水性好　E. 刷头适宜大小

14.不能清洁牙齿邻面菌斑的口腔保健用具是

A. 牙间隙刷　B. 牙签　C. 牙间冲洗器

D. 牙线　E. 橡胶按摩器

15. 在自我口腔保健措施中，控制菌斑最常用的有效方法是

A. 药物含漱　B. 早晚刷牙　C. 使用牙线

D. 牙周洁治　E. 使用牙签

16. 正确保管牙刷的方法是

A. 刷牙后牙刷要用清水多次清洗

B. 将刷毛上的水分甩干

C. 牙刷应每人一把，以避免交叉感染

D. 不能用沸水浸泡或煮沸法消毒，刷毛卷曲应及时更换

E. 上述措施均正确

**二、思考题**

某社区为改善小区居民的口腔健康状况，邀请口腔医师为社区进行口腔健康教育。作为一名口腔医生应该如何对社区进行口腔健康宣教？可采用的方式有哪些？

（赵树娟　常爱增）

# 第六章

# 其他口腔疾病的预防

**学习目标**

1.掌握　口腔癌的流行情况；口腔癌、牙本质敏感、牙外伤的危险因素和预防措施。

2.熟悉　牙颌异常的危险因素和预防措施。

3.了解　牙本质敏感、牙外伤及牙颌异常的流行情况。

**案例分析**

【案例】

某口腔医院医生在对该地区一小学进行口腔义诊时发现，一名8岁学生是典型的反殆面型，面中部凹陷，发育不足，下巴发育过度，显得较突。检查询问时发现该患者有咬上唇习惯，在对患儿及家长进行口腔保健知识和口腔护理方法讲解时，发现患儿和家长对口腔相关知识了解均较少。

【讨论】

1.请问导致该患者反殆的原因是什么？

2.有哪些好的方法可以来预防牙颌异常的发生？

## 第一节　口腔癌

扫码"学一学"

在世界卫生组织最新版的国际疾病分类系统中，口腔癌和咽癌归为一类，称为口咽癌。狭义的口腔癌指发生于舌、颊、牙龈、腭、口底和牙槽黏膜的恶性肿瘤，以鳞状细胞癌最为常见。我国舌癌近年有直线上升的趋势，占口腔癌的41.8%，其次是颊黏膜癌，占口腔癌的30.2%，牙龈癌占口腔癌的22.5%。其他，如腭癌和口底癌也占一定的比例。

**考点提示**　在我国口腔癌以舌癌、颊黏膜癌、牙龈癌最为常见。

### 一、流行特征

**1.地区分布**　口腔癌在全世界不同地区发病率不同，以东南亚地区发病率最高，这是因为当地居民有咀嚼烟草和槟榔的习惯。近年来，我国口咽癌的发病率呈上升趋势，从

1973年的1.92/10万上升到2005年的3.27/10万。美国癌症协会的资料显示，2005年美国新发口咽癌患者30000人，每年大约有7000人因之死亡，2009年新发口咽癌患者35720人，约7600人因之死亡。

**2.年龄分布** 口腔癌可发生于所有人群，成年人好发。国内发病的高峰年龄为40～60岁，而西方国家的发病高峰多在60岁以上。近年来，不管是我国还是西方国家，患病年龄都有偏大的趋势。主要原因可能与人群的平均寿命延长有关。总体来说，口腔癌的发病率随年龄的增长而升高。

**3.性别分布** 口腔癌的患病率男性明显高于女性，比例接近2∶1。近年来这种比例在逐渐下降，女性发病率逐渐上升，可能与女性吸烟和饮酒人数上升有关，也可能与女性参加以前男性从事的职业人数增加有关。

## 二、危险因素

研究认为，口腔癌的发生与多种因素有关。

### （一）不良生活方式

**1.吸烟** 大量的流行病学研究证实，吸烟与口腔癌有密切关系，口腔癌患者中吸烟的比例是非吸烟人群的2倍多。口腔癌的危险度与吸烟量、吸烟时间的长短呈正相关，吸烟量越大，吸烟时间越长，发生口腔癌的危险度越高。美国加州大学旧金山分校对403名口咽癌患者平均追踪观察了5.1年，发现72%的患者吸烟且58%的患者每天吸烟超过1包。另外，吸烟还可增加口腔癌复发的危险性。

**2.嚼槟榔** 很多东南亚国家及中国部分地区都有嚼槟榔的习惯，从而导致口腔癌发病率增高。槟榔嚼物一般由槟榔果、老花藤和煅石灰组成，有些地区还在其中加入烤烟和香料等，它们会导致口腔黏膜下纤维性变和白斑的发生，并可转化为口腔癌。最常发生的部位是颊部，有关研究指出嚼槟榔者患颊癌的危险性是不嚼槟榔者的7倍。口腔癌的发生与嚼槟榔的时间、槟榔在口腔的滞留时间呈正相关。

**3.饮酒** 研究发现，饮酒与口腔癌的发生相关。饮酒导致口腔癌的途径可能有以下几种：①乙醇的脱水作用使口腔黏膜对乙醇饮料中的致癌物质（亚硝胺、碳氢化合物）更敏感；②饮中等量的酒后唾液中就有相当量的乙醛形成，乙醛可损害细胞；③酒瘾很大的人群酒精性肝病普遍存在，肝病降低了肝脏对致癌物质的解毒作用；④大量饮酒后常影响食欲，从而影响人体对营养物质的摄取，加之酒精性肝脏的代谢能力受损，影响了营养物质的吸收，从而降低了机体对癌症的抵抗力；⑤饮酒主要增加舌与口底癌的危险性，因酒与舌、口底黏膜直接接触，引起黏膜烧伤并增加对致癌物质的吸收。

### （二）环境因素

**1.光辐射** 光辐射（波长320～400nm）是引起皮肤癌的主要危险因素，长期强烈光照是唇红部癌的原因之一，多发生在下唇。患者有明显的职业差别，农民与户外工作人员患病率高。

**2.核辐射** 由于射线对人体易感细胞的作用，核辐射对人与动物均有诱发癌的作用，常见白血病和淋巴瘤放射治疗后的患者，易引起黏膜表皮样癌和唾液腺癌。

**3.空气污染** 空气污染也是口腔癌的致病因素，如高度工业化所造成的煤烟污染、纺织工业中纤维刺激等。

（三）生物因素

**1.口腔感染与局部刺激**　口腔卫生不良、尖锐牙尖及不良修复体的刺激，是一种慢性、反复刺激和感染的诱发过程，被认为是口腔癌危险因素之一。

**2.病毒与梅毒**　病毒与癌症有密切关系，能感染口腔组织又具有潜在致癌作用的病毒有两种：疱疹病毒和人乳头瘤病毒。口腔癌发病还与梅毒有关，Martin发现24%梅毒患者患口腔癌。在印度梅毒患者中，11.0%～18.0%的晚期梅毒患者合并颊癌。

口腔癌的致病因素是综合的、复杂的，与遗传、机体易感性、种族等均有关系。

## 三、预防方法

最新研究表明，经过合理有效的控制，1/3癌症是可预防的，1/3癌症如能及早诊断，是可能治愈的，而合理有效的姑息治疗可使剩余的1/3癌症患者生存质量得到改善。越来越多的医务人员意识到口腔癌预防和早期发现的重要性，预防是抗击恶性肿瘤最有效的武器。

（一）口腔健康教育与口腔健康促进

**1.控制危险因素**　①戒除吸烟、饮酒、嚼槟榔等不良嗜好；②注意对光辐射的防护，在直接日照下长时间工作的，应采取遮阳防辐射措施；③避免过热饮食，以免刺激口腔黏膜组织；④避免口腔不良刺激，及时调磨尖锐牙尖和义齿锐利边缘，防止对软组织反复刺激，并保持良好的口腔卫生。

**2.提高公众对口腔癌警告标志的认识**　①口腔内有2周以上未痊愈的溃疡；②口腔黏膜有白色、红色或发暗的斑；③口腔内有不明原因的反复出血；④口腔与颈部有不明原因的肿胀和淋巴结肿大；⑤口腔、咽部、面部和颈部有不明原因的麻木和疼痛。

（二）定期口腔检查与自我检查方法

2006年，世界卫生组织将恶性肿瘤确定为可控制的慢性病。目前，对癌症有几点共识：癌症的发生是一个多阶段、多步骤的漫长发生过程，其疗效的关键在于早发现、早诊断、早治疗，如能早期发现癌症，对提高患者5年存活率和生存质量具有极其重要的意义。因此，预防口腔癌需定期检查，做好癌前病变的阻断与逆转。

**知识拓展**

**癌前病变**

口腔颌面部最常见的癌前病变有口腔白斑和口腔红斑。癌前病变是指临床及组织学上有改变并且有癌变倾向的病变。癌前病变在形态学上主要表现为上皮细胞不典型增生。它是肿瘤形成过程中的一个阶段，处于不稳定状态，具有潜在危害性，如能及时治疗便可恢复正常；反之，则有可能发展成癌。

**1.定期口腔检查**　可早期发现口腔癌或癌前病变，提高早期治疗率。如果癌瘤在2cm，同时无转移，将大大增加5年生存率；如果癌瘤在2cm或以下，5年生存率可提高2倍；如果癌瘤在1cm或以下，5年生存率可提高3倍。因此，早发现、早治疗对提高口腔癌的生存率非常有意义。对40岁以上长期吸烟者、吸烟量在20支/日以上者、既吸烟又有饮酒习惯者、长期嚼槟榔者以及口腔已有白斑者，应定期进行口腔检查。

**2.自我检查方法** 除了定期到医院进行口腔检查外，还要学会自我检查，以便早发现，早就医。在充足的照明下，患者面对镜子进行自我检查：①观察头颈部是否对称，注意皮肤颜色有无变化，有无疣痣增大；②用示指触摸面部，有无触疼或肿块；③触摸两侧颈部，从耳后触摸至锁骨，有无触痛及肿块；④翻开上下唇，观察唇红部与唇内侧黏膜，用示指与拇指从内向外，从左向右依次触摸双唇，感知是否有肿块，观察是否有创伤；⑤用示指拉开颊部，观察牙龈，并用示指与拇指挟住颊部进行触摸；⑥伸出舌，观察舌的颜色，用消毒纱布包住舌尖部，把舌拉向左或向右，观察舌的边缘部位，用示指与拇指触摸舌体，注意是否有异常肿块；⑦检查口底需用舌舔上腭部，以观察口底颜色与形态的变化，然后用示指触摸口底；⑧检查上腭部时，头略后仰，有时需用牙刷柄压住舌，以观察软、硬腭的颜色与形态。

#### （三）政策与措施

控烟、限酒须有政策和法规的保障。卫生行政部门协同其他部门制定控烟、限酒的政策，如增加烟草与烈性酒的税收，禁止烟草广告与促销活动，烟盒前后印制“吸烟有害健康”的忠告，面积应占烟盒的30%～50%，印制“吸烟与饮酒是口腔癌危险因素”的忠告式广告等。2003年3月1日世界卫生组织通过《烟草控制框架公约》，对以上条例都有较具体的规定。我国于2003年11月10日正式签署《烟草控制框架公约》，全国人民代表大会常务委员会于2005年8月28日表决批准了该公约，并于2006年1月9日生效。

#### （四）防治环境污染

无论工作环境还是生活环境都应注意污染问题，特别强调公共场所禁止吸烟，注意核辐射污染。

做好口腔癌的预防工作，可大大降低其发病率和死亡率。世界卫生组织已将癌症的预防（包括口腔癌）列入公共卫生重点项目之一。只有将肿瘤预防与控制纳入到人们日常生活及工作中，才能真正起到预防作用。

## 第二节　牙本质敏感

扫码“学一学”

牙本质敏感是指暴露的牙本质对外界刺激产生短而尖锐的疼痛，并且不能归因于其他特定原因引起的牙体缺损或病变。典型的刺激包括物理刺激（温度刺激、吹气刺激、机械刺激）和化学刺激。牙本质敏感好发于上颌尖牙和前磨牙，其次是上颌第一磨牙，切牙的牙本质敏感发生率较低。

### 一、流行特征

**1.地区分布** 在地区分布方面，农村人群的患病率高于城市人群，这可能与农村人群口腔卫生较城市人群差，牙周疾病的患病情况较为严重有关。牙周疾病造成的牙龈退缩使牙颈部的牙本质暴露，导致牙本质敏感。另外，也可能与农村人群的饮食结构与城市人群不同有关，农村人群食粗纤维食物的比例较高，牙齿的磨损也会比城市人群严重些。

**2.年龄分布**　牙本质敏感的患病率基本随年龄的增长而增加。根据2008~2009年我国对六个城市和八个城镇乡村地区牙本质敏感流行病学调查的结果，我国成年人最好发的年龄段为50～59岁，其次是60～69岁，患病率最低的是20～29岁人群（表6–1）。

**表6–1　我国六个城市和八个城镇乡村地区人群牙本质敏感流行病学调查结果**

| 年龄（岁） | 检查人数 | 患病人数 | 患病率（%） |
|---|---|---|---|
| 20～29 | 2939 | 560 | 19.1 |
| 30～39 | 2913 | 882 | 30.3 |
| 40～49 | 3006 | 1035 | 34.4 |
| 50～59 | 3023 | 1203 | 39.8 |
| 60～69 | 2901 | 1057 | 36.4 |
| 合计 | 14 782 | 4737 | 32.0 |

**3.性别分布**　牙本质敏感女性患病率稍高于男性，其原因尚不明确。

## 二、危险因素

**1.牙本质暴露**　是磨损、磨耗以及应力作用下导致的。异常的咬合状况（如夜磨牙症），被认为是牙体磨损的重要危险因素。

**2.酸蚀作用**　是导致牙本质小管口暴露的重要原因。外源性酸主要是酸性食物和饮料，这些酸能够去除牙本质小管表面的玷污层，使牙本质小管开放。内源性酸来源于胃、食管反流，内源性酸引起的牙本质敏感主要发生在牙齿的舌（腭）侧面。

**3.使用不合格的牙刷、牙膏以及不正确的刷牙方法**　用硬毛牙刷、粗摩擦剂的牙膏刷牙易导致牙体磨损，一旦与酸联合作用，更易引起牙本质小管开放。因此，应选用合格的牙刷和牙膏，尽量避免进食酸性食物和饮料后即刻刷牙，以减少酸性食物与刷牙磨损的协同作用。另外，不当的刷牙方法容易导致牙颈部的楔状缺损，进而引起牙本质敏感。

**4.牙龈退缩**　使用不合适的牙刷、刷牙用力过大、牙龈自身损伤、牙周疾病及牙周疾病的不当治疗等多种因素可导致牙龈退缩。牙龈退缩后，暴露的牙骨质很薄且易被磨损，导致牙本质更快、更广泛地暴露。

## 三、预防方法

预防牙本质敏感首先必须改变或去除危险因素，应从以下几个方面进行：①养成餐后漱口的良好习惯；②减少酸性食物和饮料的摄入；③进食酸性食物或饮料后，不要即刻刷牙；④选择合格的牙刷，采用正确的刷牙方法，避免刷牙时用力过大；⑤有牙周病、夜磨牙症、牙齿过度磨耗等相关疾病的患者应及时诊治；⑥有内源性酸来源者，建议治疗全身疾病。

扫码“学一学”

# 第三节　牙外伤

牙外伤是指牙齿受急剧创伤，特别是打击或撞击所引起的牙体硬组织、牙髓或牙周组织发生急性损伤的一种疾病。这些损伤可单独发生在一种组织，也可同时涉及多种组织。

## 一、流行特征

**1.部位分布**　恒牙牙外伤最常见的类型是釉质折断或釉质和牙本质折断却未造成牙髓暴露的简单冠折。乳牙牙外伤最常见的类型是半脱位。任何类型的牙外伤，最好发的牙位是上颌中切牙，其次是上颌侧切牙。大部分人只有单颗牙受累，两侧牙齿牙外伤的发生率没有明显的差别。

**考点提示**　牙外伤多发生在上颌中切牙，其次是上颌侧切牙。乳牙外伤牙齿移位多见，恒牙外伤牙齿折断较多见。

**2.年龄分布**　人群中牙外伤发生的高峰年龄为6～13岁，儿童及青少年是牙外伤的高发人群，我国6～13岁的儿童牙外伤发生率为19.6%，与工业化国家相近。乳牙期牙外伤发生的高峰期是10～24个月的幼儿。

**考点提示**　乳牙外伤多发生在10～24个月的幼儿，恒牙外伤多发生在6～13岁儿童。

**3.性别分布**　在恒牙期，男性较女性更易发生牙外伤，男女比率为1.3：1～2.3：1，原因可能是男孩比女孩更好动，更积极参与户外及体育运动，男孩也更易出现一些暴力行为。乳牙期儿童牙外伤发生的性别差异不明显。

## 二、危险因素

导致牙外伤的原因有很多，任何程度的机械外力直接或间接作用于牙上都可造成牙体硬组织或牙周组织的损伤。

**1.摔倒、碰撞**　摔倒、碰撞是发生牙外伤最常见的原因。对于学龄前及学龄期儿童，意识不到牙外伤最常发生于日常活动区及娱乐场所，易发生摔倒、碰撞；危险和过度拥挤的环境，更易使人摔倒，发生碰撞从而产生牙外伤。

**2.交通意外伤害**　包括行走时被交通工具撞伤，或骑车、驾驶汽车时发生意外，造成牙及颌面部的复合伤。15岁以下儿童由于骑车引起的面部外伤中有31%伴有牙外伤，戴头盔骑车虽可降低面部及颅脑损伤风险，但仍然有较高的牙外伤风险，因为头盔不能很好地保护面下部和下颌。

**3.运动损伤**　体育运动是发生牙外伤的主要原因之一。它受下列因素影响：运动的类型、运动的规模、运动的场地、运动员的年龄和性别、体育竞赛的水平、防护用具的使用、是否有教练和牙科医生提供指导等。美国资料显示，33%的牙外伤与运动有关。

**4.暴力**　暴力常导致上颌和面部的损伤。在挪威的北特伦德拉格郡，7～18岁青少年牙外伤中，直接是暴力原因的占了5%；在奥斯陆，这一比例为9%。与农村地区相比，暴力行为更易发生在城市，且随着年龄的增长而增多。

**5.行为因素**　喜欢冒险的儿童往往更易发生牙外伤，那些平常顽皮好动、喜欢打斗的儿童与其他儿童相比，发生牙外伤的风险更高。还有很多人经常把牙当成工具，从而造成牙的损伤，例如咬发卡、咬螺丝钉、用牙开启啤酒或汽水瓶盖等。

牙外伤除了上述常见的危险因素外，还有医源性牙外伤（如拔牙时未保护对殆牙致其损伤）等。

## 三、预防方法

扫码“看一看”

由于受伤者绝大多数为儿童和青少年，牙外伤影响咀嚼、语言、形象、心理等多种功能，如不及时、有效地救治将会造成严重的生理和心理影响。因此，预防牙外伤的发生显得十分重要，应从以下几方面进行。

**1.增强保健意识**　预防牙外伤，首先要提高公众对牙外伤的认知水平，增强防护意识。应加强学校的健康教育，增强牙外伤危害性的宣传，培养学生的防伤观念，提高自我保护意识。运动中应掌握动作要领，遵守一定的运动规则和规律，积极采取防护措施。教育学生避免暴力行为，遵守交通规则，以减少牙外伤的发生。教师、家长和校医院医生应了解牙外伤急诊处理的基本常识，以利于牙外伤后的应急处理等。

**2.环境保护及设施的完善**　玩耍是孩子的天性，为了减少孩子的牙外伤，学龄前儿童家中尽量布置一个安全的玩耍区域，清除可能造成创伤的坚硬物饰，放置缓冲性强的物品，如垫子、枕头、防撞条、防撞角等；在易发生牙外伤的地点，如学校、道路、运动、游戏场所，尽可能铺设草坪，或采用其他软化地面的方法；体育设施和游乐设施应提高安全性能；学生上学的专用校车应加强管理，避免拥挤；公交汽车上应设置专用扶手；盲人行走的专用盲道应加强建设和管理；雨、雪后的道路应及时清理；此外，还应提高全民法律意识，严格遵守交通法规，严禁酒后驾车，以减少创伤的发生。

**3.护牙托**　青少年在激烈、对抗性较强的体育运动和游戏中，口腔颌面部受伤的概率很高，易形成运动性牙外伤。身体接触类运动项目受伤的风险高于非接触类项目，因此应提倡青少年参加体育运动时佩戴护牙托，以减少牙外伤的发生。美国牙医学会和国际运动牙科学会联合建议：参与有身体冲撞的剧烈运动（如足球、篮球、滑冰等）时，运动员需使用护牙托；参与打击类运动项目（如拳击、空手道等）时，也需佩戴护牙托，且在训练和比赛中都要始终佩戴。

知识链接

**护牙托**

护牙托多用乙烯-醋酸乙烯酯共聚物制作而成，乙烯-醋酸乙烯酯共聚物具有良好的缓冲、抗震、隔热、抗化学腐蚀等优点，且无毒、不吸水，韧性良好，使其能够有效缓解硬物撞击应力，目前被广泛用于制作护牙托。护牙托的作用是：①保护牙齿和口内其他组织，如牙龈、唇和颊；②防止颌骨骨折，特别是保护颞下颌关节；③预防外力对颅脑的冲击伤害，降低脑震荡发生的可能；④增强运动员的安全感。

护牙托使用方便，防护效果好，已被全世界体育界广泛采用。但在我国，除拳击等个别专业性极强的运动项目外，护牙托使用几乎是空白。医务人员对牙外伤的重视以及对护牙托的了解也较缺乏，近几年一些院校已在儿童中开展护牙托预防牙外伤的项目，取得了一定的成绩。

**4.牙颌异常矫正** 唇关闭不全和深覆盖与牙外伤密切相关，唇部对前牙有一定的保护作用，因此唇关闭不全的儿童更易发生前牙的外伤。5岁以下前牙开䄅的儿童与其他同龄人相比，发生牙外伤的风险提高了两倍。覆盖超过3.5mm的儿童与覆盖正常的儿童相比，其发生牙外伤的风险明显增大。同时伴有唇关闭不全和深覆盖的儿童，牙外伤的发生率更高。因此，对患唇关闭不全和深覆盖的儿童应及早进行矫治。

**5.全脱位牙外伤的应急处理** 即刻再植被认为是治疗全脱位牙外伤最好的方法。外伤后的就诊时间、患牙保存方法、处理方法等决定了牙根表面牙周膜细胞的活力，直接影响再植牙的预后。首先，完整脱落的牙齿应立即用大量生理盐水或无菌水冲洗后放入原位，不要用其他东西包裹或擦拭，不要晾干或晒干，保持牙齿湿润才可以保持牙周膜的活性；如不能立刻复位，可将患牙置于患者舌下或口腔前庭处，也可放在盛有干净牛奶、生理盐水或自来水等的杯子内，切忌干燥，并尽快到医院就诊。

乳牙全脱位牙外伤一般不予再植，只需清理伤口、止血和预防感染。

**考点提示** 脱落牙齿切忌干燥，若不能立刻复位，应存放于唾液、生理盐水、牛奶、组织培养液等中并尽快就医。

扫码“学一学”

# 第四节　牙颌异常

牙颌异常是指在儿童生长发育过程中由于先天的遗传因素或后天的环境因素，导致的牙列不齐、牙䄅关系紊乱等。

## 一、流行特征

**1.地区分布** 因牙颌异常的诊断标准不同，牙颌异常的患病率在国内外报告中差异较大，患病率从28%～90%不等。我国2000年的调查资料显示，我国人群牙颌异常的患病率为67.82%，其中乳牙列、混合牙列和恒牙列的患病率分别是51.84%、71.21%和72.97%。

**2.年龄分布** 至牙全部萌出为止，牙颌异常的患病率随年龄增长而升高，乳牙期除前牙反𬌗时有发生外，其他类型的牙颌异常患病率低。进入替牙期后，由于乳牙早失或滞留，出现恒牙早萌或替牙障碍，产生多种错𬌗，患病率上升。导致恒牙期牙颌异常患病率增高的主要原因是龋病、替牙时间紊乱、生长发育异常、口腔不良习惯等。

**3.性别分布** 牙颌异常在男女均可患病，性别之间无显著差异。

## 二、危险因素

### （一）遗传因素

牙颌异常的遗传因素来源于种族的演化和个体的发育。在一般情况下，个体继承了亲代的特征，表现为家族的遗传倾向，但这些特征也受到周边环境、营养状况、不良习惯等因素的影响，具有变异性。遗传因素在牙颌异常的病因中占比重较高。据报告，国内牙颌异常的遗传因素约占牙颌异常病因的29.4%。

### （二）环境因素

环境因素可分为先天因素和后天因素。先天因素是指在胎儿出生前，由于母体、发育、营养、疾病、外伤等原因导致的牙颌异常；而后天因素是指出生后，由于各种原因造成的牙颌异常。主要包括以下几方面。

**1.口腔不良习惯** 是形成牙颌异常的主要病因之一。牙颌异常的发生及程度与不良习惯的作用频率、持续时间和强度等相关。据有关资料统计，因口腔不良习惯造成的牙颌异常约占各类牙颌异常的1/4。口腔不良习惯包括吮指习惯、唇习惯、舌习惯、偏侧咀嚼习惯、咬物习惯等。

（1）吮指习惯 一般认为，儿童在2～3岁前有吮指习惯可视为正常的生理活动，之后逐渐减少而自行消失。如在此之后，吮指习惯还继续存在并具有一定强度会导致牙颌异常的发生。吮指习惯造成牙颌异常的严重程度与吮指习惯持续的时间关系较大，与施加在牙上的力量大小关系较小。如果儿童每次吮指的力量非常大，但每次持续的时间都非常短，所造成的牙颌异常程度不会很严重；相反，如果儿童每次吮吸的持续时间长，或者睡觉时整晚手指都放在牙之间，将造成更严重的牙颌异常。

（2）舌习惯 儿童在乳恒牙替换时，经常用舌尖舔松动的乳牙、乳牙残根或初萌的恒牙，如果该习惯只是在较短时间内存在，则不会造成明显的牙颌异常；但如果该习惯持续时间较长，就形成了吐舌习惯。另外，患慢性扁桃体炎、慢性咽喉炎等疾病的儿童，为了使呼吸道通畅，常将舌向前伸，也易引发不良舌习惯。

（3）唇习惯 唇习惯包括咬下唇习惯、咬上唇习惯和覆盖下唇习惯。唇习惯好发于6～15岁，女孩多见，常由情绪不好出现咬唇动作，日久即形成咬唇习惯。咬下唇习惯可形成上前牙唇倾、下前牙舌倾拥挤、前牙深覆盖、下颌后缩、开唇露齿等畸形；咬上唇习惯可形成上前牙舌倾、下颌前突、前牙反𬌗及近中错𬌗等畸形；覆盖下唇时下唇的压力可加重上前牙唇侧移位，并加重下颌远中错𬌗畸形的发展。

（4）偏侧咀嚼习惯 儿童常因一侧后牙严重龋坏，或乳磨牙、恒磨牙早失，或牙错位没有咬合关系等，只能用健侧咀嚼食物，导致偏侧咀嚼习惯。咀嚼侧有正常咀嚼功能，对牙颌发育具有正常的功能刺激，发育正常甚至发育过度；而废用侧咀嚼功能低下，发育不足，故下颌中线向咀嚼侧偏斜。

（5）咬物习惯　多见咬铅笔、啃指甲等其他异物或吮吸橡皮奶头等。咬物固定在牙弓的某一部位，常形成局部的小开𬌗畸形。

（6）长期进食软性食物习惯　在生长发育过程中，长期食用软性食物，口颌系统缺乏足够的功能刺激，致上下颌骨发育不足，增加了牙列拥挤、牙错位畸形发生的可能性。

（7）不良睡眠习惯　儿童睡眠时，经常用手、肘或拳头枕在一侧的脸下，使局部面部长期受压，影响面部的对称发育，导致牙、𬌗、颌、面畸形。

**2.口腔功能异常**

（1）吮吸功能　人工喂养者可因奶瓶位置不正确、喂养姿势不当、橡皮奶嘴大小不合适等因素，使婴儿下颌前伸不足或前伸过度，造成下颌远中错位、后缩或下颌前突畸形。

（2）呼吸功能异常　慢性鼻炎、鼻窦炎、鼻甲肥大、鼻中隔充血及鼻肿瘤等，使鼻腔部分或全部阻塞，影响正常的鼻呼吸，迫使口呼吸代替鼻呼吸，常可引起𬌗、颌、面的发育畸形。

（3）异常吞咽　面部表情肌一般不参与吞咽活动，在吞咽动作前或吞咽过程中，若觉察到儿童面部表情肌的变化，则提示吞咽活动可能发生异常。

**3.替牙期局部障碍**　替牙期的局部障碍，常导致牙颌异常的发生。

（1）乳牙早失　乳牙在正常替换之前，因龋齿、外伤等原因丧失或拔除，称为乳牙早失。乳牙早失后，可因邻牙的倾斜移位占据缺隙，导致恒牙萌出错位、拥挤，甚至埋伏阻生。另外，多数乳磨牙早失还会引起咀嚼功能的降低，颌骨长期得不到足够咀嚼力的生理性刺激，导致发育不足。

（2）乳牙滞留　个别乳牙逾期不脱落者称为乳牙滞留。滞留乳牙的继替恒牙可由于萌出受阻而埋伏阻生，或错位萌出。

（3）恒牙早失　青少年时期，因龋病、外伤、炎症或医源性误拔等致恒牙过早缺失，称为恒牙早失。第一恒磨牙龋患率最高，易早失，可引起牙颌异常。

（4）恒牙早萌　乳牙早失有时可导致恒牙的早萌。过早萌出的恒牙，牙根往往形成不完善，此牙萌出后附着不牢，行使咀嚼功能时，在𬌗力的作用下容易脱落，引起邻牙倾斜移位而导致牙颌异常的产生。

（5）恒牙萌出顺序紊乱　恒牙萌出的顺序对正常建𬌗有很大的影响，正常的恒牙萌出顺序有利于利用替牙间隙使上下颌磨牙调整到中性关系，建立良好的尖窝锁结。乳牙滞留、乳牙根吸收异常、乳牙根与牙槽骨粘连、乳牙冠的不良充填、恒牙胚的牙囊未被吸收等均可引起乳恒牙替换顺序紊乱而引起牙颌异常。

（6）唇系带异常　婴幼儿时，唇系带较宽，附着低，随着牙的萌出，牙槽嵴增高，一般在10～12岁时，唇系带附着在两上中切牙间龈缘上3mm处。如唇系带不能自行萎缩，附丽点仍然过低，则可造成上中切牙间间隙。

**4.外伤**　颌骨外伤等引起髁突生长发育异常，进而引起颜面的畸形。

**5.肌功能异常**　肌肉的过度收缩犹如损伤后所形成的瘢痕组织一样限制生长，这种情况在斜颈患者体现得最明显，而斜颈的症状是源于一侧颈部肌肉，尤其是胸锁乳突肌的强直性收缩，结果使头部歪斜，生长受限导致面部不对称。

**6.各种急慢性疾病以及口颌系统疾病**　口呼吸、慢性鼻甲肥厚、佝偻病等会导致颜面和牙列的发育受到影响。

## 三、预防方法

**1.妊娠期的预防**　母体营养不足对胎儿生长发育影响极大，可产生各种颌面部畸形，因此，妊娠期妇女要合理地选择和调配食物，保证营养充足。孕妇如有皮疹、内分泌失调或其他传染病，应及时诊治。妊娠期母体要避免大量放射线的深部照射，同时要防止孕期和临产前的外伤等。

**2.婴儿期的预防**　①提倡母乳喂养。婴儿吮吸母乳时下颌适当的前伸运动，可将出生时下颌的远中位置调整到中性位置，同时还可锻炼舌部运动，促进舌肌的发育。②人工哺乳时应注意喂养姿势、奶瓶的位置、人工奶头的开口大小等。奶瓶不宜压迫上颌或下颌，奶头除末端开孔外，在周围可开些小孔，奶瓶的流速是间断滴下，使吮吸时口内压力均匀。勿养成婴儿睡眠时吮吸橡皮奶头的习惯，以免导致下颌前伸或开𬌗。③婴儿期还应注意睡眠姿势，不可长期偏向一侧，以免一侧颌面长期受压形成颜面不对称。

**3.儿童期的预防**　①积极开展宣传教育工作，了解基本预防知识，提高对早期预防牙颌异常的认识，尽早纠正口腔不良习惯。②儿童的食物应有一定的硬度，以充分发挥咀嚼功能，促进牙𬌗系统正常发育。③早期预防龋病，定期检查，及时治疗，恢复牙齿外形，以免破坏邻接关系，致使邻牙倾斜移位，同时避免乳牙早失，保持乳牙列的健康完整，以利于正常咀嚼功能的发挥。

**4.替牙期的早期干预**

（1）乳牙早失　乳牙提前脱落，X线片显示继替恒牙牙根尚未发育或仅形成不到1/2者，牙冠𬌗面有较厚的骨质覆盖，缺牙间隙已缩小或有缩小趋势，即可诊断为乳牙早失，此时应用缺隙保持器保持失牙间隙和正常牙弓长度，以便后继恒牙萌出时有足够的位置。

（2）恒牙早失　在替牙期一般采用间隙保持器保留间隙，待恒牙期做义齿修复。如果条件许可，可考虑用正畸方法移动邻牙替代缺失的恒牙。

（3）乳牙滞留　乳牙逾期未脱落，在确定有相应的恒牙存在时，应尽早拔除滞留的乳牙，以便于恒牙萌出调整到正常位置。如恒牙牙根已基本形成，不能自行萌出时，应全面考虑后决定是否进行正畸牵引出。

（4）恒牙早萌　临床上可用阻萌器阻止其继续萌出。定期拍摄X线片，观察牙根发育情况，当牙根已形成1/2以上时，可拆除阻萌器，让其自然萌出。

（5）恒牙萌出顺序异常　临床上应注意消除影响恒牙萌出顺序的因素，必要时采取保持牙弓长度、保持个别牙位置及简单矫治器调整牙位置等方式。

（6）上唇系带附着异常　异常的上唇系带易形成上中切牙间隙。可用固定矫治器矫正关闭中切牙间隙，待间隙关闭后，采用外科系带矫正术矫正异常附着的唇系带，以保持间隙关闭后的效果。如果间隙关闭前进行切除手术，由于切牙间瘢痕形成，反而影响间隙的关闭。

## 课堂互动

在教师的指导下，学生几人一组，每组制作一个其他口腔疾病（口腔癌、牙本质敏感、牙外伤或牙颌异常）的预防宣传版面，并宣传讲解。

## 本章小结

本章主要讲述了口腔中除常见的龋病和牙周病之外的口腔癌、牙本质敏感、牙外伤以及牙颌异常等需要重视的其他口腔疾病的流行特征、危险因素和预防方法。学习时应重点掌握这些疾病的危险因素及预防方法，并能正确应用于临床实践。

## 习题

扫码"练一练"

### 一、单项选择题

1. 咬下唇习惯可造成

A. 前牙深覆盖　　B. 前牙反𬌗　　C. 局部圆形小开𬌗

D. 后牙锁𬌗　　E. 以上均可以

2. 咬上唇者不会导致下列哪种牙颌异常

A. 前牙反𬌗　　B. 下颌前突　　C. 近中错𬌗

D. 上前牙舌倾　　E. 深覆盖

3. 下列不属于牙外伤危险因素的是

A. 摔倒、碰撞　　B. 运动损伤　　C. 嚼槟榔

D. 暴力　　E. 交通意外伤害

4. 下列属于口腔癌危险因素的是

A. 吸烟　　B. 饮酒　　C. 嚼槟榔

D. 维生素缺乏　　E. 以上均属于

5. 下列关于口腔癌预防的叙述错误的是

A. 戒除吸烟、饮酒和嚼槟榔等不良嗜好

B. 注意对光辐射的防护

C. 口腔癌与环境污染无关

D. 应做到"三早"，早发现、早诊断、早治疗

E. 避免过热饮食

6. 下列不属于牙外伤预防方法的是

A. 增强学校师生、家长及儿童的防护意识

B. 保持良好的口腔卫生

C. 建立安全的娱乐场所和人性化的生活交通设施

D. 提倡青少年参加体育运动时佩戴护牙托

E. 尽早矫治儿童唇关闭不全和深覆盖等牙颌畸形

7. 预防牙本质敏感应做到以下内容，除外哪项
A. 减少酸性食物和饮料的摄入
B. 进食酸性食物和饮料后应即刻刷牙
C. 建立餐后漱口习惯
D. 选择合格的牙刷，采用正确的刷牙方法，避免刷牙时用力过大
E. 有牙周病、夜磨牙症、牙齿过度磨耗等相关疾病患者应及时诊治
8. 牙颌异常的危险因素不包括下列哪项
A. 口腔不良习惯　B. 口呼吸　C. 肌功能异常
D. 吸烟　E. 乳牙早失
9. 下列关于婴幼儿牙颌异常的预防方法叙述错误的是
A. 提倡母乳喂养
B. 若人工喂养，应注意奶瓶的位置、人工奶头的开口大小、婴儿的姿势等
C. 注意睡眠姿势
D. 早期预防龋病，定期口腔检查，及时充填治疗
E. 儿童应食用软性食物，尽量避免接触有一定硬度的食物
10. 牙本质敏感最好发于
A. 上颌尖牙和前磨牙　B. 上颌切牙　C. 下颌切牙
D. 上颌磨牙　E. 下颌磨牙
11. 下列关于牙本质敏感流行特征的叙述正确的是
A. 农村人群的患病率高于城市人群　B. 城市人群的患病率高于农村人群
C. 女性患病率稍低于男性　D. 患病率与年龄的关系不明显
E. 以上均错误
12. 牙外伤最好发的牙位是
A. 上颌尖牙　B. 上颌中切牙　C. 下颌中切牙
D. 上颌侧切牙　E. 下颌侧切牙
13. 人群中牙外伤最好发的高峰年龄是
A. 0 ~ 1岁　B. 3 ~ 6岁　C. 6 ~ 13岁
D. 13 ~ 18岁　E. 18 ~ 28岁
14. 为减少牙外伤的发生，美国牙科学会和国际运动牙科学会联合建议下列哪项运动需佩戴护牙托
A. 足球、篮球　B. 滑冰　C. 拳击
D. 空手道　E. 以上均需要
15. 下列关于牙颌异常预防方法的叙述错误的是
A. X线片确定有恒牙胚存在时应尽早拔除滞留乳牙
B. 恒牙早萌时应用阻萌器阻止其继续萌出，并定期拍片观察牙根发育情况
C. 上唇系带附着异常者应先行系带矫正手术再关闭间隙
D. 乳牙早失应用缺隙保持器来保持失牙间隙和正常牙弓长度
E. 恒牙早失在替牙期应考虑采用间隙保持器保留间隙，待恒牙期做义齿修复

16. 我国口腔癌中发病率最高的是

A. 舌癌　B. 颊黏膜癌　C. 牙龈癌　D. 腭癌　E. 口底癌

17. 有关儿童时期牙颌异常的预防，下列哪项错误

A. 养成良好的饮食习惯　B. 防治疾病　C. 积极治疗龋病　D. 忽略心理的维护　E. 消除口腔不良习惯

18. 乳牙早失，为避免邻牙移位导致牙颌异常的发生，在维持缺牙间隙时应及时应用

A. 固定义齿　B. 可摘局部义齿　C. 全口义齿　D. 缺隙保持器　E. 烤瓷冠

19. 乳牙滞留，继承恒牙已错位萌出，其处理原则是

A. 保留乳牙至恒牙完全萌出　B. 拔除错位萌出的继承恒牙

C. 乳牙、恒牙一同拔除　D. 尽早地拔除滞留的乳牙

E. 不需处理

20. 下列属于牙本质敏感危险因素的是

A. 喜食酸性食物　B. 夜磨牙症

C. 牙龈退缩　D. 刷牙方法不正确，刷牙用力过大

E. 以上均属于

**二、思考题**

为预防儿童牙外伤的发生，某小学邀请口腔医师为学校学生进行口腔健康教育。作为一名口腔医生应该如何对小学生进行牙外伤预防的口腔健康宣教？

（李　娜）

# 第三篇

# 社区口腔健康

# 第七章

# 口腔健康教育与促进

**学习目标**

1.**掌握** 口腔健康教育与口腔健康促进的概念和意义。

2.**熟悉** 口腔健康教育与口腔健康促进的方法、计划和实施。

3.**了解** 口腔健康教育与口腔健康促进的评价。

**案例分析**

**【案例】**

根据第四次口腔流行病学调查结果，北京率先开展2018年全国儿童口腔疾病综合干预项目“健康口腔助成长”活动，以进一步加强儿童口腔健康教育。该活动在全国儿童口腔疾病综合干预项目的基础上，以生动活泼、灵活有趣的教材和教育方式对小学生开展口腔健康强化教育，系统化、规范化地提高小学生口腔保健意识及能力，通过教育与预防相结合，致力改善儿童口腔健康状况。

**【讨论】**

1.此次口腔健康教育活动可以采取哪些具体方法?

2.儿童口腔健康教育的重点是什么?

3.如何评价此次口腔健康教育项目?

口腔健康作为全身健康的重要组成部分，其发展直接影响人们全身健康水平，因此口腔健康越来越受到人们的重视。而口腔疾病严重危害人群的健康，龋病、牙周病是我国口腔的常见病和多发病。因此口腔预防医学将预防和控制口腔疾病，建立良好的口腔卫生习惯，强化口腔保健意识，提高口腔健康水平作为主要任务。

口腔健康教育与口腔健康促进作为预防口腔疾病的首要环节，其重要性越来越被人们重视，通过全社会的参与，营造有益于口腔健康的环境，普及口腔健康的知识，传播正确的信息，提高口腔健康的意识，增强自我保健能力，改变不良的生活方式和行为习惯，以提高人们口腔健康水平，预防和控制口腔疾病，达到增进全身健康，提高生活质量的目的。

扫码"学一学"

# 第一节 口腔健康教育与口腔健康促进的概念

随着现代科学发展，社会的进步，医学模式的转变，人们对健康的认识不断更新和变化。在古时人们认为无病、无残、无伤即为健康。20世纪30年代提出健康意味着结实的体格和完善的功能，并充分发挥作用。这些对健康的认识都是片面的。1978年世界卫生组织在"阿拉木图宣言"指出:"健康不仅仅是没有疾病或不虚弱，而是身心健康和社会幸福的完美状态"，此概念扩大了医学的着眼点，反映了人们生命活动的生物、心理、社会三个互相联系的基本方面。1989年，世界卫生组织又提出了健康的新概念，除身体健康、心理健康和社会适应健康外，还加上了道德健康。健康是动态的概念，影响健康的因素无时无处不在，健康和疾病没有明确的界限。

口腔健康是全身健康的组成部分，口腔健康促进生命健康。1965年，世界卫生组织提出"牙健康是牙齿、牙周组织、口腔邻近部位及殆面部均无组织结构与功能异常"。1981年，世界卫生组织制定的口腔健康标准是:"牙齿清洁、无龋洞、无疼痛感、牙龈颜色正常，无出血现象"。2003年世界卫生组织将口腔健康定义为:"没有慢性口腔和面部疼痛、口腔和咽喉癌、口腔感染和溃疡、牙周（牙龈）疾病、龋齿、牙齿脱落以及其他限制个人咬合、咀嚼、微笑、说话和心理健康能力的疾病和障碍的状态。"

## 一、口腔健康教育

1981年世界卫生组织提出健康教育的定义:"健康教育的目的是帮助并鼓励人们有达到健康状态的愿望；知道怎样做才能达到这样的目的，促进每个人或集体做好本身应做的一切；并知道在必要时如何寻求适当的帮助。"健康教育是用教育的方式增加人们卫生保健知识，加深知识的知信深度，强调自觉自愿，从而提高保健能力和实践能力。

健康教育的目的是帮助人们理解健康的重要意义以及与行为方式、生活方式的关系，以便做出有益于健康的选择并成为自觉的行为实践。健康教育的目标是帮助人们寻求能够达到最佳健康状态的行为方式、生活方式，并指导人们如何避免疾病、意外事故的发生和亚健康的状态。健康教育的本质是人们能够对自己的健康负责并对周围的人有一定的积极的影响。

口腔健康教育是健康教育的分支，1970年世界卫生组织指出："口腔健康教育的目的是使人们认识并能终生做到维护口腔健康"。是通过有计划、有组织、有系统的口腔健康教育活动来增加人们的口腔健康知识，提高口腔保健意识，促使人们自觉采取有利于口腔健康的行为和生活方式，预防和控制口腔疾病，促进口腔健康，进而促进全身健康。例如，2004年在全国开展的"促进口腔健康，提高生命质量"口腔健康大讲堂活动，是通过口腔专家社区讲座的形式传播口腔健康知识，目的是提高广大群众对口腔健康的认识，传播和普及口腔保健知识，提高群众自我口腔保健能力。

口腔健康教育不能替代预防项目，而是口腔预防项目的重要组成部分，每项口腔卫生保健服务都应该包括口腔健康教育，例如在学校开展适龄儿童窝沟封闭项目时，首先应对老师、家长、学生以及相关人员进行口腔健康教育，使之理解窝沟封闭的作用，操作过程和社会经济效益，从而正确认识窝沟封闭项目对于儿童龋病的意义。

### 二、口腔健康促进

1986年召开的第一届世界健康促进大会阐述了健康促进的概念，并发表《渥太华宪章》。《渥太华宪章》指出：“健康促进是指促进人们提高和改善他们自身健康的过程”。健康促进是包括健康教育以及一切有益于人类健康的政策、法规、环境及组织的集成，成为国家卫生服务的重要组成部分。

口腔健康促进是健康促进的组成部分，由口腔健康教育、口腔健康保护和口腔疾病预防三个核心部分组成。口腔健康促进是从组织上取得政府、行政部门的支持，制定有益于口腔健康的公共政策，保证和维护口腔健康所必需的条例制度和法律，发挥社区作用，调动一切积极因素，合理分配有限资源，加强专业人员的培训并提供必需的经济支持和卫生服务。

口腔健康促进有很多具体的预防和干预措施，如因地制宜地调整饮水含氟浓度和含氟牙膏的应用，推广适龄儿童进行窝沟封闭，控制糖的摄入，采用糖替代品。另外，社区开展有指导的口腔卫生措施，提供符合标准的口腔保健用品，如保健牙刷、牙线、漱口液等，也属于口腔健康促进的范围。

口腔健康教育是为了普及口腔健康知识，增强口腔保健意识，树立口腔健康信念，使人们能理解、接受并付诸实践。而口腔健康促进则是采取一些必要的措施使人们得到适宜的预防和干预。两者紧密结合，相互促进，是实施口腔预防必不可少的。

## 第二节　口腔健康促进

扫码“学一学”

### 一、口腔健康促进的任务

口腔健康促进的任务主要包括以下五个方面：

（1）制定相关政策，包括加强口腔疾病信息监测系统建设，完善网络信息连通渠道，对各种口腔疾病的危险因素给予更多的科研支持，相关部门制定有效预防有上升趋势的口腔高危因素的政策，如2011年卫生部修订后的《公共场所卫生管理条例实施细则》中增加了“室内公共场所禁止吸烟”等规定。

（2）加强国际、国内和各级部门之间的紧密合作，增强控制口腔疾病相关危险因素的能力，提高人们对口腔的认知程度和口腔疾病预防意识。

（3）组织社区口腔健康促进项目，针对不同人群、不同疾病发病率开展不同口腔健康促进项目，重点关注弱势群体，特殊人群如老年人、妇幼儿童、残疾人等。

（4）在口腔健康促进行动中协调政府、社会团体和个人行动。

（5）提高人们口腔健康素养，将口腔健康促进的理念和技能融入公共政策制定的全过程，建立并完善实施口腔健康促进评价体系。

（6）统筹多方面资源，建立健全口腔健康服务保障体系。

## 二、口腔健康促进的方法

口腔健康促进的方法遵循口腔预防医学的三大途径。

**1.全民途经** 在开展口腔健康促进活动时，选择一种可以使社区所有人群都能获益的口腔预防措施，如饮水氟化防龋，通过调整饮水中氟浓度至适宜氟浓度来改变社区人们的生活环境，使社区每个人都能从饮水氟化项目中获得预防龋病的益处。

**2.共同危险因素控制途经** 不健康的饮食习惯、卫生习惯、生活习惯以及压力等许多不利于健康的因素，不仅危害口腔健康，也是许多慢性病的危险因素，因此需要口腔专业人员和其他医疗卫生人员共同协作，采取控制和改变这些共同危险因素的措施，促进人们口腔健康和全身健康。（图7–1）

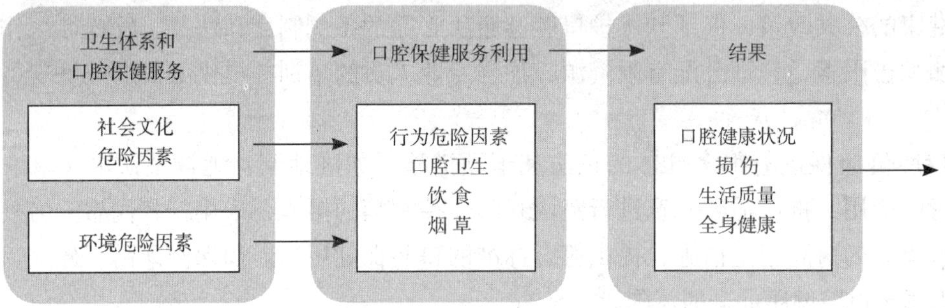


**图7–1 口腔健康促进的危险因素控制模式**

**3.高危人群途经** 人群中每个个体发生口腔疾病的危险性是不同的，口腔疾病的高危人群对整个人群的口腔健康影响较大。因此，在开展口腔健康促进活动时，选择针对口腔疾病高危人群的预防措施和方法，预防和控制高危人群的口腔健康状况。例如对有深的窝沟的适龄儿童开展窝沟封闭，预防龋病。

## 三、口腔健康促进计划

口腔健康促进计划是以包括一系列活动的项目方式展开，而任何口腔健康促进都包括计划、实施和评价三个组成部分。口腔健康的目标是指在预定计划时间内可以实施和可以衡量的口腔健康尺度，是建立在大量调查研究的基础上。一般包括改进健康状况的目标，减小危险因素的目标，改进服务和防护的目标，以及提高公众及专业人员认知的目标，如有效刷牙率、口腔健康知晓率、含氟牙膏使用率等。

口腔健康目标制定之后应重视对各级卫生行政部门、卫生保健机构、口腔专业人士进行目标教育。口腔健康目标是计划、管理和决策的基础，是各类医疗卫生人员努力的方向，是各方人员协同一致达到预期效果的动力，也是对有限资源合理分配和评价最终成效的标准。

世界卫生组织口腔健康促进计划采用“全球思考，本地行动”的理念，口腔健康促进计划制定的重点如下。

（1）确定健康决定因素；建立机制，以提高设计和实施口腔健康促进计划的能力。

（2）实施以社区为基础的口腔健康促进示范项目，特别针对贫困和弱势群体。

（3）建立规划和评估国家口腔健康促进计划和评估口腔健康促进干预措施的能力。

（4）制定分析口腔健康、促进干预措施的过程和结果的方法及工具，作为国家卫生规划的一部分。

（5）建立网络和联盟，以加强促进口腔健康的国内和国际行动。强调在世界卫生组织范围内发展交流经验的网络。

## 四、口腔健康促进的实施

2003年世界卫生组织就全球口腔卫生的健康促进优先行动提出以下实施内容。

**1.口腔健康与氟化物的应用**　世界卫生组织支持在发展中国家广泛应用含氟牙膏，为社会弱势群体提供价格低廉的含氟牙膏。

**2.口腔健康与饮食营养**　提供营养咨询；提高母乳喂养健康促进行动；提倡减少饮用含糖软饮料；提倡健康饮食，预防口腔癌的发生。

**3.口腔健康与烟草**　制订远离烟草计划；采取戒烟控烟措施。

**4.校园口腔健康与健康促进**　强化国家、教育和卫生部门的职责作用，开展学校口腔卫生项目，研究和提高学校口腔卫生项目水平。

**5.儿童和老年人的口腔健康**　作为特殊人群和弱势群体，控制危险因素和提供口腔保健是关键。

**6.口腔卫生体系建设**　包括人力、物力和财力的投入；社区卫生中心的建设；口腔卫生信息网络的建设。

2019年国家卫生健康委员会印发健康口腔行动方案（2019—2025年），方案中指出关于口腔健康促进的具体实施内容：包括加强口腔健康教育、开展“减糖”专项行动、实施口腔疾病高危行为干预、生命早期1000天口腔健康服务、儿童口腔健康管理服务、中青年（职业）人群口腔健康管理、老年人口腔健康管理、完善服务体系建设、加强人力资源建设、建立监测评价机制、推动口腔健康制造业创新升级。

## 五、口腔健康促进的评价

评价是科学管理的重要措施，项目有效性和成败的客观依据，应贯穿在项目的全过程。

### （一）评价的主要内容

口腔健康促进的评价主要包括以下四个方面：

（1）口腔健康促进项目设计与执行是否合理有效。

（2）口腔健康促进项目的优点与缺点。

（3）口腔健康促进目标达到的程度。

（4）口腔健康促进项目的投入与效益（社会效益与经济效益）。

### （二）评价的模式

2002年世界卫生组织推荐了用于口腔健康项目的综合评价模式（图7–2）。

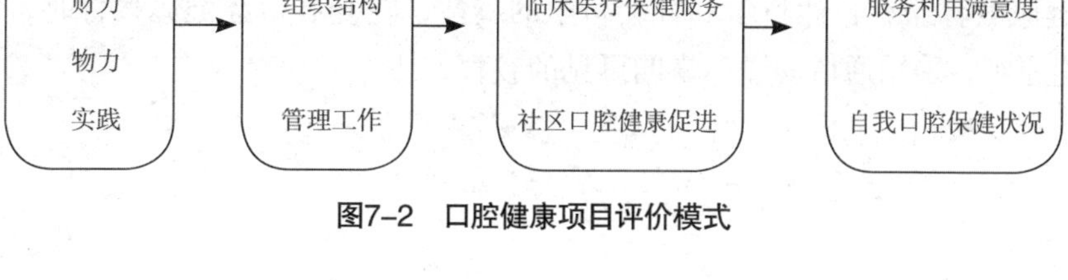


**图7–2　口腔健康项目评价模式**

**（三）评价的界定**

对口腔健康促进评价非常必要，是因为口腔健康促进不只是考虑健康或行为结果，而且需要广泛强调口腔健康促进的目标。需要评价其结果是否达到目标，方法是否恰当，是否有效。

评价可分为确定标准和获取信息两个基本要素。用于口腔健康促进干预的价值有不同的标准，包括效果、适合性、可接受性、效率和平等。

**（四）评价的分类**

评价不可能是完全的，也不可能评价干预的每一个要素，因此评价标准非常重要。

**1.过程评价** 主要是评价项目实施的过程，提出参与者对健康促进干预的理解与反应，确定支持和阻止这些活动的因素。可以评价一项口腔健康促进项目的适合性和平等性，也是评价可接受性的一种方法，如个别访谈、观察、日记和文件内容分析等。

**2.影响评价** 容易进行，是最普遍的一种评价方法，在一个项目中是最后的步骤。如学校口腔健康促进项目最后的评价可以邀请学生参与，并确定项目开始后他们是怎样改变的以及该项目将怎样影响他们未来的行为。

**3.结果评价** 是对口腔健康促进项目涉及的长期作用的评价，评价结果较困难。如评价一个项目一年之后是否影响到人群的行为，比较项目前后与口腔健康相关的行为改变。结果评价更为复杂，花费也更多。

# 第三节 口腔健康教育

扫码“学一学”

## 一、口腔健康教育的任务

口腔健康教育是健康教育的一部分，是口腔预防医学的基础和首要环节，是推行口腔预防措施、实施自我口腔保健所必需的。

口腔健康教育的任务主要分为以下五个方面：

（1）提高人群口腔预防的知识水平，破除不健康的观念，建立正确的口腔健康行为，不断提高生活质量，促进全民族的口腔健康。

（2）深化口腔健康教育内容，扩大教育面。增加医疗卫生人员的口腔预防知识，强化口腔教育意识，提高口腔健康教育能力。

（3）引起社会各方面人员对口腔健康问题的关注，为寻求口腔预防保健资源做准备。

（4）争取政府和各级部门领导的支持，以便合理分配有限的资源。制定方针、政策，推动口腔预防保健方案顺利进行。

（5）传递最新的口腔预防保健信息，积极参与新的口腔保健措施的应用和推广。

## 二、口腔健康教育的要求

口腔健康教育兼有自然科学和社会科学的属性，在开展口腔健康教育时，应遵循相关学科的理论原则，采用通俗易懂、喜闻可见的教育方法。

**1.思想性和群众性** 口腔健康教育的内容要以我国法律法规、卫生方针政策为依据，符合党和政府的思想路线，有利于社会主义精神文明和物质文明建设；还要结合爱国主义教育，促进爱国主义卫生运动的健康发展。口腔健康教育是全民性的教育活动，必须发动群众，依靠群众迅速、直观地传播口腔健康信息。口腔健康教育还必须依靠社会团体，口腔科学成果的广泛推行还需要社会多部门的支持和合作。

**2.科学性和针对性** 口腔健康教育信息必须科学和准确，概念表达准确，数据精确无误，应体现最新的科学成果，特别是大众传媒传播口腔健康信息时更应该慎重，避免不准确的信息误传误导。口腔健康教育应采取积极正面的教育，多讲口腔健康的好处，尽量避免用反面教材恐吓或强行命令。应针对当地的风俗文化、经济状况和存在的口腔患病情况，注重知识的、技术的可行性，根据受教育的对象的年龄、性别、职业、文化、心理以及口腔卫生需求等，因人施教。

**3.艺术性和实用性** 口腔健康教育内容要有趣味性、直观性和艺术感染力，做到生动活泼、形象逼真，以增强吸引力，提高理解力，达到潜移默化的教育效果。传播口腔保健知识和技能还应通俗易懂、深入浅出，语言要大众化，要有实用性，尽可能利用常用的语言来宣传口腔健康知识，使受教育者愿意听，听得懂；还可以利用幻灯、实物、模型、影像资料等教具来使口腔知识形象化，方便人们理解和传播。

## 三、口腔健康教育方法

扫码“看一看”

**1.大众传媒** 通过电视、电影、广播、书籍、报纸、杂志、街头展板、宣传橱窗、互联网等传播口腔健康信息，反复强化口腔卫生知识，干预不健康的行为习惯，如不刷牙、爱喝碳酸饮料、爱吃零食等。大众传媒的优点是信息覆盖面大，传播速度快，能较快地吸引公众的注意力，使之集中到有待解决的口腔健康问题上来。

**2.社区教育学习** 以社区为单位组织口腔健康教育活动，使人们能获取口腔健康信息，提高对口腔健康的认识，产生口腔健康的愿望，强化口腔健康服务资源的利用。通过对社区人群进行口腔健康调查，了解其对口腔健康的需求，为制订教育计划提供依据。

**3.组织学习班和小型讨论会** 采用综合教育方式，人数较少，议题明确，讨论问题细致深入，可及时掌握反馈信息。讨论过程中可结合视频、图片、幻灯、模型等使内容更加丰富、生动、形象、具体。参加者除卫生专业技术人员、决策者之外，还应广泛吸收不同阶层的群众，使获取的信息更加全面。不同讨论会参加的人员构成不尽相同，如在学校开展口腔健康教育时，应该请校长、老师、家长与学生代表共同参加讨论。如果是推广某项口腔保健新技术的讨论会，应组织讨论此技术的可行性、推广价值、公众接受度、科学性及成本效益等，此类讨论会应注意吸收不同观点的专业人员与新闻媒体参加。

**4.一对一交谈** 医疗卫生人员就口腔健康问题进行交谈、讨论，是口腔健康教育最常见的形式，交谈双方讨论深入，针对性强，效果明显。如患者就医时的椅旁健康教育就是一对一交谈，这种交谈不单是医生传授口腔健康知识，而是和患者就健康问题进行讨论，是有问有答的交流。口腔健康教育就是要帮助人们在口腔健康方面学会自助，在掌握有关知识后自觉去实践。

每个口腔健康教育的方法都各有优缺点，不能相互取代，应根据不同人群，选择恰当的教育方法。

## 四、口腔健康教育计划

口腔健康教育是健康教育的组成部分，是有计划、有目的、有评价的教育活动，其任何一项活动的进行都必须制订计划。制订口腔健康教育计划是为了保证口腔健康目标的实现，因此要全面、严谨和科学。

**1.确定与口腔健康有关的问题** 应首先明确所存在的问题，确定问题的性质。通过分析流行病学资料和病案材料，明确有关口腔健康问题的发病率、患病率、分布情况等问题。调查相关的社会问题，如文化教育、经济水平等。确定有关的文化背景和社会行为问题；确定口腔健康教育的问题；确定有关口腔健康的管理问题。

**2.制定可实现和测量的目标** 根据明确的问题，制定可以达到和可以测量的口腔健康教育目标，针对具体要求通过共同努力来达到。

**3.确定实现目标的策略** 在口腔健康教育目标明确之后，教育者选择恰当的策略方法，通过科学的教学技术、教学行为以及详细的教学资料，在受教育者的共同参与和实践下，共同推动口腔健康教育活动。

## 五、口腔健康教育的实施

### （一）口腔健康教育实施方法

口腔健康教育可以通过下列方法实施和监督：

（1）提供学习机会，学会如何确定和分析口腔健康及其相关问题。

（2）使口腔健康信息容易传达到每个人，为健康教育和口腔健康教育提供时间和空间。

（3）推荐可供选择的解决办法。

（4）强调有效交流的重要性，教育者和受教育者的双向交流比单向教育效果更好。

（5）把目标变成简单的、容易理解、可以实现、大众接受的口号或海报，在社区能监督执行，当几个口腔健康问题同时存在时，帮助人们学会确定重点。

（6）为各年龄组或特殊人群，特别是高危人群（如老年人、儿童）准备口腔健康教育手册或讲稿。

（7）模拟或示范个人与家庭口腔保健的适宜技术。

（8）建立个人与社区参与监督过程的标准与方法。

（9）在口腔卫生保健项目中监督口腔健康教育内容取得的效果。

（10）在口腔卫生保健项目中建立与其他相关单位的合作。

（11）口腔健康教育项目应该是社区卫生发展项目的一部分。

（12）随访与复查。

### （二）口腔健康教育的具体实施

**1.全国爱牙日活动** 1989年由卫生部、国家教育委员会等部委联合签署，确定每年的9月20日为全国爱牙日。爱牙日的宗旨是通过爱牙日活动，广泛动员社会力量，在群众中进行口腔疾病预防知识的普及教育，增强口腔健康观念和自我口腔保健意识，建立口腔保健行为，从而提高全民的口腔健康水平。

知识链接

### 历年全国爱牙日主题

2000年：善待牙齿。

2001年：吸烟与口腔健康 。

2002年：预防牙周疾病，维护口腔健康 。

2003年：有效刷牙，预防牙周疾病。

2004年：口腔健康与生命质量。

2005年：关注孕妇口腔健康。

2006年：婴幼儿口腔保健 。

2007年：面向西部，面向儿童 。

2008年：中老年人口腔健康。

2009年：维护口腔健康，提高生命质量。

2010年：窝沟封闭，保护牙齿。

2011年：健康口腔，幸福家庭。

2012年：健康口腔，幸福家庭。

2013年：健康口腔，幸福家庭。

2014年：健康每一天，从爱牙开始。

2015年：定期口腔检查，远离口腔疾病。

2016年：口腔健康，全身健康。

至2016年以后，“口腔健康，全身健康”作为全国爱牙日的恒定主题。

**2.“健康口腔，微笑中国”活动** 2009年中华口腔医学会启动了“健康口腔，微笑中国”的全国口腔健康教育项目，通过开展全国性的口腔健康教育项目，动员全社会的力量，营造有益于口腔健康的环境，传播口腔健康信息，提高人们的意识和自我保健能力，建立良好的口腔健康行为和生活方式，从而达到提高全民口腔健康水平，预防和控制口腔疾病，达到健康长寿的目标。

## 六、口腔健康教育的评价

评价是口腔健康教育的一部分，是一个主观过程，是了解口腔健康教育信息是否被有效传递，是否被接受和理解并采取实际行动的，也是对口腔健康教育结果的一个价值判断。

### （一）评价的内容

**1.口腔健康意识的变化** 口腔健康意识是人们对有关口腔问题的一种思维、感觉和心理上的综合反应，一般表现在发现口腔健康问题后的反应，如对口腔健康知识的需求、对口腔预防保健的需求、对口腔健康教育的需求等。

**2.对口腔健康信念的变化** 一些不健康的信念如“老掉牙是正常的事”“牙疼不是病”等严重影响着人们的行为和生活方式，也给口腔健康教育带来很大困难。只有帮助人们树立正确的口腔健康信念，让人们相信口腔健康知识，才能促进口腔健康。通过调查人们对某种口腔健康问题、某种行为的认识和看法，评价人们的健康信念，以此评价口腔健康教育的效果。

**3.对口腔问题态度的变化** 态度是一种具有持久性和一致性的行为倾向，一旦形成具有稳定性，一般不会轻易改变。态度的固有性质是对人、对事、对物的评价，因此常选一对反义词来判断，多用“喜欢、不喜欢”“热爱、不热爱”“相信、不相信”等，例如用牙科审美指数来调查人们对错颌畸形的态度。这种方法通过对群体态度变化的观察来评价口腔健康教育项目、预防措施、口腔健康教育者的工作。

**4.口腔健康知识的变化** 口腔健康行为的改变源于口腔健康知识的改变，是对口腔健康信息学习和实践的过程，知识是改变行为的基础和动力。可采用口腔健康知识知晓率或达标率来评价口腔健康教育的效果，也可以问卷调查的方式来了解目标人群对于口腔健康知识的掌握度。

**5.口腔健康行为的改变** 健康教育的最终目标是改变人群原有的不健康的行为和生活方式。口腔健康行为改变体现在很多方面，如有效的口腔卫生行为、就医行为、自我保健行为、选用预防措施行为等。观察行为的变化一般选用选择式、填空式、答题式问卷进行调查，问卷设计要求具有准确性，最好有明显的指标，方便后期数据整理和统计。如设计刷牙频次的问卷可设计为“大于每天三次；每早晚各一次；每早一次；每晚一次；每两天一次；每周2~3次，低于每月5次，不刷”，这样对刷牙行为评价就较为准确。

**6.政策法规的制定与实施** 与口腔健康教育相关的指令性文件的颁布、实施，如全国各级牙病防治机构的建立，医疗机构增加口腔预防保健服务，市场提供符合标准的口腔保健用品。

### （二）评价的时间

在健康教育之前评价个人、社会的口腔健康需要，收集、整理与分析流行病学的基础资料；在健康教育期间，评价项目进展情况，获取反馈信息，对项目进行适当调整；健康教育之后评价教育的效果，重新发展和改进健康教育项目。

### （三）评价的方法

口腔健康教育者通过自我评价、知情人评价、书面测试等对口腔健康教育进行评价，对搜集的资料进行统计分析后做出总结报告，最后得出结论。

**课堂互动**

教师组织学生讨论如何做好龋病和牙周病人群的口腔健康教育工作，指导学生编写一份口腔健康教育和口腔健康促进相关的科普文章。

## 本章小结

本章主要讲述了口腔健康教育和口腔健康促进的概念、任务、要求、方法、计划、实施、评价以及两者间的关系，通过本章的学习，可以了解口腔健康教育是为了改变人们的口腔健康行为和生活方式，而口腔健康促进是为了改变影响口腔健康的环境，从而促进口腔健康及全身健康，达到预防和控制口腔疾病。口腔健康教育是口腔健康促进的重要组成部分。

## 习　题

扫码“练一练”

**一、单项选择题**

1. 常见口腔健康教育的方法不包括

A. 大众传媒　　B. 一对一交谈

C. 组织小型讨论会　　D. 组织人群进行口腔健康检查

D. 组织社区活动

2. 属于口腔健康促进范围的是

A. 调整饮水氟浓度　　B. 推行适龄儿童窝沟封闭

C. 提供符合标准的口腔保健用品　　D. 推广使用糖代替品

E. 以上皆是

3. 1981年世界卫生组织制定的口腔健康教育标准是

A. 无龋齿，无疼痛

B. 无牙周疾病，牙齿无松动

C. 牙齿清洁、无结构功能异常，无出血现象，无黏膜病

D. 牙清洁、无龋洞、无疼痛感、牙龈颜色正常、无出血现象

E. 牙、牙周组织、口腔邻近部位及颌面部均无组织结构与功能性异常

4. 下列关于口腔健康教育说法错误的是

A. 通过口腔健康教育可以替代口腔预防措施

B. 通过口腔健康教育可以使人们认识到保持口腔健康的重要性

C. 通过口腔健康教育可以调动人们的主动性和积极性

D. 通过口腔健康教育可以促进人们采取有益于口腔健康的行为

E. 通过口腔健康教育可以让人群获取更多口腔自我保健的知识

5. 口腔健康教育任务不包括

A. 提高人群口腔预防知识

B. 深化口腔健康教育内容

C. 采取各种口腔预防措施

D. 引起社会各方面人员对口腔健康问题的关注

E. 传递最新的口腔预防保健信息

**二、思考题**

口腔健康教育与口腔健促进的区别？

（李文军）

# 第八章

# 特定人群的口腔保健

**学习目标**

**1.掌握** 不同特定人群如妊娠期妇女、婴幼儿、学龄儿童、老年人及残疾人的主要口腔保健的方法。

**2.熟悉** 不同特定人群的口腔疾病患病特点。

**3.了解** 不同特定人群的主要口腔问题。

**案例分析**

**【案例】**

某口腔医院在对某地区A幼儿园进行口腔健康检查时发现，该幼儿园儿童龋病、牙髓炎、根尖周炎患病率较高，有些儿童已经由于牙齿的严重龋坏，出现残根致咀嚼进食障碍情况，多数口腔问题未得到治疗。在调查问卷中发现，幼儿教师和患儿家长对口腔保健知识和口腔护理方法了解较少，对口腔健康状况不够重视。

**【讨论】**

1.请问该幼儿园在口腔保健方面存在哪些问题?

2.针对该幼儿园存在的口腔保健方面的问题提出合理的可行性建议。

个体之间存在差异性，处于不同生命时期的个体，其口腔保健的侧重点也不同。从社会人群的流行病学状况考虑，由于不同人群的生理特点、物质需求和情感体验各异，口腔疾病的产生、发展和口腔预防保健应该具有群体针对性。例如，妊娠女性对营养有特殊需要且容易患牙龈炎；婴幼儿动手能力和自我约束能力差，需要监护人的监督和指导；小学生易患龋病；青春期的中学生普遍存在牙周健康问题；中老年人有多种常见的口腔疾病，如残根残冠、牙周病、牙列缺损等；残疾人由于不同程度地缺乏生活自理能力，不能正常使用口腔保健用品进行清洁，导致口腔卫生差，从而引起了多种口腔疾病。因此，口腔保健应该针对特定人群采取不同的预防和保健措施，才能更加科学有效地促进口腔健康水平的提高。

扫码“学一学”

# 第一节　妊娠期妇女口腔保健

## 一、妊娠期口腔保健特点

妊娠期妇女的口腔保健需要考虑到母体和胎儿两方面的因素：一方面要针对母体在妊娠和分娩两个特殊时期发生的生理变化和出现的口腔问题，进行有针对性的指导和科学的口腔健康教育；另一方面要密切监测生长发育期的胎儿，及时补充营养，保证胎儿口腔的正常发育。为了母子健康，需要对妊娠期妇女进行口腔保健知识和技能的培训。这一时期的口腔健康教育对妇女、儿童，乃至整个家庭养成良好的口腔卫生习惯具有深远的影响。

妊娠期由于孕妇体内激素的改变和身体免疫力的下降，容易导致牙齿和牙龈发生病变。常见的口腔疾病有龋病和牙龈炎（图8-1）等。牙龈是性激素的靶器官之一，孕期激素水平和口腔卫生环境的改变，可增加牙龈对局部刺激的易感性。妊娠期牙龈炎并非在所有孕妇身上都会发生，对于口腔卫生状况良好者来说，妊娠并不能引起牙龈的炎症。造成口腔内环境不洁的主要原因有：①妊娠性呕吐使唾液pH下降，牙釉质容易脱矿，增加了龋病的易感性；②妊娠期饮食的摄取次数和数量均有增加，以及出现偏食现象等；③妊娠期体质下降，身体活动减少，日常生活不规律，疏于关注日常口腔卫生；④妊娠早期与后期，由于存在流产和早产的危险，而不愿意进行口腔疾病的及时治疗，使得原有病变进展，从而导致口腔卫生状况更差。

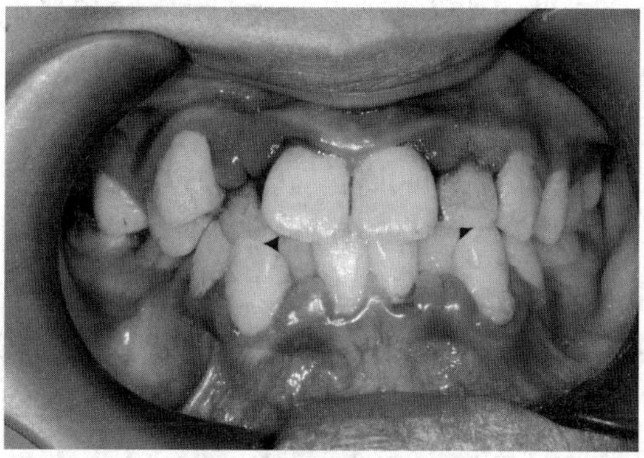

图8-1　妊娠期牙龈炎

## 二、妊娠期口腔保健方法

扫码“看一看”

**1.增强口腔保健意识，实施口腔保健措施**　自觉学习口腔健康知识，提高口腔保健意识，掌握正确的口腔保健方法，如局部用氟，有效刷牙，彻底清除牙菌斑，加强进餐后的口腔保健措施实施等。

**2.定期进行口腔检查** 定期进行口腔检查，及时排查口腔疾病，及时治疗，重点是做好妊娠期牙龈炎的防治。妊娠期间尽量避免X线照射，如果必须进行X线照射，最好避开妊娠前3个月，并对腹部进行必要的防护。口腔治疗一般建议应在处于妊娠中期的4~6个月内进行，因为妊娠后3个月随着胎儿的增大会影响母亲的体位，不便于进行口腔诊疗，而且容易导致胎儿早产。口腔医生除了提供所需的口腔治疗外，还应为妊娠妇女制订口腔预防保健计划，采取适当措施帮助妊娠妇女建立并维持良好的口腔卫生环境。

**考点提示** 妊娠期妇女进行口腔治疗相对安全的时期为妊娠中期的3个月。

**3.建立良好的生活习惯** 建立良好的生活习惯，慎用药物，避免有害因素影响胎儿正常生长发育。研究表明，妊娠期嗜好烟酒将增加胎儿畸形的风险。因此，妊娠期妇女最好不用或少用药物，用药也应在医生指导下使用。许多药物对胎儿发育有害，有些镇静安眠药和激素，如地西泮、苯妥英钠、泼尼松、氢化可的松等可引起胎儿唇裂或腭裂；四环素除抑制胎儿生长发育外，还可影响牙矿化、变色，形成四环素牙；抗癫痫类药物如苯妥英钠、苯巴比妥等可导致胎儿畸形；部分镇吐药物也有致畸风险，如异丙嗪、氯丙嗪等。

**4.进行产前口腔保健咨询教育** 应通过媒体或宣传册，或到妇幼医院、口腔医院、诊所及保健站等地进行口腔健康知识咨询，接受专业培训和指导。产前口腔保健咨询指导一般涵盖下列问题：乳牙的生长发育和萌出时间；母乳喂养和人工喂养应注意的问题；清洁婴儿口腔与牙的方法和体位；早期饮食习惯的建立；氟化物防龋的重要性和注意事项；儿童首次检查牙齿的时间等。

**5.合理营养** 营养是人体身心健康的物质基础。孕妇的营养状况直接关系到胎儿的生长发育。孕妇营养缺乏将导致胎儿营养不良，也使得口腔组织发生改变。特别是在牙的发育阶段，营养缺乏可导致不可逆的改变，如牙钙化不全、釉质发育不全、牙颌畸形、唇裂或腭裂等。因此，孕妇合理营养对减少畸形、优生优育极为重要。

根据胎儿的生长发育，正常妊娠约40周，一般划分为3个阶段，每个阶段3个月。

（1）妊娠初期（1~3个月） 合理营养、平衡膳食对孕妇的健康和胎儿的生长发育非常重要。此时，乳牙牙胚正处于形成阶段，即35天后乳牙胚基质形成。因此，该时期应摄取优质蛋白质，足够的钙、磷和维生素A等，否则会影响乳牙的抗龋能力。另外，应防止风疹之类的病毒感染，勿使用安眠、镇静药物，因为这些因素不仅影响牙胚的发育，还有可能造成唇裂或腭裂等面部畸形的发生。

（2）妊娠中期（4~6个月） 加强对无机盐及维生素A、维生素D的摄取指导。这个阶段，大部分乳牙处于钙化过程，因而钙、磷无机物和与钙代谢物有关的维生素A、维生素D的摄取量必须充分保证。另外，这一阶段母体状态较为稳定，如存在有治疗需要的患牙，应及时就诊。

（3）妊娠后期（7~9个月） 含围生期（即自孕期28周至出生后1周）。此时胎儿的乳牙形成，部分恒牙胚形成，需继续保证充足蛋白质、无机盐和维生素等营养物质的摄入。

扫码“学一学”

# 第二节　婴幼儿口腔保健

## 一、婴幼儿口腔保健特点

**1.婴儿期主要的口腔问题**

（1）鹅口疮　又名“雪口病”。主要是由于真菌尤其是白色念珠菌感染引起的真菌性口炎。多见于新生儿和6个月以内的婴儿。

（2）诞生牙　又名“马牙”。是指从出生到出生后30天内萌出的牙齿。

**2.幼儿期主要的口腔问题**　幼儿期是乳牙龋病的高发期，应强调指导其做好口腔清洁，预防龋病，维护乳牙列的完整性。幼儿期进入智力迅速发育的阶段，2岁以后有较强的刷牙主观能动性，但此时儿童手的灵活性和自觉性较差，需要父母在旁辅助和督促。幼儿期存在的主要口腔问题有以下方面。

（1）乳牙龋　乳牙龋（图8-2）自幼儿期就可发生，随年龄的增长呈明显上升趋势，乳牙龋如不能得到有效治疗可以进展成牙髓炎、根尖周炎、间隙感染等，影响继承恒牙胚的发育和正常萌出，甚至影响全身健康。

（2）乳牙错殆畸形　幼儿期儿童多存在吮指、吐舌、咬唇、口呼吸等不良习惯，容易造成上颌前突、开殆等错殆畸形。

（3）乳牙外伤　多发生于1岁半至2岁半的幼儿。幼儿期高发乳牙外伤，前牙多见，多是由于跌倒引起，可以出现牙齿的松动、折断甚至脱落。

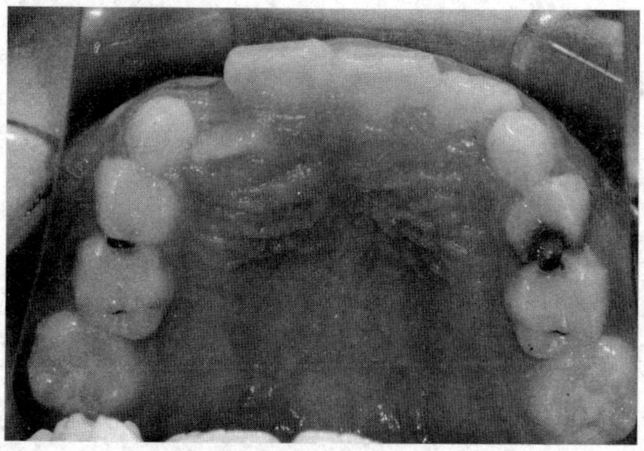

图8-2　乳牙龋

## 二、婴幼儿口腔保健方法

**1.针对婴幼儿父母的口腔保健知识教育**　婴幼儿的口腔保健任务主要由父母来完成，所以父母应该懂得婴儿口腔健康的重要性和良好卫生习惯的养成对未来生活的影响。应该了解口腔解剖常识以及保护乳牙的重要意义。乳牙虽然最终会被恒牙取代，但它们对发挥良好的咀嚼功能、促进颌面部的正常发育、恒牙的正常萌出和儿童的正确语音发声都具有重要作用。

**2.保持婴幼儿口腔清洁** 每次喂奶之后，用清洁纱布裹住手指或用乳胶指套牙刷轻柔擦洗牙龈与周围口腔组织。第一颗牙萌出后，用软毛小牙刷帮助其刷牙。喂药或进食后应用清洁水帮助其清洁牙齿。

**3.采用科学的喂养方式，形成良好的喂养习惯** 母乳是婴儿最好的天然食品，它热量高并含丰富营养元素，婴幼儿易于消化吸收并有助于促进生长发育。另外还含有较多的酶和抗体成分，有利于婴儿抵御各种疾病，母乳喂养既经济、健康又卫生、方便。母乳喂养的婴儿到学龄前患龋率远低于婴儿期用奶瓶喂养的儿童。现阶段提倡母乳喂养的方式，但要注意使用正确的喂养姿势，防止婴幼儿颌面部生长发育异常。

儿童营养专家建议婴儿5~6个月起应补充各种半固体食物。一方面满足婴儿生长需要，另一方面培养婴儿咀嚼能力，为过渡到断乳做准备。添加辅食应遵循从一种到多种，从少到多的原则。辅食的添加有助于增加牙颌正常生理刺激，促进牙颌系统的发育和建立良好的饮食习惯。

**4.幼儿补氟** 幼儿补氟以氟滴为宜，并在出生后6个月开始补充。为了达到全身和局部双重作用效果，将氟滴滴在儿童口内后，应指导儿童用舌头在口内搅拌，使氟滴达到各个牙面。也可每天将氟滴加到儿童的食物中或将氟片溶于饮水中进行补充。

**5.首次口腔检查** 6个月左右第一颗乳牙萌出，应在6~12个月内安排婴儿第一次看牙，目的是尽早发现、终止和改变任何来自父母或育婴员不利于婴儿口腔健康的做法，并采取积极的预防措施。婴儿在进行第一次看牙后，应每半年定期进行一次口腔健康检查。平时注意观察牙齿萌出、牙列、咬合关系、龋患和软组织状况，发现问题，及时诊治。

## 第三节　学龄儿童口腔保健

扫码“学一学”

学龄儿童包括学龄前期（3~6岁）、学龄期（6~12岁）。

### 一、学龄前期儿童口腔保健特点和方法

#### （一）学龄前期儿童口腔保健的特点

在我国，大部分儿童6岁开始上小学。此前，绝大多数3~5岁的儿童会在幼儿园或学前班度过一段时光，这也是儿童乳牙龋病高发的时期。另外，儿童6岁左右乳牙开始脱落，恒牙开始萌出。有的儿童在此过程中会感到不适，如牙龈肿胀和疼痛，家长应及时了解这些情况，并在必要时寻求口腔医生进行检查处理，如发现龋病，应尽早治疗。预防口腔疾病是一个长期、持续的过程。学龄前儿童主要靠父母和幼儿园教师照料、监督和指导，从而逐步提高自我口腔保健意识和动手能力。

#### （二）学龄前期儿童口腔保健的方法

**1.家庭口腔保健** 家庭口腔保健对学龄前儿童的口腔健康至关重要。因为年龄小，注意力和动手能力较差，他们往往需要父母精心指导，帮助刷牙。此时可选用软毛小头的尼龙牙刷，易于清洁牙齿和按摩牙龈。父母应坚持每天至少1次为儿童清洁口腔，要通过示范、纠正和指导的方式使儿童逐渐学会独立刷牙，更重要的是要引导帮助儿童养成良好的口腔卫生习惯，掌握正确的刷牙方法。儿童乳牙脱落时可能会有疼痛、牙龈肿胀等症状，应及时就医，预防疾病进展和颌面畸形，重点保护好新萌出的年轻恒牙。

**2.幼儿园口腔保健** 幼儿教师要接受口腔健康教育，掌握口腔保健知识和口腔护理方法，正确指导儿童进行口腔护理。幼儿园还应与专业的口腔机构联系，定期组织对儿童进行口腔检查，开展局部用氟等预防措施。幼儿教师还需与家长及时沟通，教育儿童少吃零食、甜食，共同培养儿童建立良好的口腔卫生和饮食习惯，同时密切关注儿童口腔健康状况，发现疾病，尽早诊治。

**3.营养和饮食习惯** 3~6岁的儿童生长发育较快，代谢旺盛，对营养的要求比较高。因此，平时应注意平衡儿童的膳食结构，注意限制多盐、多脂肪和黏性大、清除速度慢、容易产酸的食物。

**4.氟化物的应用** 氟是人体正常代谢和促进牙与骨骼正常生长发育所必需的微量元素。在牙釉质形成和矿化时期适量补充氟具有良好的防龋效果，特别是在低氟地区和龋病高发地区补氟尤为重要。学龄前儿童补充氟的较好方法是使用氟片，或采取局部用氟。儿童可用推荐使用的含低浓度氟的牙膏或氟滴、氟片，还应接受口腔预防保健专业人员的指导。

## 二、学龄期中小学生口腔保健特点和方法

学龄期中小学生阶段是儿童长身体、长知识的重要时期，也是牙颌系统的快速生长期。做好学龄期中小学生的口腔保健，可以抓住学龄期这个最佳的时期培养其口腔健康观念和行为，促进其接受新知识、树立新理念和培养终生的良好口腔卫生习惯。

### （一）学龄期中小学生口腔保健的特点

尽管世界卫生组织的龋病患病状况调查报告显示，我国中小学生（学龄期儿童）恒牙龋病的患病率较低，但大部分龋病儿童都没有得到有效治疗。另外，我国学龄期儿童的口腔卫生状况和牙周状况并不容乐观。因此，我国中小学生的口腔保健工作需要进一步加强。

小学生的恒牙逐渐萌出，乳牙依次替换完毕，正处于混合牙列阶段，也是儿童牙颌系统快速成长发育期。这时期的口腔预防保健直接关系到恒牙列的健康与恒牙关系的建立。恒牙是人一生中主要的咀嚼器官，应该始终保持牙列和牙周组织的健康。同时，中小学阶段也是口腔疾病的高发期，主要是龋病和牙龈炎，且患病率呈逐年增加趋势。去除牙石、控制牙菌斑、保持口腔卫生，对促进牙周组织的健康十分重要。值得注意的是，中小学生正处于学习口腔健康知识和形成口腔健康意识的最佳时期，因此，家长和学校要尽早进行积极引导和必要干预，提高学生自我保健能力，尽早预防口腔疾病的发生。

学校是中小学生学习生活的重要场所。在这里人员便于集中，可以高效组织开展口腔健康教育和定期口腔健康检查工作，对于口腔疾病的预防、跟踪治疗和监测都有充分的有利条件。因此，学校应充分利用这些便利条件，高度重视学生口腔健康教育和口腔疾病预防工作，确保学生口腔健康。

### （二）学龄期中小学生口腔保健的方法

学校针对中小学生开展口腔疾病预防和保健工作应该遵循三项基本原则：健康服务、健康教育、消除不利于学生健康的环境因素。这些工作具体包括检查学生的口腔健康状况，对学生进行口腔健康教育，培养学生良好的刷牙与饮食卫生习惯，做好常见口腔疾病的预防和治疗，预防意外事故损伤前牙及颌骨等。

**1.口腔健康服务**

（1）定期进行口腔健康检查与检测，每年至少一次，建立学生口腔保健卡和口腔健康

状况信息档案，对龋病和牙周炎等常见口腔疾病，做到早发现，早治疗，避免病损进展。

（2）参照口腔健康检查结果，有组织、有计划地开展群体口腔疾病预防和治疗，可以争取政府和社会支持，与口腔医院或其他牙科医疗机构合作，为学生提供有效的口腔医疗服务。对于小学生应重视预防第一恒磨牙龋坏，对于中学生应重点预防牙龈炎。

（3）破除不良习惯，矫治影响颌面部生长发育的骨性牙颌畸形。

**2.口腔健康教育** 口腔健康教育应纳入学生的课程，重视课程的内容安排和授课人员的专业培训。学校口腔健康教育课程应循序渐进，注重给学生传授基本、实用的口腔卫生知识和技能，并且根据年龄段由浅入深地进行强化渗透教育。

（1）口腔健康教育的目的 把普及口腔卫生知识和技能训练结合起来，培养学生建立良好的口腔卫生习惯，增强学生日常口腔保健意识。通过教育使学生理解窝沟封闭与氟化物可以最大限度地预防和控制龋病的发生；为防止牙周病，要在一生中不断地彻底清除牙菌斑；定期口腔检查与保健是保持口腔健康的必要前提；吸烟和饮酒是口腔癌和牙周炎的主要危险因素。

（2）口腔健康教育的主要内容 ①有关口腔的生理卫生知识，包括牙齿的形态与功能，乳牙与恒牙的萌出与结构；②口腔常见疾病的介绍，如龋病、牙周炎、牙颌畸形、前牙外伤的症状特点等；③口腔疾病的预防和治疗知识，包括自我观察、判断口腔疾病的症状、掌握正确的刷牙方法、养成良好的饮食习惯、了解氟化物和窝沟封闭等；④口腔卫生保健设施，如学校口腔卫生服务、社区口腔卫生服务等；⑤培养学生养成良好的饮食习惯，做好日常个人口腔卫生；破除吸烟、饮酒等不良行为习惯。

## 第四节 老年人口腔保健

扫码“学一学”

近年来，随着生活质量的改善和医疗水平的提高，人均寿命逐渐延长，老年人口的比例增加，世界人口的年龄分布发生了明显的改变，许多国家已经逐渐步入老龄化社会阶段。随着年龄的增长，自身免疫系统的衰弱，老年人患各种急、慢性传染病和致命性疾病的风险大大增加。这一增龄过程可以直接或间接地增加老年人患口腔疾病的危险性，因此，做好口腔保健对于保证老年人的正常生活至关重要。

### 一、老年人口腔保健特点

与老龄化有关的主要口腔问题有牙齿缺失、牙根面龋、无牙颌和不健康的牙周及黏膜组织等。

**1.牙齿缺失** 牙齿缺失是最常见的老年人口腔问题，主要是由龋病和牙周病所致。尽管在横断面研究和纵向研究中发现随着年龄的增长，牙齿的缺失呈现上升趋势，但在一些工业化程度较高的国家，成年人的无牙颌患病率从60年代开始却呈下降趋势。

**2.龋病** 龋病常被认为是儿童的口腔高发疾病，但近年来患龋病的老年人也越来越多。龋病是成年人牙齿缺失的主要原因之一。随着无牙颌的发生率越来越低，越来越多的老年人口腔内可以存留相当数目的牙齿，患龋病的危险性也增加了。根面龋是老年人常见的龋病。老年人患龋的危险因素和其他年龄群体一样，只不过老年人全身免疫力的下降和其他疾病状况加剧了龋病的危险性。尤其是进食方式受限的老年人，口腔卫生环境较差，延长了口腔内细菌接触食物的时间，也会增加龋病的危险性。

**3.牙周病** 牙周炎的主要致病因素是口腔卫生环境差。大多数情况下，去除牙菌斑能够减轻牙龈组织的炎症反应，控制牙周炎的进展。老年人的牙周炎多属于慢性牙周炎，老年人牙周状况差主要与以下因素有关，如：老年人衰退的免疫反应可加剧牙周炎症；维生素C、钙、锌等营养元素缺乏可能使老年人牙周炎易感性增加，加剧牙周炎的进展；吸烟也是促进牙周炎进展的一个重要危险因素。

**4.口腔念珠菌感染** 念珠菌是条件致病菌，种类较多，白色念珠菌是较为常见的感染菌种。口腔念珠菌感染分为伪膜型、急性红斑型、慢性红斑型和慢性增殖性念珠菌病，临床常见前三种类型。口腔念珠菌感染的易感因素除了念珠菌本身的致病力外，还与宿主的防御能力及机体的抵抗能力有关。其中，慢性红斑型念珠菌病又称为义齿性口炎，常见于佩戴义齿的老年患者，其病变损害部位常在与上颌义齿接触的腭侧黏膜或牙龈，患者常有口干、黏膜烧灼感和味觉减退等症状。

## 二、老年人口腔保健方法

针对老年人这一特定群体进行口腔保健需与全身保健相结合，在涉及预防、治疗、修复和康复各个环节上都要统筹安排，合理规划。

**1.提高自我口腔保健能力** 针对老年人的心理和普遍存在的口腔卫生问题，以及不注重口腔卫生的旧观念，开展有针对性的口腔健康教育活动，指导他们正确刷牙、适当补充氟化物等，提高其自身的口腔保健意识。

刷牙时选用老年人专用或成人用的保健牙刷，最好选用含氟牙膏，以预防根面龋。老年人如由于牙周病导致牙间隙较大、牙齿稀疏，可推荐使用牙间隙刷，或者使用牙线清理，有利于去除邻面与根面的牙菌斑。清洁邻面时要顺着每个牙间隙的两个牙面缓缓滑动，不可用力过猛或过快，以防损伤牙龈组织。餐后要用清水漱口，最好做到餐后刷牙。要坚决纠正不良卫生习惯，如吸烟、嗜酒和用牙咬硬物等。另外，要注意保护义齿基牙，因为基牙不仅需要承担咀嚼力，还有增强义齿固位的功能，但常被忽视或不容易清洁。保护基牙需做到除了清洁义齿以外，还要坚持每天认真仔细刷牙，尤其是邻面。老年人的自我保健是他人无法完全取代的，但对那些有严重慢性疾病的老人，如阿尔茨海默病或半身不遂的老人，家庭成员和医务人员也要对其进行特殊口腔护理。

**2.改善膳食营养结构** 良好的营养状态对于疾病的预防、治疗和康复都是必不可少的。老年人需要的热量和蛋白质比青少年少，但对钙、铁等矿物质及维生素的需求量则随着年龄的增长而相应地增加。因此老年人要严格限制各种甜食，多吃新鲜蔬菜和瓜果，合理安排膳食，保持良好的饮食习惯。

**3.定期进行口腔健康检查** 老年人口腔卫生状况普遍较差，口腔疾病发展速度较快，口腔功能也较差。应为老年人提供定期口腔保健，包括检查、洁牙等。有条件的最好每三个月进行一次口腔检查，至少也应一年检查一次，即使无牙颌的状态也要定期接受口腔癌的排查。如果出现口腔肿胀、疼痛、麻木，要尽快进行诊治。

**4.康复口腔基本功能** 大多数老年人的口腔功能都有不同程度的丧失。牙齿松动、缺失是常有的现象。要使口腔内的余留牙保持健康，一是由专业人员进行洁治和治疗，再通过个人口腔保健加以保持；其次是对缺失牙进行修复，以减轻余留牙的咀嚼负担，恢复口腔的基本功能。同时要保护好义齿，餐后及时清洁，睡前摘下浸泡于清水中，以防变形。对已经修复的牙齿，要定期检查，及时修改调整。久戴义齿常有不适，甚至引起口腔组织红肿、疼痛、溃疡，需由医生检查，及时处理或更换义齿。保持义齿处于功能状态是口腔康复保健的重要内容。

扫码“学一学”

# 第五节　残疾人口腔保健

口腔健康是残疾人最基本的生存和生活需要之一。由于残疾人的生活不能完全自理，其口腔卫生更需要家庭、医疗保健机构以及社会的同情与关照。残疾人生活自理能力的大小依残疾性质和程度的不同而有较大的差异。残疾人的口腔疾病主要是龋病和牙周病。此外，还有些先天性的缺陷如唇裂、腭裂，以及颌面外伤、牙颌畸形等。对有些残疾人来说，咀嚼与吞咽困难可以使一日三餐成为生活中的一大难题。残疾还往往引起营养不良、龋病、牙周病或其他口腔疾患，甚至导致牙缺失，以致影响正常的咀嚼和语言功能。

## 一、残疾人口腔保健特点

残疾人的口腔保健有两个特点：一是口腔疾病本身的后果引起的各种损伤与障碍，甚至残疾；另一个是由于各种疾病引起损伤、障碍和残疾，使患者失去自我口腔保健能力，因而需要采取特殊的口腔防护措施。由于精神与智力或躯体残疾，会使得口腔卫生状况变差，容易导致多种口腔疾病，从而加重残疾人的身体损伤和生活障碍。由口腔疾病引起的各种损伤和障碍会导致三个方面的功能异常：以咀嚼功能为主的生理功能、以语言交流为主的社会功能和面容美观为主的社会心理功能。

由于完全或部分丧失自我口腔保健能力，缺乏必要的预防保健措施和及时治疗，残疾人的口腔卫生状况普遍比较差。残疾人，尤其是残疾儿童应该成为口腔保健的重点人群之一。由于大多数残疾人缺乏口腔保健意识，残疾儿童家长和教师对口腔保健的重视不够，有些口腔医生也担心为残疾人服务会带来一些额外的负担，加之口腔医学教育中欠缺这一项内容，因而目前残疾人的口腔保健状况还不容乐观，对口腔保健服务的需求比较紧迫。

## 二、残疾人口腔保健方法

根据我国具体情况，残疾人的口腔保健应该从以下几个方面进行。

**1.早期口腔卫生指导**　残疾儿童的肢体运动障碍有轻有重，程度轻者完全无精神方面的障碍，能够独立进行口腔清洁。重症患儿因不能自理，必须借助监护人的帮助。为使患儿能较好地维护口腔健康和今后能参加正常的社会活动，早期功能训练和教育十分必要。患儿的父母或其他监护人应懂得口腔健康的重要性，掌握口腔保健和日常维护的基本方法，并对残疾儿童进行科学的口腔健康教育。对残疾儿童的口腔卫生指导应以预防为主，尽早发现、尽早治疗、尽早采取干预措施。

**2.口腔保健用品的选择**　残疾人口腔保健用品的选择要根据残疾的性质和程度选择用具和适当方法。例如使用一般牙刷维护口腔卫生，有困难的残疾人可以选用电动牙刷。水冲装置可以作为重症残疾人日常清洁口腔的辅助装置，利用压力水流清理口腔内食物残渣。如果加入抗菌制剂，可以有助于减少或抑制菌斑和牙龈炎。另外，可根据残疾人的肢体活动困难程度，对普通牙刷进行改良设计，使之容易握持，更好地适应实际需要。

**3.特殊口腔护理** 对于缺乏生活自理能力的残疾人，至少应该每天帮助其彻底刷牙或使用牙线洁牙一次，有效去除牙菌斑，必要时使用电动牙刷。帮助残疾人刷牙，应根据实际情况选择合适的体位、姿势和操作方式。

（1）让患者坐在椅子上，在身后用手稳住患者头部，使其靠着椅背，可用枕头垫在头后部，刷上牙时可让头稍向后仰起，按照正常人刷牙方式进行。

（2）监护人也可以坐在矮椅子上，让患者坐在地板上或垫子上，让其背部靠着监护人，用膝盖支撑其头部和肩部进行刷牙。

（3）让患者躺在床上，监护人坐在其身边操作。

（4）如果患者坐不稳，可用宽带缚住腰部，如果必须控制患者的手和身体活动，监护人可用一只手搂住其胸部进行。

（5）如果是残疾儿童，可让其头部躺在监护人的肘部；如果无法控制其活动，则需两个人面对面，一人抱着孩子，一人刷。

（6）如果患者有肌肉痉挛，可用橡皮条或纱布缠住几块压舌板，放在上下牙列之间。帮助或指导残疾人刷牙要花费时间、要有耐性，但应充分认识到出现口腔问题后再去治疗会花费更多的时间和精力。

**4.氟化物的适当使用** 最好选用一种全身用氟方法，尤其对于残疾儿童，如饮用氟化自来水、食用氟化食盐、口服氟片，或每天喝一定量的氟化牛奶，并配合局部用氟方法，如使用含氟牙膏或含氟漱口液，或者由专业人员使用含氟凝胶等，会有明显的防龋功效。

**5.窝沟封闭** 窝沟封闭剂对于发育性残疾儿童的预防龋病效果良好，应用的原则与正常儿童相同。操作过程中橡皮障隔离唾液特别重要，一旦牙萌出之后应尽快进行窝沟封闭。

**6.减少糖与甜食的摄取** 在日常饮食中，有意识地减少糖与甜食的摄入非常重要。除一日三餐外，其他时间补充的膳食，不应含有糖和精制糖类，以减少酸的形成，避免导致对牙釉质的破坏，以达到防龋的效果。残疾人可适当使用甜味剂来代替糖和甜食。

**7.定期口腔健康检查** 口腔专业人员应定期为残疾人提供检查、洁治、局部用氟、健康教育和适当治疗等服务。至少每年检查一至两次，及时发现问题及时处理。

要把残疾人的口腔保健纳入初级卫生保健的范畴，并作为残疾人医疗保健的内容之一。基层医疗部门和医务工作者要为残疾人提供基本口腔卫生保健服务。家庭成员尤其是监护人要高度重视残疾人的口腔健康状况，并提供耐心、细心的照料，这样才能保证残疾人的口腔健康。

**知识拓展**

### 第四次全国口腔健康流行病学居民口腔健康调查数据

2017年9月20日发布的第四次全国口腔健康流行病学调查结果显示，居民口腔健康知识知晓率为60.1%，84.9%的人对口腔保健持积极态度。5岁和12岁儿童每天两次刷牙率分别为24.1%、31.9%，含氟牙膏使用率分别为42.1%、55%，因口腔疾病和咨询检查就诊的比例分别为40%、43.2%。成人每天两次刷牙率为36.1%，含氟牙膏使用率为61.0%。

5岁儿童乳牙龋患率为70.9%，12岁儿童恒牙龋患率为34.5%，5岁和12岁儿童龋齿中经过充填治疗的牙齿比例分别为4.1%和16.5%。35~44岁居民中，口腔内牙石检出率为96.7%，牙龈出血检出率为87.4%，65~74岁老年人中，存留牙数为22.5颗，全口无牙的比例为4.5%，缺牙已修复治疗比例为63.2%。

与第三次全国口腔健康流行病学调查对比得出，我国儿童患龋呈快速增长趋势，中老年人牙周状况仍普遍较差，老年人存留牙数有所增加，居民口腔卫生服务利用率提高，居民口腔健康知识和行为均有所改善。

## 本章小结

本章主要讲述了妊娠期妇女、婴幼儿、学龄儿童、老年人及残疾人的口腔疾病的患病特点和预防方法。学习时应重点掌握这些不同时期、不同人群的主要口腔保健方法，并能正确应用于实践。

## 习题

扫码“练一练”

**一、单项选择题**

1.女性，25岁，妊娠第8周，主诉牙痛，检查：37龋损，牙体破坏大，需拔除，消炎后拔除的时间应为

A. 1周内　　B. 1周后　　C. 2周后

D. 3周后　　E. 4周后

2. 出生后，第1次需做口腔检查的时间是

A. 3个月，乳牙未萌出　　B. 6个月，第一颗乳牙萌出　　C. 1岁，下中、侧切牙萌出

D. 2岁，多数乳牙已萌出　　E. 2岁半，乳牙全部萌出

3. 老年人常见的口腔问题不包括

A.牙齿缺失　　B. 牙龈退缩　　C. 根龋

D.牙周病　　E. 楔状缺损

4. 中小学生口腔保健的重要性不包括

A. 处于牙龈炎发病的高峰时期　　B. 6岁左右的儿童处于龋病的高发期

C.口腔健康观念与行为的形成期　　D. 处于牙周炎发病的高峰期

E. 牙颌系统的快速增长期

5. 哪一人群不会患龋病

A. 出生1个月的婴儿　　B. 出生8个月的婴儿

C. 6岁左右的儿童　　D. 16岁左右的儿童

E. 30岁左右的中年男性

6. 18岁以后在第二恒磨牙后又长一个大磨牙，有时还引起牙龈红肿，张口受限，吞咽痛，这是什么牙

A. 智齿　B. 磨牙　C. 多生牙
D. 龋坏牙　E. 额外牙

7. 小明3岁，定期检查时有龋齿，建议带其做何处理

A. 立即医院就诊补牙　B. 等小明长大一些再行就诊治疗
C. 口服止疼药　D. 拔牙
E. 不做任何处理

8. 使用什么牙膏可以预防龋齿

A. 含氟牙膏　B. 不含药物牙膏　C. 美白牙膏
D. 脱敏牙膏　E. 所有牙膏都可以

9. 我们提倡多长时间进行一次口腔健康检查

A. 不需要进行口腔健康检查　B. 6个月至1年
C. 2年　D. 2~5年
E. 5~10年

10. 下颌第三磨牙俗称智齿，萌出的时间是

A. 6岁　B. 10岁　C. 12岁
D. 18~25岁　E. 30岁以后

11. 妊娠期口腔健康检查的重点是

A. 殆面龋　B. 邻面龋　C. 牙龈炎
D. 牙周炎　E. 楔形缺损

12. 预防妊娠期牙龈炎的正确措施是

A. 尽早做口腔检查　B. 消除对牙周的不良刺激
C. 定期复查　D. 个人掌握好控制菌斑的办法
E. 以上措施均正确

13. 成年人牙齿丧失的主要原因是

A. 龋齿　B. 不洁性牙龈炎　C. 牙周疾病
D. 牙列不齐　E. 牙外伤

14. 校外活动应注意预防儿童

A. 龋齿　B. 不洁性牙龈炎　C. 牙周疾病
D. 牙列不齐　E. 牙外伤

15. 乳牙滞留容易造成恒牙

A. 龋齿　B. 不洁性牙龈炎　C. 牙周疾病
D. 牙列不齐　E. 牙外伤

16. 培养儿童建立口腔卫生习惯，掌握刷牙方法，有效地刷牙宜在几岁的时候

A. 1岁以后　B. 2岁以后　C. 3～6岁
D. 6岁以后　E. 10岁以后

17. 儿童几岁的时候趋向于要自己刷牙，需要父母时常督促和帮助

A. 1岁以后　　B. 2岁以后　　C. 3～6岁

D. 6岁以后　　E. 10岁以后

18. 老年人口腔卫生保健的目的是

A. 维持最基本的口腔功能状态，尽可能康复口腔功能

B. 以帮助刷牙、洁牙的方式保持口腔卫生

C. 预防第一恒磨牙龋坏

D. 父母做好示范，培养儿童建立口腔卫生习惯，掌握刷牙方法

E. 以无龋及完全保持牙龈健康为口腔健康的目标

19. 残疾人最好的口腔卫生措施是

A. 维持最基本的口腔功能状态，尽可能康复口腔功能

B. 以帮助刷牙、洁牙的方式保持口腔卫生

C. 预防第一恒磨牙龋坏

D. 父母做好示范，培养儿童建立口腔卫生习惯，掌握刷牙方法

E. 以无龋及完全保持牙龈健康为口腔健康的目标

20. 适应手有残疾、需要帮助的患者刷牙的牙刷建议选择

A. 刷毛长30~35mm，宽11~12mm　　B. 3~4排刷毛，高11~12mm

C. 刷柄颈部略弯　　D. 刷毛的毛面成V型或U型

E. 电动牙刷

**二、思考题**

某小学为改善本校学生的口腔健康状况，邀请口腔医师为学校学生进行口腔健康教育。作为一名口腔医生应该如何对小学生进行口腔健康宣教？可采用的方式有哪些？

（曹丽华）

# 第九章

# 社区口腔卫生服务

**学习目标**

1.**掌握** 社区与社区卫生服务的概念；初级口腔卫生服务基本概念；初级卫生保健原则。

2.**熟悉** 不同水平的口腔卫生保健；社区口腔检查方法。

3.**了解** 社区口腔卫生项目管理基本程序。

## 案例分析

**【案例】**

半年前，张女士发现8岁的女儿彤彤口内有两颗发黑的蛀牙，但因工作忙，一直拖着没带他去医院检查。最开始彤彤只是觉得食物塞在里面不舒服，后来开始疼痛；最近痛感加剧，尤其到夜间，彤彤被牙疼折磨地睡不着，哭闹不止，张女士这才赶紧带彤彤到口腔医院就医。

医生给彤彤做了全面的口腔检查，发现彤彤龋坏的两颗牙齿都是“六龄齿”，也就是医学上讲的“第一恒磨牙”，两颗牙都有很深的龋洞，并且已经进展为急性牙髓炎，需要做根管治疗及后期的修复治疗才可以保住。因为六龄牙萌出最早，萌出时牙釉质还比较薄，耐酸性差，且牙齿表面有凹凸不平的窝沟，裂隙较深，容易积聚致龋的细菌，不易清除。加上彤彤没有养成饭后漱口、早晚刷牙的习惯，导致口腔中细菌易侵入繁殖，逐渐损坏刚萌出的“六龄牙”，致使龋病。

**【讨论】**

1.请问彤彤在口腔保健方面存在的问题是什么？

2.针对彤彤存在的口腔保健方面的问题提出合理的可行性建议。

世界卫生组织制定的2010年人人享有口腔卫生的保健目标，其含义是以社区口腔卫生保健为基础的。随着我国人民整体健康水平的不断提高，口腔健康状况也在不断改善。但是口腔疾病发病率仍处于较高水平，其患病严重程度因地区、民族、贫富、年龄和性别而有重大差异。深化医药卫生体制改革，加快卫生事业发展，除有效控制儿童龋病和老年人的口腔患病率，有效改善大量进城务工人员的生活方式外，还应当创新体制，加强公共卫生、城市卫生和农村卫生的建设，增加在预防上的投入，从而推动口腔健康项目的全面发展。

扫码“学一学”

# 第一节　概　述

## 一、社区口腔卫生服务的相关概念

### （一）社区

我国社会学家费孝通把社区规定为若干社会群体（家庭、氏族）或社会组织（机关、团体）聚集在某一地区所形成的生活上相互关联的大集体。社区完整的含义是指功能上有相互联系的一种社会群体，他们在某一特定的时期生活在某一特定的地区，处于相同的社会结构，具有基本一致的文化传统和价值观念，是一个具有相对独立性和自治性的社会实体。

### （二）社区卫生服务

社区卫生服务是社区建设的重要组成部分，是在政府领导、社会参与、上级卫生机构指导，全科医师为骨干，基层卫生机构为主体，老幼病残贫等为服务重点，以人的健康为中心，家庭为单位，社区为范围，需求为导向，合理利用社区资源和技术，以解决社区主要卫生问题、满足基本卫生服务需求为目的，融预防、医疗、健康、康复、保健、计划生育服务功能等为一体的综合连续、方便有效的基层卫生服务。

### （三）社区口腔卫生服务

社区口腔卫生服务是以社区人群为对象，以口腔健康为中心，集预防、保健、医疗、康复、健康教育等服务为一体的综合服务模式。它依托社区卫生服务体系，以社区人群的口腔健康状况的改善、提高为目标，以社区群体预防为主要策略，为社区居民提供最基础的口腔卫生保健服务。社区口腔卫生服务是社区卫生服务的重要组成部分。社区口腔卫生服务与口腔临床医疗服务有显著的区别（表9-1）。

**表9-1　社区口腔卫生服务与口腔临床医疗服务的显著区别**

| 项目 | 社　区 | 临　床 |
|---|---|---|
| 关系 | 专业团队对社区人群 | 个人对个人 |
| 重点 | 预防 | 治疗 |
| 方法 | 社会与流行病学调查、统计、分析 | 采集病史、口腔检查、诊断 |
| 措施 | 公共预防与干预 | 个别处理 |
| 人员 | 专业人员与非专业人员 | 医生与辅助人员 |
| 目标 | 提高群体口腔健康水平 | 恢复个别患者口腔健康与功能 |
| 投入 | 以尽可能少的花费获得尽可能大的社会效益 | 通常花费昂贵、社会效益最小 |
| 理念 | 符合人人平等、人人健康的理念 | 难以达到社会平等的要求 |
| 态度 | 人人主动参与、全社会参与 | 个人被动参加 |

社区口腔卫生服务的基本内容包括社区口腔健康教育、口腔预防、口腔保健、口腔医疗、口腔康复和口腔卫生信息管理。

**1.口腔健康教育**　口腔健康教育是预防和控制疾病最有效的途径。根据社会群体的发病情况、群众要求、科学性和可利用的地方资源及社会承受力，开展多种形式的口腔健康教育，并将其融入社区口腔卫生服务的任务工作中，促使社区居民建立形成有益于口腔健康的行为和生活方式，促进和维护口腔卫生服务的发展。社区口腔健康教育的内容包括：龋病、牙周病的病因及其预防、乳牙的保护、青少年牙列畸形的危害及早期治疗、孕产期口腔保健等。

**2.口腔预防**　开展口腔预防工作，必须坚持三级预防政策，以"预防为主、防治结合"为原则，以口腔医师为骨干，与社区护士和公共卫生医师等社区卫生工作人员互相协作，共同完成，主要包括窝沟封闭、洁牙、预防性树脂填充、局部用氟等。

**3.口腔保健**　主要包括学龄儿童口腔保健、妇幼儿口腔保健、老年人口腔保健和特殊人群的口腔保健，是以初级口腔卫生保健为主的综合性保健。

**4.口腔医疗**　是指社区口腔医生为居民提供最基本的口腔医疗服务，主要以门诊的形式开展医疗服务。主要包含四大项内容：①提供口腔常见病、多发病的基本诊疗服务；②为特殊或特需者提供专项口腔服务；③开展社区卫生服务站的"社区首诊制"和大医院的"双向转诊制"。当社区门诊不能确诊或缺乏诊疗技术时，及时推荐或送患者到定点口腔专科医药就诊，建立双向转诊、会诊服务机制，保证患者可以得到连续的口腔医疗服务；④为居民建立口腔健康档案，坚持微笑服务原则，提供电话预约、家庭出诊和特需等服务，及时掌握居民及其家庭的口腔健康背景资料。

**5.口腔康复**　主要针对社区中的老年人和残疾人等特定人群进行的康复治疗，主要包含以下内容：①了解特定人群的口腔卫生保健情况和康复需要，指导他们如何进行口腔保健，如何增强口腔保健意识，如何提高自我保健能力；②提供洁牙、牙列缺失与缺损的修复和功能康复及咨询服务。

**6.口腔卫生信息管理**　制定口腔卫生服务信息的收集、整理、统计、分析和报告制度，建立口腔健康数据库，从而加强对口腔常见病及其危险因素的检测和控制。

## 二、初级口腔卫生保健的相关概念

初级卫生保健是世界卫生组织于1978年在苏联的阿拉木图召开的国际初级卫生保健大会上提出的。我国农村卫生工作的实践经验对发展初级卫生保健起到了重要影响。实施初级卫生保健是实现2000年人人享有卫生保健目标的基本途径和基本策略。1989年第42届世界卫生大会强调口腔卫生保健是初级卫生保健不可分割的部分，从而奠定了口腔卫生保健在初级卫生保健中的地位。

### （一）初级卫生保健

初级卫生保健是指最基本的、人人都能得到的、体现社会平等权利的、人民群众和政府都能负担得起的卫生保健服务。初级卫生保健的五项基本原则见表9-2。

表9-2　初级卫生保健五项基本原则

| 原则 | 解释 |
| --- | --- |
| 平等分配 | 服务于全社会，全民收益 |
| 社会参与 | 社区和群众人人参与 |
| 多部门合作 | 教育、卫生、农村、工厂有组织的互利合作 |
| 重点预防 | 开展对群众的宣传教育工作 |
| 适宜技术 | 符合本地情况，因地制宜的开展工作 |

### （二）初级口腔卫生保健

**1.概念**　初级口腔卫生保健是以个人和社会参加为基础，建立在实际可行、科学可靠、社会可接受的方法和技术上的，以自我保健贯穿整个过程中，通过社区卫生和口腔卫生工作者的实践，提供最基本的口腔卫生保健服务。

**2.内容**

（1）口腔健康教育与促进　针对社区群众普遍存在的口腔卫生问题，如龋齿、牙周疾病及预防与控制疾病的知识、方法与实践，进行教育与具体指导，并且广泛动员全社会每个成员积极关注与投入。

（2）食品选择与营养指导　正确指导并适当限制糖类食品消耗，选择有利于牙齿与口腔健康的实物。

（3）倡导有益于口腔健康的行为习惯与生活方式，如戒除烟酒嗜好、纠正不良习惯等。

（4）适当调节饮水含氟量（加或去氟），有利于牙齿健康。

（5）妇幼儿口腔保健。

（6）常见口腔病的适当处理。

（7）提供基本口腔保健用品。

（8）在工作与生活场所防止环境受污染，以利于牙齿健康。

（9）建立口腔保健卡，定期为群众进行口腔健康检查，并安排就近就医，及时治疗。

**3.初级口腔卫生保健的三个水平**　虽然初级口腔卫生保健有其最基本的内容，但并不一定都在同一水平上，它是可以根据国家地区、经济发展水平的不同，资源分布的不同及基本发病状况和群众需求程度的不同而变通。目前大致可以把初级口腔卫生保健分为三个水平。

（1）口腔健康教育，促进与维护　提供口腔卫生指导、技术示范性自我保健开展、营养食品咨询，调整个人卫生习惯，提供糖类饮食指导，适当补充氟化物等。

（2）口腔检查、早期诊断与处理　去除牙结石，开展预防性填充，窝沟封闭等。

（3）症状保健、缓解疼痛　简单急诊处理，拔除Ⅲ度松牙，安排转诊治疗。

## 三、口腔健康指标及促进措施

2017年发布的第四次全国口腔健康流行病学调查结果显示，随着经济社会的发展，人们饮食习惯的改变，儿童龋病患病率呈上升趋势，成年人牙周健康状况不容乐观。为全面推进健康口腔工作，制订了《健康口腔行动方案（2019—2025年）》（以下简称《行动方案》）。

《行动方案》提出总目标：到2020年，儿童、老年人等重点人群口腔保健水平稳步提高。到2025年，人群口腔健康素养水平和健康行为形成率大幅提升，口腔健康服务覆盖全人群、全生命周期。

《行动方案》提出不同人群的口腔健康指标：12岁儿童龋患率2025年要控制在30%以内，成人每天两次刷牙率2025年要达到45%，65~74岁老年人存留牙数2025年要达到24颗等。

《行动方案》提出，继续贯彻“预防为主、防治结合、以防促治、以治补防”的发展策略，继续开展以全国爱牙日为中心的自我口腔保健活动，重点是儿童，兼顾青少年和一般人群，积极推广安全、低廉、有效的口腔保健技术，促进全国人民口腔健康水平。

《行动方案》提出，开展“减糖”专项行动。中小学校及托幼机构限制销售高糖饮料和零食，食堂减少含糖饮料和高糖食品供应。对口腔疾病高危行为进行干预，全面推进公共场所禁烟，严格公共场所控烟监督执法。

《行动方案》还提出了口腔健康管理优化行动。将口腔健康知识作为婚前体检、孕产妇健康管理和孕妇学校课程重点内容，强化家长是孩子口腔健康第一责任人的理念。动态调整全国儿童口腔疾病综合干预项目覆盖范围，中央财政新增资金优先用于贫困地区开展工作。鼓励地方政府将儿童口腔疾病综合干预作为民生工程，在有条件地区实现适龄儿童全覆盖。在中青年人群中，推动将口腔健康检查纳入常规体检项目。倡导老年人关注口腔健康与全身健康的关系。

《行动方案》还提出实施口腔疾病高危行为干预。将口腔健康知识作为婚前体检、孕产妇健康管理和孕妇学校课程重点内容，推动将口腔健康检查纳入常规体检项目，倡导定期接受口腔健康检查、预防性口腔洁治、早期治疗等口腔疾病防治服务。

## 第二节 社区口腔检查方法

社区口腔检查方法是通过计算发病率、患病率及相关指数来衡量口腔疾病的分布状况和流行特征，从而对社区和人群口腔健康做出诊断的一种方法。下面以第四次口腔健康流行病学调查的临床检查方法和检查表格为基础，主要分牙列检查、牙周检查两个部分介绍具体的检查标准和方法。

### 一、牙列检查

牙列检查一般按顺时针方向进行：按口腔4个象限即右上-左上-左下-右下进行。检查器械包括平面口镜和CPI探针。所有年龄组人群都需要检查牙列状况，5岁、12岁或12岁以下仅检查牙冠情况，不检查牙根情况。共检查32颗恒牙或20颗乳牙。视诊、探诊时，要注意牙体色、形、质的改变。

**1.牙冠记分标准**

（1）无龋牙（A，0） 指牙冠健康，无因龋齿而做的填充物，也无龋坏迹象的完整牙冠 。代码A代表乳牙列；代码1代表恒牙列。

（2）龋齿（B，1） 指牙齿窝沟点隙或光滑面有明显龋洞/釉质下破坏或明确的可探及软化洞底/洞壁的病损的牙冠。

（3）已充填有龋（C，2） 指牙冠上有一个或多个永久充填物且伴有一个或多个部位龋坏者 。

（4）已充填无龋（D，3） 指牙冠上有一个或多个永久充填物且无任何部位龋坏者。

（5）因龋缺失（E，4） 指因龋而拔除的恒牙或乳牙。对于5岁年龄组儿童乳牙丧失，该记分仅用于不能以正常替牙来解释的乳牙缺失。12岁年龄组需分牙齿缺失原因。因龋丧失记录4，因其他原因丧失记录5。

（6）因其他原因缺失（X，5） 因先天缺失，或因正畸、牙周病、外伤等丧失的乳牙。35~44岁和65~74岁年龄组，不管任何原因只要牙齿不存在都记录5，包含第三磨牙。

（7）窝沟封闭（F，6） 牙冠的咬合面已做窝沟封闭，或是咬合面窝沟用圆钻、梨形钻扩开并放置复合树脂材料。

（8）桥基牙、特殊冠或贴面（G，7） 桥基牙是指牙齿成为固定桥的组成部分。桥体用于修复已失牙，牙冠记为4或5，牙根记为9。

（9）未萌牙（X，8） 仅用于记录恒牙未萌且没有乳牙存在的缺牙区，不参与和龋病相关的计算。

（10）外伤（T，T） 指牙冠因外伤而使部分牙面缺失且无龋坏的证据。

（11）不做记录（-，9） 记录用于任何原因（如正畸带环、严重发育不良等）造成的已经萌出的牙无法被检查。

**2.牙根记分标准** 35~44岁组和65~74岁组人群需检查根面龋。

（1）无龋牙根 记为0；牙根已经暴露，无龋坏，也无填充物的牙根记为无龋牙根；牙根没有暴露的记为8.

（2）根龋 记为1；用CPI探针探及根面有软或皮革样感觉的病损记为根龋；一个龋损同时累计冠部和根面则分别记录为冠龋和根龋。

（3）已填充牙根有龋 记为2；指一个牙根有一个或多个永久充填物且有一个或多个部位龋坏者，不区分原发龋和继发龋。

（4）已填充牙根无龋 记为3；指根面有一个或多个永久充填物而无任何部位龋坏者。

（5）残根 记为6；指牙冠已被破坏，牙齿所有面的釉牙骨质界都不可见和诊断。

（6）种植牙 记为7；种植体作为基牙记录为种植牙。

（7）未暴露牙根 记为8；牙根面没有暴露，即牙龈缘未退缩到釉牙骨质界以下。

（8）不做记录 记为9；牙齿缺失或牙石太多而不能进行根部检查时，记为9。

## 二、牙周检查

社区牙周检查只检查恒牙列，乳牙列不检查此项。检查器械采用CPI探针。

**1.检查项目** 牙龈出血、牙石、牙周袋深度。

**2.检查标准**

（1）牙龈出血 0=探针后牙龈没有出血；1=探针后牙龈有出血；9=不做记录（如有大量牙石覆盖牙面、残根或有不良修复体而无法检查的情况）；X=缺失牙。

（2）牙石 0=没有牙石；1=有龈上或龈下结石；9=不做记录（如残根或有不良修复体而无法检查的情况）；X=缺失牙。

（3）牙周袋深度 0=没有牙周袋（探针时第一阶段黑区全部可见）；1=牙周袋4~5mm

（探针时龈缘在探针的第一段黑区）；2=牙周袋6mm以上（探针时龈缘超过探针的第一段黑区的上限）；9=不做记录（如有大量牙石覆盖牙面、残根或有不良修复体而无法检查的情况）；X=缺失牙。

**3.检查方法**　先检查牙龈出血，然后检查牙周袋深度、牙石。

CPI探针进入龈沟力量不宜过大，以插入拇指甲沟内，轻轻压迫，显示指甲盖发白，同时不造成疼痛或不舒服感觉为适宜力量，一般应在20g以下。

# 第三节　社区口腔卫生项目管理基本程序

社区口腔卫生项目要符合必要性、安全性、有效性、可行性和成本效益的原则，在社区资源和环境允许的条件下，为提高社区居民口腔健康水平，按照一定目标而制定，实施和评估。

## 一、社区口腔卫生服务计划的制订

**1.明确社区所面临的口腔卫生问题**　采用定性和定量研究，根据重要性、紧迫性、效益性、可干预性和资源可得性的原则，优先解决社区面临主要口腔卫生问题。

**2.确定目标**　根据明确的口腔卫生主要问题确定目标，包括内容、起点、结果、效果、开始和完成时间。具体方法可不写。

**3.制订工作计划**　确定目标后，即可制订工作计划，提出具体措施、方法和步骤。工作计划又分为总体计划和专项计划，无论哪项计划，制订时都一定要紧扣目标、尽可能详细地获取全方面信息，综合考虑患者病情，考虑周全，才可以实施。

## 二、社区口腔卫生服务计划的实施

**1.制订计划实施的日程表**　日程表包括时间、地点、内容、实施人员、经费预算和特殊要求等，其中重点是时间安排和经费预算。

**2.配备计划实施所需要的设备和材料**　尽可能利用社区现有卫生资源，包括各种仪器、设备和材料。

**3.培训计划实施的现场工作人员**　要选择最佳的培训方式、时间、地点、教材和师资人员。培训内容涉及口腔专业及相关知识、干预法的专业技能训练、指标测量和评估等。

**4.控制实施质量**　为保证质量，尽量统一标准，减少误差，实施过程中，加强质量控制、组织、管理和监督，及时进行阶段性评估，不断发现问题并解决问题，必要时调整实施计划。

## 三、社区口腔卫生服务计划的评估

**1.适宜程度**　评估计划是否可行；是否符合国家卫生政策；是否适应社区居民口腔保健服务需求等。

**2.足够程度**　评估计划是否具体；可行性如何；计划是否确定明确目标等。

**3.进度**　评估计划是否按原定计划实施，找出完成或为完成原因进行分析，及时反馈并解决。

**4.效率** 检查取得成果与所花费的人力、物力、财力、设备及技术支持是否与时间匹配，能否在更少的资源支持下取得相同的效果，从而节省卫生资源。

**5.效果** 评估实施后，所达到的预定目标和指标的实际程度，包括实施措施所达到的结果、居民满意度调查、成本效益和效果分析等。

**6.影响** 评估计划实施后对提高该社区口腔健康水平和促进社会经济发展所做出的长期贡献和产生的影响。

**知识拓展**

**社区口腔癌的筛查**

口腔癌是头颈部较常见的恶性肿瘤之一，大部分属于鳞状上皮细胞癌。在临床实践中，口腔癌包括牙龈癌、舌癌、软硬腭癌、颌骨癌、口底癌、口咽癌、涎腺癌、唇癌和上颌窦癌以及发生于颜面部皮肤黏膜的癌症等。

发现以下异常时应该及时找专科医生检查：①口腔内出现迅速增大的肿物，经治疗不消退或有溃疡的倾向；②口腔内溃疡经久不愈；③口腔内出现无缘由的多数牙齿的松动，往往是口腔内颌骨病变开始恶化的表现；④患者张口受限，在排除下颌关节病变后，应考虑口腔肿瘤，如上颌后位癌、舌根癌等，其早期表现就是张口受限；⑤口腔白斑的表面变得非常粗糙、发生硬结、浸润、突起或出现颗粒状肉芽肿时，这是典型病变。

**课堂互动**

在教师的指导下，学生两人相互模拟练习给儿童进行口腔检查。

## 本章小结

本章主要讲述了社区与社区卫生服务的概念、初级口腔卫生服务基本概念、初级卫生保健原则、不同水平的口腔卫生保健、社区口腔检查方法及社区口腔卫生项目管理基本程序，疾病的患病特点和预防检查方法。学习时应重点掌握这些不同时期、不同人群的主要口腔保健方法，并能正确应用于实践。

# 习　题

扫码“练一练”

**一、单项选择题**

1. 社区口腔卫生服务的内容包括

A. 口腔健康教育　B. 口腔预防　C. 口腔医疗

D. 口腔保健　E. 以上均包括

2. 社区口腔卫生服务应把以下哪项放在首位

A. 社会效益　B. 经济效益　C. 国家利益

D. 人民健康　E. 粮食产量

3. 社区口腔卫生服务对象是

A. 城镇居民　B. 乡村居民　C. 国家人民

D. 社区居民　E. 社会

4. 社区口腔卫生服务的任务包括

A. 提高人群口腔健康水平

B. 提供基本口腔卫生服务

C. 满足社区日益增长的口腔卫生服务需求

D. 营造口腔健康社区

E. 以上均包括

5. 社区口腔保健的重点是

A. 口腔健康调查　B. 口腔问卷调查　C. 口腔疾病预防

D. 口腔疾病的早期治疗　E. 口腔功能的恢复

6. 社区口腔卫生服务的基本内容是相互联系、有机结合在一起的，具有

A. 综合性　B. 连续性　C. 整体性

D. 协调性　E. 以上都正确

7. 社区卫生服务的范围是

A. 国家　B. 乡镇　C. 城市

D. 社区　E. 社会

8. 以社区人群和家庭为基础提供的医疗保健服务，超越了传统意义上的医疗服务，融入许多社会服务措施，因此被称为

A. 社区医疗服务　B. 社区保健服务　C. 社区健康服务

D. 社区卫生服务　E. 社区口腔卫生服务

9. 对于社区的理解，下列错误的是

A. 社区是以某种形式的社会组织或团体结合在一起的一群人

B. 我国农村社区范围为乡镇

C. 我国城市社区范围为街道

D. 社区就是社会

E. 社会不是简单的社区组合

10. 属于社区卫生服务特点的是
A. 以人群为对象　B. 提供综合服务
C. 以基层卫生保健为主要内容　D. 提供协调性服务
E. 以上均正确

11. 属于社区卫生服务特点的是
A. 以健康为中心　B. 以患者为中心
C. 以疾病为中心　D. 以家属为中心
E. 以上均正确

12. 社区应包括的要素是
A. 有相对固定的人群　B. 有一定的地域范围
C. 有必需的生活服务设施　D. 特有的文化背景、生活方式和认同意
E. 以上均包括

13. 在阿拉木图召开的初级卫生保健国际会议确定社区的定义，是在哪一年
A. 1967年　B. 1977年　C. 1987年
D. 1997年　E. 2007年

14. 影响社区卫生服务需求的主要因素有
A. 社区卫生服务的质量　B. 卫生服务的价格　C. 居民的健康观念
D. 费用的支付方式　E. 以上都是

15. 下列不属于社区的要素的选项是
A. 社区居委会　B. 某一时段　C. 居民的健康观念
D. 健康保险制度　E. 某地域

16. 社区卫生服务对象包括
A. 健康人群　B. 亚健康人群　C. 高危人群
D. 患者　E. 以上都是

17. 下列不属于社区卫生服务工作内容的是
A. 健康教育　B. 血吸虫防治　C. 器官移植
D. 免疫接种　E. 外伤处理

18. 社区卫生服务机构属于
A. 非营利性医疗机构　B. 专科卫生服务机构　C. 福利机构
D. 居民自救组织　E. 民政机构

19. 社区卫生服务原则
A. 协同性　B. 发展性　C. 经济性
D. 公平性　E. 以上都是

**二、思考题**

某小学为改善本校学生的口腔健康状况，邀请大学口腔专业教师为学校学生进行口腔健康教育。作为一名大学口腔教师应该如何对小学生进行口腔健康宣教？可采用的方式有哪些？

（郝艳娜）

# 实训指导

# 实训一　自我口腔保健

## 【目的和要求】

1. 掌握正确的刷牙方法。

2. 熟悉牙线、牙签的使用。

## 【实验内容】

1. 复习自我口腔保健方法的理论知识。

2. 演示与讨论自我口腔保健方法。

（1）Bass 刷牙法、圆弧刷牙法。

（2）牙线、牙签的使用方法。

（3）菌斑染色。

（4）刷牙效果的检查方法和效果判断。

## 【器材】

菌斑显示剂、刷牙模型、各种牙刷、牙膏、牙线、牙签、口杯、面镜等。

## 【方法和步骤】

**1. 教师演示**　将学生每10~15人分成一组，由指导教师讲解并演示菌斑染色、各种刷牙方法、牙线与牙签的使用方法。示教可在刷牙模型上进行。

**2. 学生练习**

（1）菌斑染色　先用清水漱口，以清除食物碎屑，再用小棉球或棉签将菌斑显示剂轻轻地涂布于各个牙面，1分钟后漱口。检查牙面，菌斑附着的区域将被染色。统计有菌斑牙面总数，计算菌斑百分数。

（2）刷牙　学生自我练习实践各种刷牙方法，如Bass刷牙法、旋转刷牙法、生理刷牙法及垂直颤动刷牙法。

（3）牙线的使用　使用方法见第四章。

（4）牙签的使用　牙签的尖端朝向冠方，以45°角顺唇颊面滑至牙间隙，上牙向下外侧剔拔；下牙向上外侧剔拔。

（5）检查刷牙效果　刷牙后再次进行菌斑染色，并重新计算菌斑百分数，与刷牙前的菌斑百分数比较，以检查刷牙效果。

## 【注意事项】

解决好刷牙漱口后的污物处理。

## 【实验报告与评定】

1. 评定学生对Bass刷牙法的掌握程度。

2. 评定学生对其他刷牙方法、牙签、牙线的掌握程度。

## 【思考题】

1. 如何有效地保持口腔卫生?

2. Bass刷牙法、旋转刷牙法、生理刷牙法及垂直颤动刷牙法各有何优缺点?

（赵淑娟）

# 实训二　窝沟封闭

## 【目的和要求】

1. 掌握窝沟封闭的时机、操作步骤、注意事项。

2. 熟悉窝沟封闭材料的特性。

3. 了解窝沟封闭的效果评价。

## 【实验内容】

1. 回顾基本理论知识，主要为窝沟封闭的适应证、各类牙齿的封闭适宜时间及主要操作步骤和注意事项。

2. 教师示教窝沟封闭的操作流程。

3. 学生练习窝沟封闭的具体操作，熟悉步骤，体会要点。

4. 总结窝沟封闭成功或者失败的原因，深入体会窝沟封闭的注意事项。

## 【器材】

### 1. 器械

低速手机、毛刷、吸唾管、光固化灯、口镜、探针、镊子、棉卷或橡皮障套装。

### 2. 材料

（1）牙膏或牙齿清洁剂　要求不含氟、不含细填料、不含油脂，不能促进牙齿再矿化。

（2）酸蚀剂　一般选择35%~37%的磷酸。

（3）窝沟封闭剂　光固化型、化学固化型（自固化型）、双固化型树脂或玻璃离子封闭剂。

## 【方法和步骤】

**1. 教师演示**　将学生每10~15人分成一组，准备适宜窝沟封闭的牙齿，由指导教师讲解并演示窝沟封闭操作步骤、注意事项。

**2. 学生练习**

（1）清洁牙面　使用洁牙剂充分清洁牙齿，重点清洁牙齿的窝沟点隙，可以结合使用牙刷和慢速手机进行清洁。

（2）酸蚀牙面　清洁好的牙齿做好隔湿工作，将牙面彻底吹干，然后使用浓度为35%左右的酸蚀剂酸蚀牙面。酸蚀的范围要包括牙齿所有的窝沟点隙，达到窝沟点隙边缘斜面的2/3以上，但是不能酸蚀整个牙面。酸蚀时间一般恒牙为20~30秒，乳牙为60秒左右，氟斑牙等特殊牙齿要根据情况适当延长或者缩短酸蚀时间。

（3）冲洗和干燥　酸蚀时间足够之后，用水冲洗酸蚀牙面，将酸蚀剂冲掉，时间至少要15秒，然后用高压水气冲洗15秒，最后用压缩空气吹干牙面，酸蚀好的牙面呈现均匀的白垩色。

（4）涂布窝沟封闭剂　在充分隔湿的条件下，选取合适的窝沟封闭剂，光固化型、化学固化型，使用配套毛刷或者探针将窝沟封闭剂涂布在窝沟点隙，涂布范围要包括所有的酸蚀牙面，不可以遗漏任何酸蚀牙面，否则将造成牙齿的脱矿破坏。涂布封闭剂的手法要轻柔，并按照一定的顺序，可以从中间向四周扩散，也可以顺着近中到远中，颊侧到舌侧等顺序涂布，主要保证封闭剂涂布所有的窝沟，不遗留窝沟点隙，不产生气泡，如果发现有气泡要做好拍气泡工作之后再固化。封闭剂涂布的量要适宜，要求能够达到一定的厚度，封闭所有的窝沟点隙，同时又不能影响咬合。

（5）固化　光固化型封闭剂使用光固化灯进行固化，通常照射时间20～40秒，光固化灯应当距离牙面约1mm，光固化灯对着牙面稍作旋转，以保证所有牙面均匀光照；化学固化型封闭剂，在规定的时间内涂布完成，隔湿等待1～2分钟可自凝固化。

（6）检查　封闭剂固化后，使用探针检查窝沟封闭的效果，是否产生气泡，封闭是否严密。具体操作可以采用将探针从四周向牙齿中心钩，并沿窝沟稍加压力划过的动作组合来检查判断窝沟封闭是否成功。若探针不被卡住，一般表明窝沟封闭成功，若出现卡探针的情况，说明窝沟封闭剂粘接密合度不好，需要重新封闭。

## 【注意事项】

1. 酸蚀过程中要做好隔湿工作，不可擦拭牙面去除酸蚀剂，因为擦拭牙面会破坏牙齿釉质的酸蚀面，影响窝沟封闭剂的粘接，最终会影响窝沟封闭剂的保留率。

2. 冲洗吹干牙面之后，牙面不能再接触任何的唾液、血液、水分或者油脂，严格隔离牙面，这样才能保证窝沟封闭的成功。如果冲洗干燥过程中或者之后，牙面被唾液、血液或者含油脂、含氟的材料污染，需要重复酸蚀步骤一次，直至能够保持酸蚀后的白垩色牙面为止。

3. 封闭剂如果为单组分光固化型，取出适量涂布即可；如果为光固化封闭剂，不适合一次封闭多颗牙齿，应分次涂布固化，否则将影响封闭效果；如果为双组分化学固化或者双固化型，需按照产品说明将双组分按照比例调和使用，注意一定要即调即用，同时注意固化时间。

4. 注意固化过程中依然要做到完全隔湿，良好的隔湿是保证窝沟封闭成功的关键因素之一。

## 【实验报告与评定】

1. 评定学生对窝沟封闭的具体操作步骤的掌握程度。

2. 评定学生对窝沟封闭的注意事项的掌握程度。

【思考题】

1. 为何需要窝沟封闭?

2. 窝沟封闭的适应证、非适应证是什么?

# 实训三　预防性树脂充填

【目的和要求】

1. 掌握预防性充填的适应证、操作步骤、注意事项。

2. 熟悉预防性充填材料的特性。

3. 了解预防性树脂充填的效果。

【实验内容】

1. 回顾基本理论知识，主要为预防性充填的适应证及主要操作步骤和注意事项。

2. 教师示教预防性充填的操作流程。

3. 学生练习预防性充填的具体操作，熟悉步骤，体会要点。

4. 总结预防性充填成功或者失败的原因，让学生深入体会预防性充填的注意事项。

【器材】

**1. 器械**　低速手机、高速手机、吸唾管、光固化灯、口镜、探针、镊子、棉卷或橡皮障套装。

**2. 材料**

（1）酸蚀剂　35%~37%的磷酸。

（2）黏结剂　全酸黏结剂，或者自酸酸蚀剂。

（3）树脂　流体树脂、复合树脂。

（4）玻璃离子　化学固化玻璃离子或者双固化玻璃离子（即树脂改良型玻璃离子）。

【方法和步骤】

**1. 教师演示**　将学生每10~15人分成一组，准备适宜预防性树脂充填的牙齿，由指导教师讲解并演示预防性树脂充填的操作步骤、注意事项。

**2. 学生练习**

（1）准备　选择合适的牙齿（可以用离体牙齿或者模型），模拟做好隔湿工作，如上好橡皮障等。

（2）去腐　根据牙齿的窝沟点隙类型（A、B、C三型中的一型），选择合适的车针进行窝沟点隙的去腐，去尽所有腐质，不做预防性扩展，不制备标准洞型。车针磨削范围以龋坏范围为准。

（3）清洁　清洁牙面，彻底冲洗干燥、隔湿。

（4）酸蚀　酸蚀前根据窝洞的深度，如果达牙本质中层，则需要使用玻璃离子等垫底，然后酸蚀牙面和窝洞，使用酸蚀剂先涂布牙釉质，然后涂布牙本质层，酸蚀时间大概15~30秒，根据牙齿的具体情况可以适当延长酸蚀时间。

（5）封闭充填　根据洞型选择材料，A型窝洞仅使用窝沟封闭剂涂布颌面窝沟及窝洞；B型窝洞可以用流动树脂或者含有填料的窝沟封闭剂充填后，涂上一层不含填料的窝沟封闭剂；C型窝洞根据洞的大小选择合适的树脂，较小的洞直接用流体树脂，大一点的洞使用复合树脂充填后可以涂一层不含填料的窝沟封闭剂。

（6）固化检查　充填好材料，需要使用光固化灯进行充分的固化，并在良好隔湿之下进行充填粘接情况检查。

（7）调和抛光　使用咬合纸检查进行调和，并进行充分的抛光。

## 【注意事项】

操作中应特别注意避免唾液污染酸蚀后的釉质，保持酸蚀面绝对干燥。

## 【实验报告与评定】

1. 评定学生对预防性充填的具体操作步骤掌握程度。
2. 评定学生对根据洞型选择材料的掌握程度。

## 【思考题】

1. 什么是预防性树脂充填？
2. 什么是预防性树脂充填中窝沟点隙的分类？

# 实训四　非创伤性修复治疗

## 【目的和要求】

1. 掌握非创伤性修复治疗的适应证、操作步骤、注意事项。
2. 熟悉非创伤性修复治疗材料的特性。
3. 了解非创伤性修复治疗的效果。

## 【实验内容】

1. 回顾基本理论知识，主要为非创伤性修复治疗的适应证、各类牙齿的封闭适宜时间及主要操作步骤和注意事项。
2. 教师示教非创伤性修复治疗的操作流程。
3. 学生练习非创伤性修复治疗的具体操作，熟悉步骤，体会要点。
4. 总结非创伤性修复治疗成功或者失败的原因，让学生深入体会非创伤性修复治疗的注意事项。

## 【器材】

**1. 器械** 挖匙、牙用手斧（或锄形器）、雕刻刀、调拌刀、调拌纸、口镜、探针、镊子、棉卷或棉球、树脂条和T形带、木楔。

**2. 材料**

（1）玻璃离子 玻璃离子粉、玻璃离子液、凡士林。

（2）牙本质处理剂 窝洞充填前处理牙面。

## 【方法和步骤】

**1. 教师演示**

将学生每10~15人分成一组，准备适宜非创伤性修复治疗的牙齿，由指导教师讲解并演示非创伤性修复治疗的操作步骤、注意事项。

**2. 学生练习**

（1）准备 准备好合适的牙齿或者模型，治疗需要的器材。

（2）去腐制备洞型 使用湿棉球清洁牙面，干棉球擦干表面；确定龋洞的大小，用斧形器扩大入口，一边去除无基釉，一边用棉球擦，洞口达到有操作视野及去腐范围时，可以改换挖匙去除腐败软化的牙本质，尽量去除干净，近髓的无感染软化牙本质可以保留少许以避免露髓，可以使用化学去腐剂辅助去除腐质。

（3）清洁 用前处理剂处理牙面窝洞10秒以上，达到消毒和促进玻璃离子与牙体组织结合的目的。

（4）混合与调拌 根据需要充填的窝洞的大小，取出适量的玻璃离子粉液，按照产品说明比例调和。

（5）充填 根据洞型充填。①单面洞：在保持窝洞及周围干燥的情况下，将调拌好的玻璃离子充填到窝洞内，手指蘸取凡士林压实充填材料，并将凡士林涂抹到材料表面以隔绝唾液等的污染，以保证玻璃离子的固化减少溶解及微渗漏的形成，然后用雕刻刀雕刻外形，基本达到合适外形之后使用咬合纸进行调和，并在雕形完成之后保证外部有凡士林的隔湿。②复面洞：操作基本同单面洞，不同点在于需要先充填邻面后再充填唇舌𬌗面，邻面成型需要用成型片及楔子，以恢复邻接，防止邻面形成悬突。需要注意，窝洞充填需要尽快完成，邻面洞与𬌗面洞的材料间隔时间不能太长，以免影响材料的抗力和固位。

（6）检查医嘱 充填后1小时不能进食，24小时不咬硬物。深龋洞治疗后如果有疼痛则需要到专业医疗机构改做根管治疗。

## 【注意事项】

1. 去除软化牙本质时要注意保护牙髓，避免穿髓。

2. 处理剂清洁处理后的牙面应当避免再次接触唾液、血液等，以免污染牙面，影响玻璃离子的粘接。

3. 调拌要迅速完成，调拌好的材料要在凝固之前成型，如果操作慢造成调拌好的材料已经失去光泽，需要摒弃重新调拌。

## 【实验报告与评定】

1. 评定学生对非创伤性修复治疗的具体操作步骤掌握程度。

2. 评定学生对非创伤性修复治疗的注意事项的掌握程度。

【思考题】

1. 非创伤性修复治疗的适应证是什么？

2. 非创伤性修复治疗的操作步骤是什么？

（高月华）

# 实训五　学龄前儿童口腔健康调查及口腔健康教育

【目的和要求】

1. 掌握口腔健康调查的临床检查方法；调查标准一致性检验的方法、调查表格的使用。

2. 熟悉口腔健康教育和促进的原则、学龄前儿童口腔健康教育的内容。

【实验内容】

1. 乳牙的特点。

2. 口腔健康调查的临床检查标准和方法。

3. 调查标准一致性的检验方法。

4. 学龄前儿童口腔健康教育内容及方法。

【器材】

牙科5号探针、平面口镜、镊子、调查表格（附表1）、铅笔、橡皮擦、检查盘、宣传用品（宣传板、挂图、宣传小册子、模型等）。

【方法和步骤】

**1. 教师演示**

（1）由带教老师以讲课方式完成理论复习。

（2）由带教老师以示教方式进行临床口腔健康调查和调查表格的填写，注意老师的操作程序和检查者与记录员的配合。

**2. 学生练习**

（1）同学3人一组进行练习（受检者、检查者和记录员，依次轮流互相交替），检查项目为龋病（乳牙dmft）。

（2）龋病检查顺序按顺时针方向，右上→左上→左下→右下，要注意牙体色、形、质的改变。冠的诊断标准是牙齿的窝沟或光滑面有底部发软的病损，釉质有潜在的损害或沟壁软化者。对于釉质上的白斑、着色的不平坦区、探针可插入的着色窝沟但底部不发软及中到重度斑釉所造成的釉质上硬的凹陷，均不能诊断为龋。每颗牙的5个面（前牙4个面）都要检查到。

（3）选15名实习同学作为受检者，带教老师为参考检查者，其他同学为检查者，依次做龋齿检查，将检查结果代入Kapa值计算公式进行统计（实训表5-1）。可靠度不合格（Kapa值在0.4以下）的同学重新学习龋齿检查标准，再做检查。

**实训表5-1　龋齿检查公式统计**

| 检查者 A | 参考检查者 | | 合计 |
|---|---|---|---|
| | 龋 | 非龋 | |
| 龋 | $a$ | $b$ | $p_1$ |
| 非龋 | $c$ | $d$ | $q_1$ |
| 合计 | $p_2$ | $q_2$ | |

注意：$k$ 值计算公式 $k = 2(ad–bc)/p_1q_2+p_2q_1$；$a$，$b$ 为检查者 A 与参考检查者检查结果一致的牙数；$b$，$c$ 为两者检查结果不一致的牙数；$p_1$，$p_2$，$q_1$，$q_2$ 为各项的合计。

（4）学龄前儿童口腔健康调查（附表2）　①带教老师选择并联系好社区幼儿园，开展检查的当天最好邀请儿童家长、幼儿园教师一起参加。②调查采用全园普查方法。③选择并布置好调查现场。注意维持好现场调查秩序，在调查过程中，每个调查者应耐心细致，应帮助年龄较小的儿童克服恐惧心理。对儿童家长提出的问题应给予正确的回答或指导。④每检查完一个受检者，要认真核对检查表上每个检查项目是否填写完全，记录符号是否准确无误。⑤检查中遇有无法判断和解决的问题应及时请老师指导和帮助。

（5）学龄前儿童口腔健康教育：组织家长、教师、学龄前儿童观看展板，并分发宣传资料；给家长、教师、学龄前儿童上一堂口腔预防保健常识课。

## 【注意事项】

注意调查表格使用方法的正确性。

## 【实验报告与评定】

评定学生对口腔健康调查的临床检查方法的掌握程度。

## 【思考题】

如何确定有效地完成口腔健康调查？

# 口腔健康调查表

**附表 1**

**WHP 口腔健康评价表（1997 年）**

年　月　日　　登录号　　检查者　　初查/复查

（1）□□□□（4）（5）□□□□（8）　（9）□□（10）　（11）□□□□（14）　（15）　□（16）

一般情况

姓名________

年　月

出生日期　（17）□□□□（20）　职业　□（25）

年　龄　（21）□□（22）　地理位置（26）　□□（27）

性　别（男 =1，女 =2）□（23）　住区类型　□（28）

1 = 市区

2 = 郊区

3 = 农村

民　族　□（24）

其他资料（具体说明并提供编号）

____________（29）

____________□(30)

检查禁忌

原因________□（31）

0 = 无

________1 = 有

临床评价

口外检查

0 = 外观正常

1 = 溃疡、疱、糜烂、裂纹（头、颈、手背）

2 = 溃疡、疱、糜烂、裂纹（鼻、颊、颏）

3 = 溃疡、疱、糜烂、裂纹（唇周）

4 = 溃疡、疱、糜烂、裂纹（唇红缘）

5 = 坏疽性口炎

6 = 上下唇异常　□（32）

7 = 淋巴结肿大（头颈）

8 = 其他面颌肿胀

9 = 不记录

颞颌关节评价

主观症状

0 = 无

1 = 有症状

9 = 不记录

□（33）

客观症状

0 = 无　关节弹响□（34）

1 = 有

9 = 不记录　触诊压痛□（35）

下颌运动受限□（36）

（开口 <30mm）

口腔黏膜

情况

0 = 正常

1 = 恶性肿瘤（口腔癌）　（37）□□（40）

2 = 白斑

3 = 扁平苔癣　（38）□□（41）

4 = 溃疡（阿弗他溃疡、疱疹、创伤）

5 = 急性坏死性牙龈炎　（39）□□（42）

6 = 念珠菌病

7 = 脓肿

8 = 其他疾病，如可能，具体说明__________

9 = 不记录

损害部位

0 = 红唇缘

1 = 唇周围组织

2 = 唇

3 = 沟

4 = 颊黏膜

5 = 口底

6 = 舌

7 = 软硬腭

8 = 牙槽嵴/牙龈

9 = 不记录

牙釉质不透明/牙釉质发育不全

恒牙

0 = 正常

1 = 有明确界限性不透明

2 = 弥漫性不透明

3 = 牙釉质发育不全

4 = 其他

5 = 边界明确面弥漫性不透明

6 = 边界明确及牙釉质发育不全

7 = 散在不透明及牙釉质发育不全

8 = 以上三种情况都存在

9 = 不记录

| | 14 | 13 | 12 | 11 | 21 | 22 | 23 | 24 | |
|---|---|---|---|---|---|---|---|---|---|
| (43) | □ | □ | □ | □ | □ | □ | □ | □ | (50) |
| (51) | □ | | | | | | | □ | (52) |
| | 46 | | | | | | | 36 | |

氟牙症

0 = 正常

1 = 可疑

2 = 极轻　□（53）

3 = 轻度

4 = 中度

5 = 重度

8 = 除外

9 = 不记录

续表

社区牙周指数（CPI）
0 = 健康
1 = 牙龈出血
2 = 牙石
3* = 牙周袋为 4 ~ 5mm 可见探针黑带
4* = 牙周袋≥6mm 不能看见探针黑带
X = 排出区段
9 = 不记录

17/16 11 26/27
(54) (56)
(57) (59)
47/46 31 36/37

附着丧失*
0 = 0 ~ 3mm
1 = 4 ~ 5mm
（CEJ 在黑带内）
2 = 6 ~ 8mm
（CET 在黑带上线与 8.5mm 之间）
3 = 9 ~ 11mm
（CEJ 位于 8.5 ~ 11.5mm）
4 = 附着丧失≥12mm
（CEJ 在 11.5mm 刻度以上）
X = 排除区段
9 = 不记录

17/16 11 26/27
(60) (62)
(63) (65)
47/46 31 36/37

牙列状况及治疗需要

55 54 53 52 51 61 62 63 64 65
18 17 16 15 14 13 12 11 21 22 23 24 25 26 27 28
(66) (81)
(82) (97)
(98) (113)

85 84 83 82 81 71 72 73 74 75
48 47 46 45 44 43 42 41 31 32 33 34 35 36 37 38
(114) (129)
(130) (145)
(146) (161)

| 乳牙 冠 | 恒牙 冠/根 | 状况 | 治疗 | 登记号 |
|---|---|---|---|---|
| A | 0 0 | 无龋 | 0 - 无须治疗 | □□□□ |
| B | 1 1 | 有龋 | P - 预防、治龋保健 | |
| C | 2 2 | 已充填牙，有龋 | F - 需窝沟封闭 | |
| D | 3 3 | 已充填牙，无龋 | 1 - 有 1 个牙面需充填 | |
| E | 4 - | 因龋丧失 | 2 - 有 2 或多个牙面需充填 | |
| - | 5 - | 因其他原因丧失 | 3 - 需做冠修复 | |
| F | 6 - | 封闭、涂料 | 4 - 贴面或贴片 | |
| G | 7 - | 桥基牙或冠、贴面/种植 | 5 - 牙髓治疗及充填修复 | |
| | | | 6 - 需拔牙 | |

88 未萌芽（冠）或未暴露的根　7 - 需其他治疗，具体说明________
8 - 需其他治疗，具体说明________　9 - 不记录
TT - 创伤（折断）

修复状况
0 = 无修复体
1 = 桥体
2 = 一个以上桥体
3 = 局部义齿
4 = 桥体与局部义齿
5 = 全口活动总义齿
9 = 不记录

上颌 下颌
(164) (165)

修复需要
0 = 无须修复
1 = 需要一个单位修复体
2 = 需要多个单位修复体
3 = 需要一个或多个单位联合修复体
4 = 需要总义齿修复（取代全口）
9 = 不记录

上颌 下颌
(164) (165)

牙殆畸形
牙列（166）□□（167）　切牙、尖牙和双尖牙丧失________上颌及下颌________填入牙数量
间隙 □（168）　□（169）　□（170）　□（171）　□（172）
切牙段拥挤　切牙段有间隙　正中有间隙（mm）　最大上颌前牙排列不齐（mm）　最大下颌前牙排列不齐（mm）

0 = 不拥挤　0 = 无间隙
1 = 1 段拥挤　1 = 1 个段有间隙
2 = 2 段拥挤　2 = 2 个段有间隙
殆　0 = 正常
□（173）　□（174）　□（175）　□（176）　1 = 半个牙尖
上前牙覆盖（mm）　下前牙覆盖（mm）　垂直前牙开殆（mm）　前后磨牙关系（mm）　2 = 整个牙尖

续表

| | | | | |
|---|---|---|---|---|
| 需要立即治疗与转诊 | | | 转诊 | |
| 威胁生命状况 | □（177） | 0＝无 | 0＝无 | |
| 疼痛或感染 | □（178） | 1＝存在 | 1＝有 | □（180） |
| 其他情况具体说明 | □（179） | 9＝不记录 | 9＝不记录 | |

＊15 岁以下不做记录

## 附表 2

**5 岁年龄组口腔健康调查表**

姓名＿＿＿＿＿＿ ID 号（1）□□□□□□□□□□□□（12）

户口类型 城－1 乡－2 □（13） 性别 男－1 女－2 □（14） 民族（17）□□（18）

出生日期（21）□□□□□□□□（28）

检查日期（29）□□□□□□□□（36） 检查者编号□（37）

牙列状况

| | | | | | | | | | | | | |
|---|---|---|---|---|---|---|---|---|---|---|---|---|
| | | 55 | 54 | 53 | 52 | 51 | 61 | 62 | 63 | 64 | 65 | |
| | 16 | 15 | 14 | 13 | 12 | 11 | 21 | 22 | 23 | 24 | 25 | 26 |

冠龋（46）□□□□□□□□□□□□（57）

| | | | | | | | | | | | | |
|---|---|---|---|---|---|---|---|---|---|---|---|---|
| | | 85 | 84 | 83 | 82 | 81 | 71 | 72 | 73 | 74 | 75 | |
| | 46 | 45 | 44 | 43 | 42 | 41 | 31 | 32 | 33 | 34 | 35 | 36 |

冠龋（78）□□□□□□□□□□□□（89）

冠龋符号

| 乳牙 | 恒牙 | |
|---|---|---|
| A | 0 | 无龋 |
| B | 1 | 有龋 |
| C | 2 | 已充填有龋 |
| D | 3 | 已充填无龋 |
| E | 4 | 因龋缺失 |
| X | 5 | 因其他原因失牙 |
| F | 6 | 窝沟封闭 |
| C | 7 | 桥基牙,特殊冠或贴面,种植牙 |
| X | 8 | 未萌牙 |
| N | 9 | 不做记录 |

| | | | |
|---|---|---|---|
| 需要立即处理和安排治疗的情况说明 | | 表格类型 | |
| 有＝1 | | | |
| 无＝0 | □（239） | 原始表＝1<br>复查表＝2 | □（240） |

# 实训六　中小学生口腔健康调查及口腔健康教育

## 【目的和要求】

1. 掌握口腔健康调查的步骤。
2. 熟悉中小学生口腔健康教育的内容；调查问卷的设计、内容和调查问卷结果的统计。
3. 学会口腔健康教育的方法。
4. 了解人群对口腔健康的认识。

## 【实验内容】

1. 编写口腔卫生科普文章和宣传材料

（1）介绍口腔的生理卫生知识，牙体牙周组织结构，牙的形态与功能。

（2）介绍口腔常见疾病，如齿、牙周病、错𬌗畸形。

（3）介绍口腔常见疾病的预防及治疗方法，如氟化物的应用、窝沟封闭、饮食习惯与口腔保健、正确的刷牙方法、牙刷和牙膏的选择、牙周洁治术、口腔癌的预防等。

2. 中小学生口腔健康调查。

3. 调查问卷的设计、内容和调查问卷结果的统计。

4. 中小学生口腔健康教育。

## 【器材】

5号牙科探针、CP牙周探针、口镜、镊子、调查表格、铅笔、橡皮擦、检查盘、电教设备、牙模型、宣传资料等。

## 【方法和步骤】

**1.教师演示**　带教老师选择并联系好学校和受检对象，安排好进度，明确分工，根据调查对象选择并布置好调查现场，调查时要调节好被调查者的数量，维持好调查秩序，在调查过程中应注意乳、恒牙的鉴别。印制表格，准备器材。

**2.学生练习**

（1）每位同学编写一份以中小学生为对象的口腔卫生科普文章宣传材料。

（2）中小学生口腔健康调查：①同学之间做龋齿检查，标准一致性检查合格的同学参加本次调查活动。②带教老师选择并联系好学校和受检对象，安排好进度，明确分工，根据调查对象数目，印制表格，准备器材。③调查可以是全校普查或每个年级检查1～2个班的学生（附表3），也可以对指示年龄组包括教师进行调查（附表4）。④选择并布置好调查现场，调查时要调节好被调查者的数量，维持好调查秩序在调查过程中应注意乳、恒牙的鉴别。⑤牙周检查项目为检查每个区段的指数牙的牙出血、牙石和牙周袋情况。牙周检查次序按CPI所要求的六个区段进行：右上后牙区段→上前牙区段→左上后牙区段→左下后牙区段→下前牙区段→右下后牙区段。⑥每检查完一个受检者，要认真核对检查表上每个检查项目是否填写完全，记录符号是否准确无误，遇有无法判断和解决的问题，要及时请老师帮助和指导。

（3）中小学生口腔健康教育。调查者可组织学生进行问卷调查，或集体观看口腔健康教育科普录像带，或分发宣传资料给学生阅读。①调查问卷的设计（附表5）。②调查方法：采取调查者与被调查者一对一的方式，在获得确切回答后帮助被调查者选填，填写时应尽可能减少诱导性误差。③调查结束后，认真检查问卷的回答填写情况，发现遗漏应及时补上，以便下步的统计分析。④问卷调查活动结束后，在现场或回驻地应检查调查问卷的回答填写情况，发现漏卷（如漏题、选题不明确等）应及时补上，以便下一步的统计分析。⑤统计分析调查问卷，并将结果写成调查报告。

（4）实验结束后，教师就本次实验中出现的问题做讲评小结。

**【注意事项】**

对口腔健康调查的步骤的掌握情况。

**【实验报告与评定】**

评定学生对口腔健康调查临床检查方法的掌握程度；评定学生开展社会口腔保健咨询和科普宣传的能力；评定学生科普文章的写作水平。

**【思考题】**

1.如何开展口腔健康调查?

2.中小学生口腔健康教育的内容及其意义是什么?

## 附表 3

### 12 岁年龄组口腔健康调查表

姓名＿＿＿＿＿＿ ID 号（1）□□□□□□□□□□□□（12）

户口类型　城－1　乡－2　□（13）　　　性别　男－1　女－2　　□（14）　　　民族（17）□□（18）

受教育年限（19）□□（20）　　　出生日期（21）□□□□□□□□（28）

检查日期（29）□□□□□□□□（36）　　　检查者编号□（37）

---

牙列状况

| | | | | | | | | | | | | | | |
|---|---|---|---|---|---|---|---|---|---|---|---|---|---|---|
| | | | 55 | 54 | 53 | 52 | 51 | 61 | 62 | 63 | 64 | 65 | | |
| | 17 | 16 | 15 | 14 | 13 | 12 | 11 | 21 | 22 | 23 | 24 | 25 | 26 | 27 |
| 冠龋（45） | □ | □ | □ | □ | □ | □ | □ | □ | □ | □ | □ | □ | □ | □（58） |
| | | | 85 | 84 | 83 | 82 | 81 | 71 | 72 | 73 | 74 | 75 | | |
| | 47 | 46 | 45 | 44 | 43 | 42 | 41 | 31 | 32 | 33 | 34 | 35 | 36 | 37 |
| 冠龋（77） | □ | □ | □ | □ | □ | □ | □ | □ | □ | □ | □ | □ | □ | □（90） |

冠龋符号

| 乳牙 | 恒牙冠 | | 乳牙 | 恒牙冠 | | 乳牙 | 恒牙冠 | |
|---|---|---|---|---|---|---|---|---|
| A | 0 | 无龋 | E | 4 | 因龋缺失 | X | 8 | 未萌牙 |
| B | 1 | 有龋 | X | 5 | 因其他原因失牙 | T | T | 牙外伤 |
| C | 2 | 已充填有龋 | F | 6 | 窝沟封闭 | N | 9 | 不做记录 |
| D | 3 | 已充填无龋 | G | 7 | 桥基牙，特殊冠或贴血，种植牙 | | | |

---

牙周状况

| | | | | | | | | | | | | | | | |
|---|---|---|---|---|---|---|---|---|---|---|---|---|---|---|---|
| | | | 55 | 54 | 53 | 52 | 51 | 61 | 62 | 63 | 64 | 65 | | | |
| | 17 | 16 | 15 | 14 | 13 | 12 | 11 | 21 | 22 | 23 | 24 | 25 | 26 | 27 | |
| 牙龈出血（109） | □ | □ | □ | □ | □ | □ | □ | □ | □ | □ | □ | □ | □ | □ | （122） |
| 牙　石（125） | □ | □ | □ | □ | □ | □ | □ | □ | □ | □ | □ | □ | □ | □ | （138） |
| | | | 85 | 84 | 83 | 82 | 81 | 71 | 72 | 73 | 74 | 75 | | | |
| | 47 | 46 | 45 | 44 | 43 | 42 | 41 | 31 | 32 | 33 | 34 | 35 | 36 | 37 | |
| 牙龈出血（173） | □ | □ | □ | □ | □ | □ | □ | □ | □ | □ | □ | □ | □ | □ | （186） |
| 牙　石（189） | □ | □ | □ | □ | □ | □ | □ | □ | □ | □ | □ | □ | □ | □ | （202） |

牙龈出血

0　无　9　不做记录

1　有　X　缺失牙

牙石

0　无　9　不做记录

1　有　X　缺失牙

---

氟牙症

0　正常

1　可疑

2　很轻

3　轻度

4　中度

5　重度

9　不做记录

□（236）

需要立即处理和安排治疗的情况说明　□（239）

有＝1

无＝0

表格类型　□（240）

原始表＝1

复查表＝2

## 附表 4

### 35～44 岁及 65～74 岁年龄组口腔健康调查表

姓名__________ ID 号（1）□□□□□□□□□□□□（12）

户口类型 城－1 乡－2 □（13） 性别 男－1 女－2 □（14） 职业（15）□□（16） 民族（17）□□（18）

受教育年限（19）□□（20） 出生日期（21）□□□□□□□□（28）

检查日期（29）□□□□□□□□（36） 检查编号□（37）

| 口腔黏膜 | | | 部位 | |
|---|---|---|---|---|
| 状况 | | | | |
| 0 | 无异常 | | 0 | 唇红缘 |
| 1 | 恶性肿瘤（口腔癌） | | 1 | 口角 |
| 2 | 白斑 | | 2 | 唇 |
| 3 | 扁平苔藓 | （38）□□（41） | 3 | 唇沟 |
| 4 | 溃疡（阿弗他、疱疹、创伤性） | （39）□□（42） | 4 | 颊黏膜 |
| 5 | 急性坏死性牙龈炎 | （40）□□（43） | 5 | 口底 |
| 6 | 念珠菌病 | | 6 | 舌 |
| 7 | 脓肿 | | 7 | 硬腭/软腭 |
| 8 | 其他（详细说明） | | 8 | 牙槽嵴/牙龈 |
| 9 | 不做记录 | | 9 | 不做记录 |

牙列状况

| | 右侧 | 左侧 |
|---|---|---|
| | 55 54 53 52 51 | 61 62 63 64 65 |
| | 18 17 16 15 14 13 12 11 | 21 22 23 24 25 26 27 28 |
| 冠龋 | （144）□□□□□□□□ | □□□□□□□□（59） |
| 根龋 | （60）□□□□□□□□ | □□□□□□□□（75） |
| | 85 84 83 82 81 | 71 72 73 74 75 |
| | 48 47 46 45 44 43 42 41 | 31 32 33 34 35 36 37 38 |
| 冠龋 | （76）□□□□□□□□ | □□□□□□□□（91） |
| 根龋 | （92）□□□□□□□□ | □□□□□□□□（107） |

冠根龋符号

| 乳牙 | 恒牙冠 | | 恒牙根 | |
|---|---|---|---|---|
| A | 0 | 无龋 | 0 | 无龋 |
| B | 1 | 有龋 | 1 | 有龋 |
| C | 2 | 已充填有龋 | 2 | 已充填有龋 |
| D | 3 | 已充填无龋 | 3 | 已充填无龋 |
| E | 4 | 因龋缺失 | 6 | 残根 |
| X | 5 | 因其他原因失牙 | 7 | 种植牙 |
| F | 6 | 窝沟封闭 | 8 | 牙龈无萎缩，牙根未暴露 |
| G | 7 | 桥基牙，特殊冠或贴面，种植牙 | 9 | 不做记录（缺失牙，或无法检查的牙龈） |
| X | 8 | 未出萌牙 | | |
| N | 9 | 不做记录 | | |

**附表 5**

编号：

## 口腔调查问卷

姓名：______ 性别：______ 年龄：______ 民族：______ 籍贯：______

1. 你认为刷牙时牙龈出血正常吗

A. 正常　B. 不正常　C. 不知道

牙龈出血是否应该治疗________（是/否）

2. 在过去的一年内，你有过以下情况吗（在你的选择下画√）

| | 没有 | 偶尔有 | 有时候有 | 经常有 |
|---|---|---|---|---|
| 牙龈（牙床）出血 | | | | |
| 牙齿疼痛 | | | | |
| 牙齿过敏 | | | | |
| 牙齿碰伤 | | | | |

3. 当你牙龈（牙床）出血时，你会（可多选）

A. 注意刷牙　B. 清水漱口　C. 用盐水或漱口水漱口　D. 服用药物

E. 请牙科医生治疗　F. 其他方法　G. 没关系，我不理会

4. 如果你牙齿有洞，但不痛，你会去找医生看吗

A. 会去　B. 不会去　C. 不知道

5. 上次牙痛时，你是怎么做的

A. 挺一挺就过去了　B. 自己找药吃　C. 找医生治牙　D. 找医生拔牙

E. 其他方法

6. 请在你的选择下画√

| | 每天≥2 次 | 每天 1 次 | 每周 2～6 次 | 每周 1 次 | 每月 1～3 次 | 很少/从不 |
|---|---|---|---|---|---|---|
| ①新鲜水果 | | | | | | |
| ②饼干、蛋糕、面包等甜点心 | | | | | | |
| ③糖果、巧克力 | | | | | | |
| ④橙汁、苹果汁等果汁 | | | | | | |
| ⑤可乐、雪碧 | | | | | | |
| ⑥含糖牛奶/酸奶/奶粉 | | | | | | |

7. 你用下面的方法清洁牙齿吗（请在你的选择下画√）

| | 每天≥2 次 | 每天 1 次 | 每周 2～6 次 | 每周 1 次 | 每月 1～3 次 | 很少/从不 | 没听过 |
|---|---|---|---|---|---|---|---|
| 刷牙 | | | | | | | |
| 牙签 | | | | | | | |
| 牙线 | | | | | | | |

8. 你每次刷牙的持续时间大概有

A. 小于 1 分钟　B. 1～2 分钟　C. 2～3 分钟　D. 3 分钟以上

9. 刷牙的方式是

A. 上下刷　B. 左右刷　C. 两种方式都有

10. 刷牙时是否刷牙齿的前、后以及咬合面

A. 是　B. 否

11. 你听说过含氟牙膏吗？用过吗

A. 听说过　B. 没有听过　C. 用过　D. 没有用过　E. 不知道

12. 你现在使用的牙膏是

A. 普通牙膏　B. 含氟牙膏　C. 药物牙膏　D. 都在用　E. 不知道

13. 是否知道定期洁牙

A. 不知道　B. 知道　C. 认为不好

14. 你的洁牙行为

A. 1～2 次/年　B. 做过 1～2 次　C. 从未洁牙

15. 你上次看牙医距现在多长时间

A. 没有　B. 2 年以上　C. 1～2 年　D. 6～12 个月　E. 不到 6 个月

16. 看牙医的原因是（可多选）

A. 牙痛　B. 出血　C. 牙齿松动　D. 缺牙　E. 美容

F. 定期做口腔健康检查　G. 接受预防性措施（涂氟等）

H. 重大口腔问题（如口腔肿瘤或口腔其他疾病）

17. 你看牙会选择

A. 县级以上口腔专科医院　B. 省级综合医院　C. 区、市、县级综合医院

D. 校医院　E. 私人口腔诊所　F. 大街上摆摊治牙的

18. 在过去的 12 个月内，由于口腔问题，对你以下几个方面的影响有多大（在你的选择下画√）

| | 很影响 | 有影响 | 基本不影响 | 很不影响 | 不清楚 |
|---|---|---|---|---|---|
| 吃东西（包括咬/嚼吞咽） | | | | | |
| 发音 | | | | | |
| 外貌 | | | | | |
| 自尊或感觉不如别人 | | | | | |
| 社交行为或接触其他人 | | | | | |

19. 你对自己的口腔及身体状况评价如何（在你的选择下画√）

| | 很好 | 较好 | 一般 | 较差 | 很差 |
|---|---|---|---|---|---|
| 身体健康 | | | | | |
| 牙齿健康 | | | | | |
| 牙龈健康 | | | | | |
| 口腔卫生 | | | | | |

20. 以下看法有人同意，有人不同意，你的看法如何（在你的选择下画√）

| | 很同意 | 同意 | 无所谓 | 不同意 | 很不同意 |
|---|---|---|---|---|---|
| 口腔健康对自己的生活很重要 | | | | | |
| 定期口腔检查是十分必要的 | | | | | |
| 牙齿的好坏是天生的，和自己的保护关系不大 | | | | | |
| 预防牙并首先靠自己 | | | | | |

21. 你的口腔保健知识是通过以下哪些途径获得的

A. 电视/广播　　B. 报刊/杂志/科普读物　　C. 家人、朋友

D. 医院宣传栏　　E. 口腔医护人员　　F. 社区健康教育活动

G. 学校　　H. 以上都没有

（梁艳玲）

# 参考答案

## 绪论

1. D　2. C　3. E　4. B　5. D　6. C　7. C　8. C　9. A　10. D

## 第一篇　口腔预防医学基础

### 第一章　口腔流行病学

1. B　2. D　3. D　4. A　5. D　6. C　7. B　8. C　9. E　10. C
11. E　12. A

### 第二章　营养与口腔健康

1. D　2. D　3. B　4. E　5. E

### 第三章　口腔保健实践中的感染与控制

1. D　2. E　3. B　4. A　5. B　6. B　7. E　8. B　9. E　10. D

## 第二篇　口腔疾病预防

### 第四章　龋病预防

1. E　2. C　3. D　4. C　5. C　6. B　7. C　8. B　9. E　10. C
11. E　12. C　13. E　14. D　15. C

### 第五章　牙周病预防

1. B　2. A　3. E　4. E　5. C　6. C　7. A　8. B　9. E　10. E
11. D　12. C　13. D　14. C　15. B　16. E

### 第六章　其他口腔疾病的预防

1. A　2. E　3. C　4. E　5. C　6. B　7. B　8. D　9. E　10. A
11. A　12. B　13. C　14. E　15. C　16. A　17. D　18. D　19. D　20. E

## 第三篇　社区口腔健康

### 第七章　口腔健康教育与促进

1. D　2. E　3. D　4. A　5. C

## 第八章　特定人群的口腔保健

1. E　2. B　3. E　4. D　5. A　6. A　7. A　8. A　9. B　10. D
11. C　12. E　13. C　14. E　15. D　16. C　17. B　18. A　19. B　20. E

## 第九章　社区口腔卫生服务

1. E　2. A　3. D　4. E　5. C　6. E　7. D　8. D　9. D　10. E
11. A　12. E　13. C　14. E　15. B　16. E　17. C　18. A　19. E

# 参考文献

[1] 郭媛珠，凌均棨，陈成章. 氟与口腔医学[M]. 北京：科学技术文献出版社，2000.
[2] 王兴. 第四次全国口腔健康流行病学调查报告[M]. 北京：人民卫生出版社，2018.
[3] 胡德渝. 口腔预防医学[M]. 北京：人民卫生出版社，2012.
[4] 徐韬. 口腔预防医学[M]. 2版. 北京：北京大学出版社，2013.
[5] 任彦萍，王春风. 口腔预防医学[M]. 北京：中国医药科技出版社，2015.
[6] 刘正. 口腔生物学[M]. 3版. 北京：人民卫生出版社，2007.